Bericht über die Leistungen

auf dem Gebiete der

Anatomie des Centralnervensystems

Von

Prof. Dr. L. Edinger und Prof. Dr. A. Wallenberg
in Frankfurt a. M. in Danzig

Fünfter Bericht
(1909 und 1910)

BONN
A. MARCUS UND E. WEBER'S VERLAG
1912

Bericht über die Leistungen auf dem Gebiete der Anatomie des Centralnervensystems

Inhalt.

	Seite
I. Zusammenfassendes	2
a) Lehr- und Handbücher	2
b) Gewicht und Wachsthum	4
c) Allgemeines	5
II. Methoden der Untersuchung	14
a) Lehrbücher, Modelle, Schneiden, Conserviren, Reproduktionen u. s. w.	14
b) Strukturfärbung der Zelle, vitale Färbung	20
c) Imprägnation mit Metallsalzen; Fibrillenfärbung	26
d) Färbung von Markscheiden und Achsencylindern. Marchi-Verfahren. Nachweis von Faserdegenerationen	32
e) Neuroglia-Färbung	38
III. Histologie	41
Titel: a) Allgemeines, Hypothetisches, Kritisches, Uebersichten	41
b) Entwickelungsgeschichte des Nervensystems, der Fasern und Zellen, Missbildungen	44
c) Regenerationsvorgänge an Nervenfasern und Ganglienzellen	48
d) Zellenstruktur, Fibrillen, Netze, Verbindungen	54
e) Einzelne Zellenarten; Nervensystem der Evertebraten	57
f) Granula, Kanälchen, Pigment, Kern, Centrosomen, Krystalle, Zellenkapsel	60

Seite

g) Funktionelle, toxische, senile, postmortale Veränderungen 62
h) Nervenfaser, Achsencylinder, Nervenmark, Endorgane 64
i) Neuroglia 71
k) Hüllen, Gefässe 72

Text: a) Allgemeines, Hypothetisches, Kritisches Uebersichten 74
b) Entwickelungsgeschichte des Nervensystems, der Fasern und Zellen, Missbildungen 89
c) Regenerationsvorgänge an Nervenfasern und Ganglienzellen 101
d) Zellenstruktur, Fibrillen, Netze, Verbindungen 107
e) Einzelne Zellenarten; Nervensystem der Evertebraten 109
f) Granula, Kanälchen, Pigment, Kern, Centrosomen, Krystalle, Zellenkapsel . . 117
g) Funktionelle, toxische, senile, postmortale Veränderungen 121
h) Peripherische und centrale Faser, Achsencylinder, Nervenmark, Endorgane . . . 122
i) Neuroglia 138
k) Hüllen, Gefässe 141

IV. Vorderhirn 144
a) Allgemeines, Hirnfurchen und Windungen 129
b) Anthropologisches 150
c) Individuelles. Künstler- und Gelehrtengehirne 155
d) Bau der Grosshirnrinde 157
e) Faseranatomie; Striatum, Missbildungen . 190

V. Opticus, Zwischenhirn, Mittelhirn 200

VI. Epiphyse, Hypophyse 221
A. Epiphyse 221
B. Hypophyse 234

Seite

VII. Einzelne lange Bahnen 253
Motorische Bahnen 257
Sensible Bahnen 263
VIII. Kleinhirn und seine Verbindungen 264
IX. Medulla oblongata, Kerne der Hirnnerven . 274
X. Titel: Sympathicus, Spinalnerven, Plexus, Wurzeln, Rückenmark 318
Text: Sympathicus 326
Spinale Nerven, Plexus, Wurzeln, Spinalganglien 333
Rückenmark 336
XI. Vergleichende Anatomie 339
A. Nervus terminalis 339
B. Cyclostomen 346
C. Selachier, Teleostier, Ganoiden . . . 351
D. Amphibien und Reptilien 358
E. Vögel 367
Nachtrag 369
Register 370

Dieser 17. Bericht hält die Umgestaltungen aufrecht, die mit dem 16. eingetreten sind, weil sie sich als vortheilhaft erwiesen haben. Der Abschnitt Hirnrinde ist von Herrn C. Brodmann, der über das Vorderhirn von Herrn Heinrich Vogt, die Hauptmasse der vergleichenden Anatomie und des Capitels „Epiphyse und Hypophyse" sind von Herrn Paul Röthig bearbeitet. Von ihm und Herrn Franz stammt auch eine Anzahl Referate in den anderen Abschnitten. Alles Uebrige hat im Wesentlichen Wallenberg beschrieben. Wir haben für einige Autorreferate zu danken und würden uns sehr freuen in Zukunft noch mehr solcher aufnehmen zu dürfen, sie sind doch die authentischste Wiedergabe dessen, was der Verfasser zu sagen gewünscht hat. Auf den wiederholten Wunsch eines sehr verehrten Kritikers, die Titel alphabetisch zu geben, wollen wir nach reiflicher Ueberlegung nicht eingehen, weil es für den Arbeitenden vortheilhafter ist, die Literatur, auch des kleinsten Theilabschnittes, geschlossen bei einander zu haben. Ein alphabetisches Verzeichniss der Autoren mit den Nummern, unter denen ihre Arbeiten im Bericht angeführt sind, ist am Schlusse beigefügt und wird die Benutzung erleichtern.

Keine grosse Entdeckung charakterisirt die Arbeitsperiode, über die wir dieses Mal berichten; viel fleissige Detailarbeit ist da, und es nimmt erfreulich die Zahl der auf vergleichend anatomischer

Methode aufgebauten Studien zu. Von diesen und von einer Verbesserung der Technik wird wohl das Meiste für die Zukunft zu erwarten sein. Die technischen Methoden werden jetzt auch theoretisch untersucht, und vielleicht liegt hier ein Ausgangspunkt für wesentliche Verbesserung.

I. Zusammenfassendes.

(Vergl. auch Capitel II, III, XI.)

a) Lehr- und Handbücher.

1) Ramon y Cajal S., Histologie du système nerveux de l'homme et des vertébrès. Traduit par le Dr. *L. Azoulay.* 2 Bde. Paris 1909—1911.

Das prachtvolle Lehrbuch von C. ist jetzt auch in der französischen Uebersetzung complett geworden, so ist es auch dem deutschen Publikum leichter verständlich als das spanische Original. Diese sehr gute, klare Uebersetzung hat vom Autor eine Anzahl wichtiger Zusätze erfahren, und so ist das Werk in der That ein vollständig unentbehrliches geworden für Jeden, der die Anatomie des Nervensystems wissenschaftlich betreibt. Stil und Ausstattung sind gleich erfreulich.

2) Villiger, Emil, Gehirn u. Rückenmark. Leitfaden für d. Studium d. Morphologie u. des Faserverlaufs. Leipzig 1910.

Eine klare, gut illustrirte Darstellung, die ausser reichlichen Schematen eine Abbildungsserie durch den Hirnstamm enthält. Diese ist gut gezeichnet und für das Bedürfniss des Studirenden mit genügend viel Inschriften versehen. Es wäre aber zu wünschen, dass die Bezeichnungen, namentlich im Bereiche der Oblongata mehr von dem enthielten, was jetzt bekannt ist. Das Buch kann den Lernenden durchaus empfohlen werden.

3) Schäfer and Symington, *Quain's* Elements of Anatomy. Part. I. Containing the general structure of the nervous system and the structure of the brain and spinal cord. 11. Edition. 1908.

In dem bekannten Quain'schen Werk haben Sch. u. S. den Abschnitt Nervensystem einer vollständig neuen Bearbeitung unterzogen, die, weil die Verfasser selbst über grosse Erfahrung und viel Eigenarbeit verfügen, und weil sie auch kritisch das Wesentliche des von anderen Autoren geschaffenen, auch zahlreiche Originalabbildungen von Cajal u. A. bringen, sich als sehr gelungen erweist. Die makroskopischen Darstellungen, die zum Theil Original sind, zum Theil auf Retzius zurückgehen, sind ganz besonders gut, und Abschnitte, wie etwa der über den Riechlappen, denen man in anderen Lehrbüchern nur sehr kurz begegnet, werden endlich auch in einem für Studenten bestimmten Buche ausführlich dargelegt. Sch. u. S. halten sich streng an die Aufgabe die Verhältnisse beim Menschen zu schildern, dadurch ist ein sehr einheitliches Buch für das Bedürfniss des Arztes entstanden.

4) Langelaan, J. W., Voordrachten over den bouw van het centrale zenuwstelsel. Amsterdam. 4. 490 S. mit 309 Figg. [Dem *Ref.* nicht zugänglich.]

5) Lewandowsky, M., Handbuch d. Neurologie I. Allgemeine Neurologie. Berlin 1910. Julius Springer.

Enthält werthvolle zusammenfassende Schilderungen der Anatomie des sympathischen Systems (Lewandowsky), ferner eine allgemeine Uebersicht über das centrale Nervensystem, die feinere Anatomie des Rückenmarkes und der Oblongata von H. Vogt, die feinere Anatomie des Grosshirns von Brodmann, die allgemeine Histologie und Histopathologie des Nervensystems von Bielschowsky.

b) Gewicht und Wachsthum.

6) Herzog, The brain weight of the Filipino.

7) Lapicque, Relation du poids encéphalique à la surface rétinienne dans quelques ordres de mammifères. Compt. rend. Acad. Sc. CLI. p. 1393. 1910.

Die Grösse, das Gewicht des Gehirns ist nach L. bestimmt durch die Grösse des Auges. L. bringt für diese schon früher von ihm vertretene Ansicht neuerdings vergleichend-anatomische Daten. Einige Tabellen, die Körpergrösse, Grösse des Gehirns und den Durchmesser des Auges nebeneinander stellen und eine daraus construirte Curve geben in der That für die drei genannten Werthe ziemlich gleichmässig ansteigende Zahlen. Weiterhin ist versucht, die Grösse der retinalen Oberfläche und die Grösse des Gehirns zahlenmässig in bestimmter Weise zu einander in Beziehung zu bringen.

8) Jaeger, R., Planimetrische Messungen der Rinden- und Marksubstanz des Grosshirns. Versuch einer Volumensbestimmung. Inaug.-Diss. Halle 1910. [Dem *Ref.* nicht zugänglich.] Ref. im Neurol. Centr.-Bl. XXX. 5. p. 981. 1911.

Vergleichende Messungen nach einer von Anton angegebenen Methode bei einem normalen Kinde, einem normalen Erwachsenen, einem senil-atrophischen Manne und einem Paralytiker. Kubikinhaltsberechnungen waren weniger verlässlich als Flächenberechnungen.

9) Donaldson, Of the percentage of water in the brain and in the spinal cord of the albino rat. Journ. of comp. Neurol. XX. p. 119.

D. hat das Gehirn der weissen Ratte auf das specifische Gewicht und den Wassergehalt untersucht. Die junge Ratte zeigt 87.8, die erwachsene 77.5% Wasser im Gehirn, für das Rückenmark sind die Zahlen 85.6 und 68.0. Diese Abnahme geschieht hauptsächlich in den ersten 25 Lebenstagen, sie ist der Ausdruck der Reifung der nervösen Substanz. Beim Menschen verhalten sich principiell die Vorgänge ebenso, nur sind die Veränderungen natürlich über einen viel längeren Zeitraum vertheilt.

10) Donaldson, Henry H., Further observations on the nervous system of the American leopard frog (rana pipiens) compared with that of the European frogs (rana esculenta and rana temporaria). Journ. of comp. Neurol. a. Psychol. XX. 1. p. 1. Febr. 1910.

Verhältniss von relativem Hirn- und Rückenmarksgewicht zum Körpergewicht. Bestätigung früherer Resultate.

11) Donaldson, Henry H., On the relation of the body length to the body weight and to the weight of the brain and of the spinal cord in the albino rat (mus norvegicus var. albus). Journ. of comp. Neurol. a. Psychol. XIX. 2. May 1909.

Das Verhältniss zwischen Körpergewicht und Körperlänge wird bei weissen Ratten kleiner mit wachsendem Körpergewicht. Bei gleichem Gewicht sind die Männchen länger als die Weibchen. Das grössere Gewicht der Centralorgane bei Männchen erklärt sich aus der grösseren Körperlänge. Bei Menschen bestehen ähnliche Verhältnisse. Während der Wachsthumsperiode wird das Rückenmark in Folge der Wirbelsäulenverlängerung passiv mit verlängert. Die Körperlänge giebt bessere Anhaltepunkte für die Bestimmung des Gewichtes der Centralorgane als das Körpergewicht. Am besten ist es, beide Zahlen (Gewicht und Länge) für diese Bestimmungen zu benutzen.

12) Hatai, Shinkishi, Note on the formulas used for calculating the weight of the brain in the albino rats. Journ. of comp. Neurol. a. Psychol. XIX. 2. p. 169. 1909.

13) Hatai, Shinkishi, A mathematical treatment of some biological problems. Biol. Bull. XVIII. 3. Febr. 1910.

c) *Allgemeines.*

14) Johnston, J. B., The central nervous system of vertebrates. Ergebn. u. Fortschr. d. Zoologie II. 1. 1909.

In ausführlicher Weise schildert J. den Stand des Wissens über das Centralnervensystem der Wirbelthiere. Er geht dabei historisch vor, schildert zunächst die Frühperiode neurologischer Kenntnisse bis 1865, stellt den Einfluss der neueren Untersuchungsmethoden, sowie der Biologie auf das ihn beschäftigende Wissensgebiet dar und erörtert sodann nacheinander die Elementarstruktur und die Organisation des Nervensystems. Daran schliessen sich Abschnitte über die funktionnelle Eintheilung des Nervensystems und u. A. über den Einfluss der vergleichenden Neurologie auf die menschliche Neurologie. Belegt werden die Darlegungen durch zahlreiche instruktive Abbildungen. So stellt das Johnston'sche Werk, dessen Inhalt hier nur kurz aufgezählt werden kann, eine reiche Fundgrube von Beobachtungen und Anregungen zu neuen Studien dar. Dr. Röthig (Charlottenburg).

15) Johnston, John B., The problem of the correlation mechanisms. With one figure. Anat. Record IV. p. 81. 1910.

Umbildung des Grosshirns aus einem somatisch-sensorischen (Nerv. terminalis) und visceral-sensorischen (Nerv. olfactorius) Centrum in ein Correlation-Centrum zwischen somatischen Tast-, Muskel-, statischen-, Hör- und Gesichtsreizen einerseits und visceralen Geschmacks- und Geruchsreizen andererseits. Das Fehlen eines vorwiegenden Sinnesreizes bedingt gleichmässige Mischung der Eindrücke, mittelbar die Ausbildung des Gedächtnisses und der Intelligenz.

16) Johnston, J. B., The morphology and subdivision of the forebrain vesicle in vertebrates. Anat. Record III. 1909.

Vorn wird die Neuralplatte auf frühen Embryonalstadien begrenzt durch eine Querfalte, die „End- oder Grenzfalte" („terminal or limiting ridge"). Wenn sich die Neuralplatte zum Neuralrohr umbildet, entspricht die „End- oder Grenzfalte" dem unteren Rande des Neuroporus. In ihrem Areal kreuzen später die Tract. optici und bilden dort das Chiasma. Vor letzterem entsteht sekundär eine Grube, der sogenannte Recessus praeopticus, während eine von Anfang an hinter der „End- und Grenzfalte" und später hinter dem Chiasma liegende „primitive optische Grube" („primitive optic groove") Recessus postopticus genannt wird. Der Recessus praeopticus darf nicht mit dem im oberen Theil des Neuroporus liegenden Recessus neuroporicus verwechselt werden, und ebensowenig der Recessus postopticus mit dem Recessus infundibularis, der weiter caudal liegt und mit der Hypophysis in Verbindung steht.

Das Velum transversum, das ursprünglich unmittelbar hinter den Foramina interventricularia liegt, bildet sich später um in den Plexus chorioideus. Es bezeichnet dorsal die Grenze zwischen Telencephalon und Diencephalon.

Das Chiasma opticum liegt also ganz vorn am vorderen Theil der Grundplatte von His. Alle Strukturen des Telencephalon entstehen aus dem Theil des Neuralrohrs vorn vor den Augenblasen, daher kann das Telencephalon nichts in sich schliessen, was hinter der „primitiven optischen Grube" lag. Wenn bei den Säugethieren später Velum transversum und Recessus postopticus verschwinden, verläuft die Grenze zwischen Telencephalon und Diencephalon unmittelbar hinter dem Foramen interventriculare und dem Chiasma opticum.

Dr. Röthig (Charlottenburg).

17) Johnston, J. B., The morphology of the forebrain vesicle in vertebrates. 45 fig. Journ. of comp. Neurol. a. Psych. XIX. 5. p. 457. 1909.

Weitere Ausführung der im Vorstehenden berichteten Anschauungen: „Die Neuralplatte ist durch Neuralfalten begrenzt, frontal von der Terminal-Falte („Terminal-ridge"). Die Opticusbläschen buchten sich aus dem dorsalen Theil des Nervenrohrs aus und sind durch eine primäre Opticusgrube getrennt. Das Chiasma opticum wird in der Terminal-Falte angelegt und liegt daher am Vorderrand des Hirnbodens. Die Lamina terminalis ist „coextensive" mit dem Neuroporus, und bei den meisten Vertebraten im embryonalen Zustand, bei einigen auch noch nach der Reifung wird ihr oberer Rand durch einen Recessus neuroporicus gebildet, der stets frontal von dem Foramen interventriculare liegt. Am unteren Rande der Lamina terminalis befindet sich der Recessus praeopticus. Das Dach des Telencephalon wird stets von einer Tela choroidea gebildet. Die Bildung des „Opticridge" als Vorstadium des Tractus opticus trennt den ganzen Opticusstiel von der primitiven Opticusgrube. Sekundär findet eine Verbindung mit dem Recessus praeopticus statt. Ein Velum transversum besteht bei Säugern wie bei allen anderen Vertebraten. Frontal vom Velum liegt bei Säuger-Feten ein Arcus paraphysalis. Der Plexus choroideus der Seitenventrikel entsteht dicht frontal vom Velum transversum und buchtet bei Säugern das letztere derart ein, dass seine Identität verloren geht. Das Telencephalon ist ein completes Hirnsegment im Sinne von His. Es wird hinten bei jungen Embryonen von den Opticusbläschen und der primitiven Opticusgrube begrenzt, bei Erwachsenen durch das Velum transversum und den Recessus postopticus, bei Säugern durch eine Linie oder Ebene unmittelbar hinter dem Foramen interventriculare und dem „Chiasma-ridge". Diese Grenze markirt sich äusserlich durch eine Furche, die bei Säugern sehr tief ist („Fissura chorioidea"). Der basale Theil dieses Segments ist wegen des Fortfalls motorischer Kerne und anderer Strukturen in seinem Volumen reducirt. Er enthält kreuzende Faserbündel (Chiasma opticum, Commissura Gudden, Commissura Meynert), daneben vielleicht graue Substanz und ein paar Längszüge. Der dorsale Theil des 1. Segments übertrifft den ventralen an Grösse und Ausbildung, entwickelt sich in der Reihe der Vertebraten immer mächtiger an Grösse und Complicirtheit der Struktur. Die Bausteine dieser Entwickelung sind aber schon bei den primitiven Vertebraten vorhanden. Der Sulcus limitans endet im Recessus praeopticus. Alle Riechcentren und das Corpus striatum gehören in die dorsale Zone hinein. Diese Dorsalzone besteht in den anderen Hirnsegmenten aus visceral-sensorischen und somatisch-sensorischen Kernsäulen nebst dem centralen Höhlengrau oder homologen Strukturen. Die Riechcentren bilden den visceralsensiblen Theil des Telencephalons. Der somatischsensible Theil entspricht bei höheren Formen der Neocortex, bei Fischen möglicherweise dem vorhandenen Rindenrudiment und dem sensorischen Centrum des Nervus terminalis. Corpus striatum und Epistriatum scheinen das Material zu enthalten, aus dem sich Archipallium und Neopallium entwickeln." J. schlägt folgende Neueintheilung des Mittel-, Zwischen- und Vorderhirns vor.

I. *Mesencephalon:*
(Pars ventralis-) peduncul. cerebri BNa.
(Pars dorsalis-) corpora quadrigemini BNa.

II. *Diencephalon:*
(ventrale und dorsale Theile nicht gut abgrenzbar, 4 Abschnitte lediglich topographisch abgesondert),
Ventricul. tertius, pars diencephalica,
Velum transversum,
Epithalamus BNa,
Metathalamus BNa,
Thalamus BNa (muss genauer abgegrenzt werden),
Hypothalamus BNa *modificirt:*
Pars mammillaris BNa hypothal.
Pars infundibularis hypothal.:
Tuber cinereum, Infundibulum, Hypophysis } BNa,
Recessus postopticus.

III. *Telencephalon:*
Ventriculus tertius, pars telencephalica,
Foramen interventriculare BNa,
Recessus praeopticus (statt Recessus opticus BNa),
Recessus triangularis BNa.

Hemisphaerium:
Pars ventralis hemisphaerii:
Chiasma opticum BNa,
Commissura superior (Meynert) BNa,
Commissura inferior (Gudden) BNa.

Pars dorsalis hemisphaerii:
- Lamina terminalis BNa,
- Commissura anterior cerebri BNa,
- Paraphysis,
- Corpus striatum BNa,
- Rhinencephalon BNa,
- Pallium BNa,
  - Archipallium (Hippocampus, Fornix etc.)
  - Neopallium (Rest der Rinde, Corpus callosum etc.).

18) Johnston, J. B., The evolution of the cerebral cortex. 20 fig. Anatom. Record IV. p. 143. 1910.

Auf Grund umfassender vergleichender Studien über die phylogenetische Entwickelung der Grosshirnrinde kommt Johnston zu folgenden Ergebnissen:

1) Das Telencephalon besitzt einen unpaaren Ventrikel, dessen Wände einen wichtigen Antheil des Vorderhirns bilden (Telencephalon medium).

2) Das Telencephalon primitiver Vertebraten besitzt viscerale und somatische „Correlations"-Centren, die den Ausgangspunkt für die Entwickelung der (visceralen) Ammonshornformation einerseits, der (somatischen) „allgemeinen" (general) Hirnrinde andererseits bilden. Diese Centren sind gleich alt (es sei denn, dass die somatischen älter sind), die Ausdrücke „Archipallium" und „Neopallium" sind daher unzweckmässig. An ihrer Stelle wäre der Name „somatisches" und „viscerales" Pallium vorzuziehen.

3) Diese Rindenanlagen nehmen zunächst nicht an der Ausstülpung der Seitenlappen des Telencephalon Theil, sondern liegen in der Wand des unpaaren Ventrikels. Erst bei Selachiern, Dipnoern, Amphibien und Reptilien wandern sie allmählich in die Seitenlappen aus.

4) Die Anlage der visceralen Rinde ist charak-

terisirt durch den Eintritt von Olfactoriusfasern zweiter und dritter Ordnung, den Eintritt aufsteigender Fasersysteme vom Hypothalamus her, mit allgemein visceraler oder mit Geschmacksfunktion oder mit beiden, ferner durch das Vorhandensein einer Commissur in der Lamina supraneuroporica und einer zweiten in der Commissura superior (Commissura pallii anterior und posterior), die Anwesenheit eines wirklichen Fornix und gewisse charakteristische Strukturmerkmale. Betreffs der Commissuren bedürfen die Cyclostomen noch eingehender Studien, die Ganoiden, Teleostier und Amphibien besitzen eine besondere Modifikation der Commissura anterior pallii, den Säugern fehlt eine Commissura posterior pallii.

5) Die Anlage der somatischen Hirnrinde ist charakterisirt durch den Eintritt aufsteigender Fasern aus dem Thalamus (und Tectum mesencephali), die hauptsächlich Haut-, Seh- und Muskelsinnreize leiten (exteroceptive und proprioceptive Centren), durch den Ursprung absteigender Fasern zum Thalamus und wahrscheinlich zur Oblongata und zum Rückenmark (van Gehuchten und andere) und durch die Existenz einer wahren Mantel-Commissur (Corpus callosum) in der Lamina supraneuroporica, ausgenommen die Ganoiden, Teleostier und Amphibien. J. nimmt nicht wie Edinger an, dass die Oralsinnes-Centren die Hauptrolle bei der Entstehung der Hirnrinde spielen. Das von J. als Ausgangspunkt der somatischen Rinde erkannte Gebiet wurde bisher dem Zwischenhirn zugerechnet und ist ganz verschieden von den Oralsinnes-Centren Edinger's. Ein Hautnerv des ersten Kopfsegments (N. terminalis) geht wahrscheinlich in die Anlage der „allgemeinen" (general) Rinde ein.

19) Smith, G. Elliot, The Arris and Gale lectures on some problems relating to the evolution of the brain. Lancet Jan. 1. 15. 22. 1910.

Elliot Smith hat in einer Reihe von Vorträgen in der klaren Weise, die seine Mittheilungen kennzeichnet, einige Probleme der vergleichenden Hirnanatomie erörtert. Unsere Kenntniss von der Entwickelung der Hirncommissuren wird historisch dargestellt, und es erfährt dann die scharfe Trennung von Balken und Psalterium, die wir gerade diesem Autor verdanken, eine reich illustrirte Schilderung. Indem Sm. auf die Entstehung der Hirnrinde eingeht, betont er als Differenz, in der er zu Edinger und Kappers steht, dass die Rinde auf der lateralen Seite des Reptiliengehirns, die jene für den Ausgangspunkt der Hauptrindenentwickelung halten, wahrscheinlich noch zum Gyrus hippocampi zu rechnen sei. Bei Beutelthieren, und speciell bei Notoryctes, findet sich zwischen der medialen Hippocampusformation und der lateralen, dem Lobus piriformis, nur ein ganz minimales Rindengebiet. Sm. giebt ausdrücklich die von ihm früher geäusserte Idee auf, dass die laterale Rinde der Reptilien bereits Neopallium sei. Erst das kleine Gebiet bei Notoryctes will er für den Ausgangspunkt eines solchen gelten lassen. Vielleicht kommt man der Wahrheit am nächsten, wenn man die dorsale Rinde der Reptilien mit dem Gyrus cinguli, aus welchem der Fornix longus stammt, gleichsetzt.

Die allerersten Anfänge der Rinde treten bei Petromyzon auf, sind, wie Referent E. nachgewiesen hat, deutlicher bei Haien, und treten nach Smith's Untersuchungen bei Lepidosiren deutlich hervor. Ein Schnitt durch das Vorderhirn der letzteren zeigt dorsal jene Rindenanfänge, ventral ein mächtiges Tuberculum olfactorium, und zwischen beiden Spuren eines Striatum. Diese Zusammensetzung wird nun bei den Reptilien, wo sich bekanntlich eine sehr schöne Rinde entwickelt, besser ausgebildet. Hier nehmen auch die Verbindungen zwischen Striatum und Thalamus zu, und jetzt treten auch Verbindungen aus dem letzteren zur Rinde auf. Bei den Vögeln mehr aus den Sehcentren, bei den Reptilien aus den Thalamuscentren, wo der centrale Trigeminus endet, vielleicht auch aus den Sehcentren; auch centrale Zungenbahnen werden wohl darunter sein. Dieses Auftreten von neuen Fasern bei Reptilien führt dazu, dass an der Grenze von Striatum und Pallium starke Veränderungen eintreten. Als eine solche, die den Reptilien speciell und allein zukommt, fasst S m. das Epistriatum auf. Das Schema eines Schnittes durch das Gehirn eines hypothetischen Promammaliers, das er abbildet, unterscheidet sich kaum von dem Schema eines Reptilienschnittes. Die 3. Vorlesung diskutirt in mehr spekulativ theoretischer Weise die Thalamuscentren für die einzelnen Sinne und ihre wahrscheinliche Projektion auf die Rinde. Er glaubt, dass das Neopallium sich bei allen (ausser den allerhöchsten) Säugethierordnungen in dem Maasse entwickelt, wie die Haut hochentwickeltes Tastorgan wird. Dagegen spricht (Ref. E.), dass das Pallium der Wale ein sehr grosses ist, obgleich gerade hier die fast atrophischen Hinterwurzeln darauf hinweisen, wie gering die Rolle der dicken Haut als Tastorgan ist. Schliesslich wird die Struktur der Hirnrinde an verschiedenen Stellen kritisch referirend besprochen.

20) Pawlow, J. P., Naturwissenschaft u. Gehirn. Uebersetzt von G. W. Volborth. Wiesbaden 1910. J. F. Bergmann.

Eine geistvolle Studie, die sich bemüht, für die Untersuchung der Funktion der höchsten Theile des Nervensystems ein neues und fruchtbares Forschungsgebiet zu erschliessen. Die neue Beobachtungsmethode besteht in einer Prüfung möglichst *aller* Einflüsse der Aussenwelt auf das Thier und in einer minutiös genauen Untersuchung der durch sie beim Thiere hervorgerufenen Reaktionen. Dazu sind besonders eingerichtete Laboratorien nöthig, deren eines in St. Petersburg im Bau begriffen ist. Schon jetzt hat sich P. gezeigt, dass sich die Thätigkeit der höchsten Theile des Centralnervensystems auf zwei Grundmechanismen zurückführen lässt, auf den Mechanismus der vorübergehenden Bildung eines Reflexbogens, „gleichsam einer zeitweiligen Schliessung der Leitungsbahnen zwischen den Erscheinungen der Aussenwelt und den Reaktionen des thierischen Organismus auf diese" und zweitens auf den Mechanismus von Analysatoren. Beide Mechanismen werden des Genaueren geschildert.

Dr. Röthig (Charlottenburg).

II. Methoden der Untersuchung.

a) Lehrbücher, Modelle, Schneiden, Conserviren, Reproduktionen u. s. w.

21) Röthig, P., Ergebnisse d. allgemeinen Pathologie u. pathologischen Anatomie d. Menschen u. d. Thiere (*Lubarsch* u. *Ostertag*). XIV. Technik. Wiesbaden 1910. J. F. Bergmann. Sehr vollständige Uebersicht.

22) Harvey, Richard W., A demonstration model of the brain-stem. Anat. Record IV. 7. p. 253. July 1910.

Ein Hirnstammmodell aus „fibre", einem in der Elektricitäts-Technik gebräuchlichen Stoff.

23) Adolphi, H., Ueber d. Anschaulichmachen d. Leitungsbahnen d. menschlichen Gehirns u. Rückenmarks. Mit 3 Abbildungen. Anatom. Anzeiger XXXVII. p. 78. 1910.

Schöne Einzel-Modelle für jede Leitungsbahn (Pyramidenbahn, Sehbahn, Hörbahn u. A.).

24) Thompson, Peter, Description of a model of the brain of a foetal cat, 20 mm in length. Journ. of Anat. a. Physiol. XLIII. p. 134. 1909.

25) Bean, Robert Bennett, Methods of studying the structure of the central nervous system. 3 Taf. Philipp. Journ. of Sc. IV. 1. p. 9. 1909.

Gute Anleitung zur Hirnsektion für die Studenten der Hochschule von Manila (Filipinos). Nichts Neues.

26) Hoeve, H. J. H., A modern method of teaching the anatomy of the brain. Anat. Record III. 4. p. 247. 1909.

Sehr instruktive Methode der Hirnsektion; für ein kurzes Referat nicht geeignet.

27) Karplus, J. P., u. Alois Kreidl, Eine Methode zur Freilegung d. Hirnbasis. Mit 2 Fig. Ztschr. f. biol. Techn. u. Methodik II. 1. p. 14. 1910.

Nach Trepanation des Schädeldaches in Aethernarkose wird das Thier in Rückenlage gebracht, der Hautlappen über dem Unterkiefer fixirt, die Dura gespalten; das Gehirn, durch Wattebäuschchen vom Schädel getrennt, bleibt in herabgesunkener Lage und ist bis zur Mitte der Basis für alle Eingriffe zugänglich.

28) Berliner, K., Ueber ein verbessertes Gehirnmikrotom. 2 Fig. Ztschr. f. wissensch. Mikrosk. XXVI. 3. p. 378. 1909.

Doppelte Cylinderführung des Messerschlittens (Becker), praktische und sichere Anordnung der Hebung des Objekttisches durch 3 Mikrometerschrauben, die mit Zahnrädern und Schaltrad (mit gemeinsamer Achse) verbunden sind und so zwangsläufig von einer centralen Scheibe aus bewegt werden.

29) Berliner, K., Methode zur Zerlegung d. in *Müller*'scher Flüssigkeit gehärteten Gehirns in dünne Scheiben. 1 Abbildung. Ztschr. f. wissensch. Mikrosk. XXVI. 3. p. 382. 1909.

Laubsäge zwischen Führungswalzen schneidet planparallele Scheiben von dem auf Schlitten gegen 2 Holzleisten mit Centimetereintheilung verschiebbaren Gehirn ab.

30) Liesegang, Raphael Ed., Ein Conservirungsverfahren für Gehirnschnitte. Ztschr. f. wissensch. Mikrosk. XXVII. p. 369. 1910.

L. empfiehlt, statt der Conservirung in Canadabalsam zwischen 2 Glasplatten, die Hirnschnitte aus dem Waschwasser direkt zwischen 2 Schichten von 5proc. frischer Lösung reinster Gelatine zu bringen und die oberflächliche Schicht nach dem Trocknen mit Lack („Spritt Weiss", „Präparationslack" *C. W. Schmidt* in Düsseldorf) zu überziehen.

31) Wenderowitsch, E., Ueber Makrotomiren d. menschlichen Grosshirns durch d. Grosshirnmikrotom mit Bezug auf d. systematische Studium frischer Leitungsbahnendegenerationen nach d. *Marchi-Busch*'schen Methode. Revue d. Psych., Neurol. u. experim. Psychol. XV. p. 351. 1910. [Dem *Ref.* nicht zugänglich. Ref. in Ztschr. f. d. ges. Neurol. u. Psych. II. 11. p. 969. 1911.

Formalin oder Keyserling'sche Flüssigkeit, Entwässerung durch Fliesspapier, Schnittfläche (bei horizontalen Schnitten dem Flechsig'schen parallel) mit Aethyläther getrocknet, auf Paraffinunterlage mit Paraffin befestigt, Schneiden ohne Wasser oder Alkohol, Fixirung am Mikrotomtische noch mangelhaft.

32) Bonvicini, G., Zur Technik d. mikroskopischen Schnitte durch beide Gehirnhemisphären. 2 Fig. Ztschr. f. wissensch. Mikrosk. XXVI. 3. p. 410. 1910.

33) Jamieson, E. B., The means of displaying, by ordinary dissection, the larger tracts of white matter of the brain in their continuity. 2 Fig. Journ. of Anat. a. Physiol. XLIII. p. 225. 1909.

Injektion von 5proc. Formaldehydlösung, später Aufbewahrung in derselben Lösung, eignet sich weniger zur Abfaserungsmethode wie die Injektion *in situ* von arsenikalischer „Preservativ-Lösung" mit nachträglicher Anfüllung der Schädelhöhle mit concentrirter Formaldehydlösung durch die Orbita; nach der Entfernung aus dem Schädel 5proc. Formaldehydlösung.

34) Curran, E. J., A new association fiber tract in the cerebrum. With remarks on the fiber tract dissection method of studying the brain. With 3 plates. Journ. of comp. Neurol. a. Psychol. XIX. p. 645. 1909.

35) Harvey, Richard W., A cast of the ventricles of the human brain. 2 Fig. Anat. Record IV. 10. p. 369. 1910.

Ausguss der Ventrikel an in Formol gehärteten Gehirnen (nach Zerlegung in Frontal-Scheiben) mit Wood's Metall.

36) Latham, Oliver, Demonstration in freezing histological methods. Reports from the pathol. Laborat. of the Lunacy depart. II. 1. p. 79. 1910.

37) Legendre, R., et H. Minot, Essais de conservation hors de l'organisme des cellules nerveuses des ganglions spinaux. 1. Plan de recherches et dispositif expérimental. Compt. rend. Soc. biol. LXVIII. 16. p. 795. 1910.

Die Spinalganglien werden in defibrinirtem Blute conservirt, durch das Sauerstoff geleitet wird.

38) Legendre, R., et H. Minot, Influence de la température sur la conservation des cellules nerveuses des ganglions spinaux hors de l'organisme. Compt. rend. Soc. biol. LXIX. 38. p. 618. 1910.

L. u. M. behandelten Spinalganglienzellen vom Kaninchen, die in Temperaturen von 39, 15—20 und 0° C. 2—4 Tage in defibrinirtem Blute bewahrt worden waren, mit verschiedenen histologischen Methoden. Bei niedrigeren Temperaturen halten sie sich besser (begreiflicher Weise). *Ref.* Dr. Franz.

39) Herlitzka, Amedeo, Sui liquidi atti a conservare la funzione dei tessuti sopraviventi. Nota prima. La sopravivenza del sistema nervoso nelle rane. Arch. di Fisiol. VI. 5. 1909.

40) King, Helen Dean, The effects of various fixatives on the brain of the albino rat, with an account of a method of preparing this material for a study of the cells in the cortex. With fifteen figures. Anat. Record IV. 6. p 213. June 1910.

K. empfiehlt für das Studium der cortikalen Zellen Carnoy's Chloroform-Alkohol-Eisessig-Mischung, mit der Modifikation von Ohlmacher: Alcoh. absol. 80, Chloroform. 15, Eisessig 5, Sublimat bis zur Sättigung (ca. 20%). Nach der Fixirung (2—3 Stunden bei weissen Ratten) 85% Alkohol (1 Stunde), 70% Jod-Alkohol (24 Stunden bis 3 Tage), 80% Alkohol, Celloidin-Paraffin-Einbettung nach Bödeker: aus Celloidin in Chloroform, dann in Benzol, dann in Paraffin (ca. 54° Schmelzpunkt); 5 μ dicke Schnitte in einer mit Thionin gesättigten 1proc. Carbolsäurelösung gefärbt. Wasser, 95proc. Alkohol, differenzirte Schnitte in Chloroform-Alkohol, Xylol, Canadabalsam.

41) Donaggio, Azione dei varî fissanti sui centri nervosi. Secondo Congresso della Società Italiana di Neurologia Genova 21.—23. Ottobre 1909. Ref. in Rivista di Patol. nerv. e ment. p. 551. 1909.

Das endocelluläre Fibrillennetz bleibt bei den verschiedenen Fixirmittel-Anwendungen gut erhalten. Je nach der angewandten Methodik aber werden seine verschiedenen Theile verschieden gut dargestellt. Daraus ergeben sich irrige Vorstellungen und Missverständnisse.

42) Anton, Demonstration eines neuen Photographenapparates für Gehirne u. Gehirnschnitte nach *Anton* u. *Stegmann*. Berl. klin. Wchnschr. XLVI. 5. p. 916. 1909.

Projektion der Bilder horizontal aufgestellter Objekte mittels eines in 45° geneigten Kahlbaum'schen Silberspiegels in die Camera.

43) Edinger, L., Das Zeigerdoppelocular. Mit 1 Textabbildung. Ztschr. f. wissensch. Mikrosk. XXVII. 3. p. 336. 1910.

Um gleichzeitiges Betrachten desselben Objektes durch 2 Personen zu ermöglichen, hat die Firma *Leitz* ein Zeigerocular construirt, bei dem zwischen Collektivlinse und Augenlinse ein Doppelprisma so eingeschaltet ist, dass an der Grenze beider Prismen eine partielle Reflexion des Strahlenbündels stattfindet. Das reflektirte Bild ist lichtschwächer als das direkte (vertikale) und wird durch ein angesetztes Fernrohr betrachtet, das eventuell mit einem bequemere Richtung bedingenden Prisma versehen werden kann. Der Zeiger befindet sich in der Blendenebene unterhalb des Doppelprismas und oberhalb der Collektivlinse.

Curran (34) hat rein mechanisch die einzelnen Associationsbündel des menschlichen Grosshirns in äusserst geschickter Weise herauspräpariren können. Er empfiehlt für diesen Zweck Injektion von 10proc. Formalinlösung durch die Carotiden in das Gehirn in situ. Das Gehirn wird erst nach 1—2 Tagen herausgenommen und 3—4 Wochen in 10proc. Formalin gehärtet (kann auch sofort in 10proc. Formalin gelegt werden). Es wird dann mit stumpfen Pincetten präparirt, deren Branchen fein gerippt sind. Bezüglich der Einzelheiten der Isolirung verschiedener Fasersysteme sei auf das Original verwiesen. Am besten lassen sich die tiefen Bündel darstellen, weniger die oberflächlichen wegen der massenhaften Durchkreuzungen. Es kommt nur darauf an, die Linie der Spaltbarkeit der Bündel zu finden. C. gelang es auf diese Weise einen ventral liegenden Tractus occipito-frontalis darzustellen, der bisher anscheinend noch nicht beschrieben worden ist.

Latham (36) beschreibt von den gebräuchlichen Gefriermethoden besonders die von Wright angegebene.

Frische Stücke 24 Stunden oder länger in 10proc. Lösung von Formalin in physiologischer Kochsalzlösung, auswaschen, Gefrierschnitte oder besser vorher Einbettung (mindestens 4 Stunden oder länger) in Dextrin 1, Wasser 2, filtriren, Zusatz von 1:100 Carbolsäure (rascher bei 37°); Gefrierschnitte in Wasser, kommen nach Lösung des Dextrins direkt oder nach Eintauchen in Methylalkohol auf einen Objektträger, werden dort ausgebreitet, vom Wasser befreit, Fliesspapier, Alcohol absolutus, in Aether-Alkohol verdünnte Celloidinlösung, rasch abgiessen, trocken blasen, eintauchen in Wasser, färben. Das Originelle ist die Fixirung in 10proc. Formalin — physiologischer Kochsalzlösung.

Zur Abkürzung der Fixirungszeit bei der Anfertigung von Schnitten durch beide Grosshirnhemisphären empfiehlt Bonvicini (32) Kal. bichrom. 4.0, Chromic. sulfur. (*Merck*) 2.5, Aqu. destill. 100.0 (filtra!), Lösung in der Wärme, Zusatz von 5% Eisessig, im Dunkel halten, wöchentlich erneuern. Rückenmarkstücke von 0.5 cm Dicke werden in 5—6 Tagen, Oblongata und Brücke in 12—14 Tagen, Grosshirnscheiben (von 2 cm Dicke) in 2 Monaten gehärtet und bereit für Weigert- und Kultschitzky-Färbung. Nach Ablauf der Härtungszeit muss die Lösung mit Aqu. destill. oder 10proc. Formollösung stark verdünnt werden. Ventrikelinjektion mit 10% Formol oder der erwähnten Chromsalzlösung (eventuell Formolzusatz). Zwischen die Scheiben des zerlegten Grosshirns kommen zum Zwecke der Celloidineinbettung Glasplatten mit Filtrirpapier. Die Schnittserien bleiben während der ganzen Färbe-Procedur auf ungeleimtem Filtrirpapier und können bei ungenügender Beizung für 2—3 Tage in die oben angegebene Chromsalzlösung zurückgebracht werden, die die Schnitte nicht brüchig macht.

b) Strukturfärbung der Zelle, vitale Färbung.

44) Michailow, Sergius, Die Anwendung d. Methylenblaus in d. Neurologie. Ztschr. f. wissensch. Mikrosk. XXVII. 1. p. 1. 1910.

45) Lennhoff, Carl, Beitrag zur Histotechnik d. Centralnervensystems. Neurol. Centr.-Bl. p. 20. 1910.

Modifikation der Unna'schen Plasmazellenfärbung: Polychromes Methylenblau — 2 Minuten, Wasser, Carbol-Methylgrün-Pyronin (Grübler) — 20 Minuten, Wasser, Alkohol, Oel, Canadabalsam (dickflüssig, nach Entziehung der ätherischen Oele durch Kochen mit Chloroform). Zur Darstellung der Zellenfortsätze statt Carbol-Methylgrün-Pyronin Behandlung mit Rhodankalilösung ($^1/_4$—24 Stunden). Zur Mitdarstellung der Achsencylinder neben den Zellenfortsätzen entweder Fixirung in absolutem Alkohol, polychromes Methylenblau — 2—10 Minuten, Wasser, rothes Blutlaugensalz — 2 Minuten bis 24 Stunden, Wasser, Differenzirung in Glycerinäthermischung oder besser in Anilinöl. Resultat: Ganglienzellen mit Ausläufern und Achsencylindern dunkelblau auf rosa Grund. Oder: 30 Sekunden in 15proc. Tanninlösung, der auf je 2 ccm etwa 3 Tropfen einer 5proc. Oxalsäurelösung zugesetzt werden; gut abspülen in Wasser, dann einige Sekunden in 1proc. Eisenchloridlösung, bis keine Schwarzfärbung mehr eintritt, dann Wasser, Alkohol, Oel, Canadabalsam. Achsencylinder dunkelschwarz mit hellem Hof, Ganglienzellen grauschwarz ohne deutliche Struktur, letztere deutlicher bei Mehrzusatz von Oxalsäure.

46) Rawitz, B., Neue Methoden zur Untersuchung d. Centralnervensystems d. Vertebraten. 1 Tafel. Ztschr. f. wissensch. Mikrosk. XXVI. 3. p. 337. 1910.

47) Wilson, J. Gordon, Intra vitam staining with methylene blue. Anat. Record IV. 7. p. 267. July 1910.

48) Besta, C., Sul reticolo periferico della cellula nervosa in condizioni normali e patologiche. 2. Congresso della Società Italiana di Neurologia Genova 21.—23. Ottobre 1909. Ref. in Rivista Neuropatol. III. 6. 7. p. 176. 1909.

Zur Darstellung des pericellulären Netzes, das übrigens an den verschiedenen Zellengruppen verschiedene Formen besitzt, fixirt B. 4 Tage in 10—40proc. Formalinlösung mit Zusatz von 2% Acetaldehyd, langes Auswaschen in Wasser, Beizen 2 Tage in 4proc. Ammonium-Molybdat, Paraffinschnitte in $^1/_{10000}$ Thionin gefärbt, in Kreosot differenzirt. An mehreren Stellen, besonders im Deiters'schen Kerne und im rothen Haubenkerne drangen Fortsätze des pericellulären Netzes in's Innere der Zellen ein.

49) Kohnstamm, Oscar, Studien zur physiol. Anatomie d. Hirnstammes. III. Die tigrolytische Methode nebst Beispielen ihrer Anwendung. 3 Tafeln. Journ. f. Psychol. u. Neurol. XVII. p. 33. 1910.

50) Röthig, Paul, Zur Darstellung d. Zellgruppirungen im Centralnervensystem. Folia neurobiol. II. 1909.

Michailow (44) hat eine sehr sorgfältige Nachprüfung aller möglichen Modifikationen der Methylenblaufärbung ausgeführt.

Am besten gelingt das Verfahren, wenn man die Organe erst ca. 2 Stunden nach dem Tode den Thieren entnimmt, sie sorgfältig in körperwarmer Ringer-Locke'scher Flüssigkeit abspült, und diese Flüssigkeit so lange wechselt, bis das Spülen sie nicht mehr trübt. Es werden Scheiben aus dem Gewebe geschnitten, die während der ganzen Zeit ihrer Anfertigung in der gleichen erwärmten Flüssigkeit liegen bleiben und dann in Glasschalen kommen, deren Boden mit Filtrirpapier bedeckt und wieder mit erwärmter Ringer-Locke'scher Flüssigkeit benetzt ist. All' dieses muss bei einer Temperatur von 36—30° C. erfolgen, und Controlversuche haben ergeben, dass nur die Ringer-Locke'sche Flüssigkeit die Vitalität genügend erhält.

200 ccm der erwähnten Lösung werden auf 60° erwärmt und darin 1.0 Methylenblau rektificirt allmählich gelöst. Von dieser 0.5proc. Stammlösung werden Verdünnungen $^1/_8$—$^1/_{32}$% ausschliesslich benutzt. Die in den erwärmten Schalen liegenden Schnitte werden mittels einer Pipette mit der auf 39° erwärmten Farblösung begossen. Die schwächeren Lösungen machen viel bessere elektive Färbungen der Nerven. Das Uebergiessen wird mehrmals, etwa alle 20 Minuten wiederholt.

M. hat bekanntlich prachtvolle Präparate der Herznerven erhalten. Nimmt man die Proceduren in einem Sauerstoffmilieu vor, so gelingt die Färbung schneller, wird aber nicht besser. Das Verfahren ist auch der intravitalen Färbung deshalb schon vorzuziehen, weil fast gar keine Nebenelemente, ausser eben Nerven, gefärbt werden. M. hat auch die verschiedenen Fixationsmittel geprüft. Er kommt zum Schlusse, dass es am besten ist, die als gut gefärbt erkannten Gewebe in die folgende, bis zur Körpertemperatur erwärmte Lösung zu bringen:

Molybdänsaures Ammonium (fixirt die Farbe)	8.0 g
Formalin (fixirt die Gewebeelemente) . . .	0.5 ccm
Destillirtes Wasser	100.0 „

Diese unbedingt zu filtrirende Lösung muss in grossen Quantitäten genommen werden. Wenn die Gewebe einmal in die heisse Lösung übertragen sind, braucht man diese nicht mehr warm zu halten. Nach 24 Stunden wäscht man in destillirtem Wasser oder einfachem Wasser aus. Es ist zweckmässig, auch dieses zu erwärmen. Einbetten nur in Xylol und dann Damarxylol. In Canada werden die Nerven grünlich und blässer.

Rawitz (46) härtet Gehirne nebst Pia in 10proc. Formol, legt kleine Stücke 5 Tage in reichlichen Jodalkohol (Tinct. Jodii Pharm. Germ. IV 10 ccm, 93—95proc. Alkohol 90 ccm), dann 24 Stunden in kalt gesättigte wässerige Kaliumbichromatlösung, wechseln, weiter 7 bis höchstens 9 Tage in derselben Lösung, abtrocknen auf Fliesspapier, 93—95proc. Alkohol im Dunkeln, nach 3 Tagen reichlich absoluten Alkohol, Paraffinschnitte $^1/_2$ Stunde in Aqu. destill. auswaschen, färben entweder in: 1) Indulin grünlich (Bayer-Elberfeld) 1.0 g, Aluminiumammoniumsulfat (Kahlbaum) 10.0 g, Aqu. destill. 200 ccm, davon 4 Theile auf 96 Theile Wasser, abspülen, nach 24 Stunden, in Aqu. destill., Alkohol, Bergamottöl: Glia und Ganglienzellen dunkelblau in verschiedenen Tönen; oder 2) Indaminblau N extra (*Höchst*) 2.0, Natr. sulf. (Kahlbaum) 10.0 g, Aqu. destill. 200 ccm, 2 Stunden 2proc. Verdünnung, Wasser, Alkohol: Färbung wie bei 1) aber mit Stich in's Violette; 3) Azosäureblau B (*Höchst*) 2.0 g, Oxalsäure 1.0 g, Brechweinstein 1.0 g,

Aqu. destill. 200.0 ccm (aufgekocht, nach dem Erkalten sofort filtrirt), in 4proc. Verdünnung 24—48 Stunden, Wasser, Alkohol: Ganglienzellen und Glia purpur, Achsencylinder hellblau (bei menschlichem Materiale nicht zuverlässig).

Wilson (47) hat 3 Modifikationen der Ehrlich'schen intravitalen Methylenblaufärbung angegeben: 1) Injektionsmethode: Injektion von $^1/_{20}$proc. Methylenblaulösung bis zur guten Färbung der Theile; Controle der ausgeschnittenen Stücke unter dem Mikroskop, eventuell 15—60 Minuten in den Wärmeschrank bei 37° C., bis die Kerne sichtbar werden, über Nacht in 8proc. Ammoniummolybdat, $^1/_2$—2 Stunden in kaltem Wasser auswaschen, $^1/_2$—2 Stunden 96proc. kalter Alkohol, mehrfach wechseln, 1—2 Stunden Alcoh. absol. mehrfach wechseln, Xylol, Canadabalsam oder Paraffineinbettung; 2) Dogiel's Methode: kleine Stücke des frisch getödteten Thieres blutfrei auf den Objektträger mit $^1/_{20}$proc. Methylenblaulösung übergossen, ca. 1 Stunde bei 37° C., bis die Nerven erscheinen, sonst wie in 1); 3) Immersionsmethode (Mensch, grosse Thiere): dünne Stücke bald nach dem Tode blutfrei in $^1/_{40}$proc. Methylenblaulösung bei 37° C. 5—15 Minuten, dann auf Objektträger bei 37° C. $^1/_2$—2 Stunden je nach der Zeit, die nach dem Tode verflossen ist, das Uebrige wie in 1).

Alagna (s. Cap. IX) benutzt zur Färbung der Zellen des Ganglion spirale cochleae als Fixirmittel entweder Formol 15, gesättigte Pikrinsäurelösung 45, Salpetersäure 5, Aqu. destill. 100 (1—7 Tage je nach Alter und Thierart) oder Formol 20, Salpetersäure 10, Aqu. sterilisat. 100. Aus der ersten Lösung kommen die Stücke sofort in starken Alkohol mit einigen Tropfen gesättigter Lithioncarbonicumlösung, aus der zweiten 24 Stunden in laufendes Wasser, dann in beiden Fällen 2—6 Stunden in Alcoh. absol., 2—4 Stunden in Alcoh. absol. + Schwefelkohlenstoff ana (2—3mal wechseln), 2 Stunden in Schwefelkohlenstoff + Paraffin (bei 40° gesättigte Lösung), 8 bis 12 Stunden in Paraffin bei 40°, $^1/_2$—1 Stunde Paraffin bei 52°, Einbettung, Färbung mit Thionin, Toluidinblau nach Held-Boccardi, Eosin-Toluidin, Grübler's Neutralbalsam. Zum Nachweis von Neurosomen oder Lipoiden benutzt A. eine von Ciaccio angegebene Methode: Fixiren 24 Stunden in 5proc. Kal. bichromic. 100, Formol 20, Ameisensäure 10 Tropfen, 3—6 Tage in 3proc. Kal. bichromic., Entkalkung in 5—10proc. Salpetersäurelösung in 70proc. Alkohol, starker Alkohol, Paraffineinbettung wie oben. Befestigung der Schnitte auf dem Objektträger nach Henneguy durch lauwarmes destillirtes Wasser mit minimalem Zusatz von Gelatine und $^1/_2$ Tropfen 5proc. Kal. bichromic.-Färbung mit Heidenhain's Eisenhämatoxylin oder Ciaccio's gesättigter Lösung von Säurefuchsin in Anilinwasser bei 37°, Entfärbung in gesättigter Pikrinsäurelösung + 95proc. Alkohol ana, wiederholtes Waschen in Alkohol, Contrastfärbung in 1proc. Lösung von Jodgrün in 50proc. Alkohol. rasch Alcoh. absol., Xylol, Neutralbalsam. Für Lipoid-(+ Neurosomen?)Färbung können die Theile auch 2 bis 3 Tage in 100 gesättigter Sublimatlösung, 2 Ameisensäure, 5 Kal. bichromic., fixirt werden, 4—8 Stunden auswaschen in fliessendem Wasser, Jodalkohol (wechseln!), färben mit Osmiumsäure, Reduktion in Pyrogallussäure nach Wittmaack.

Besta (48) benutzt als Fixirmittel zur Darstellung des Golgi'schen Binnennetzes Formalin. pur. 20—40, Aldehyd. acetic., 2, Aqu. 80, nach 2 Tagen Aqu. destill. (24 Stunden, 7—8mal wechseln), 48 Stunden in 4proc. Ammon. molybdaenic., Paraffinschnitte (50—52° Schmelzpunkt) von 5—7 μ sorgfältig in Aqu. destill. auswaschen (in 3 verschiedenen Gefässen) färben in Thionin ($^1/_{10000}$), differenziren in Kreosot 3, Alcoh. absol. 1, dann reines Kreosot, Xylol, Canadabalsam. Keine constanten Resultate, am besten Purkinje-Zellen und Spinalganglienzellen junger Thiere.

Held (s. Cap. IIIb) färbt in frühen embryonalen Stadien mit 1proc. Lösung von Haematoxylin in 70proc. Alkohol + Molybdänsäure (oft umschütteln!); länger als 14 Tage stehen lassen, da die Färbkraft mit der Zeit zunimmt; vom Bodensatz abgiessen, kurz vor dem Gebrauch einige Tropfen in Aqu. destill. geschüttet, bei 50° C. oder kalt gefärbt (direkt oder vorher Beize in Liqu. alumin. acetic. oder Liqu. Alsol. oder Eisenalaun). Fixirung in Zenker'scher Flüssigkeit, Cyclostomen- und Amphibien-Embryonen in Rabl's Pikrinsäure-Sublimatlösung, Forellen in Sublimat-Eisessig. Differenzirung der Schnitte in 5proc. wässeriger Eisen-Alaunlösung oder in Weigert's Ferridcyankali-Boraxlösung. Plasmastruktur bleibt auch bei starker Differenzirung erhalten. Die Mitfärbung des Dotters bei dotterhaltigen Embryonen wird vermieden durch wässerige Pikrinsäurelösung vor der Färbung.

Bei Untersuchung pathologischer Zellen mit

der Nissl-Methode spielt die Differenzirung mit Alkohol bekanntlich eine gefährliche Rolle. Es ist deshalb zu begrüssen, dass Röthig (50) jetzt ein Verfahren angiebt, bei dem dieses vollständig ausfällt.

Die ganzen Stücke kommen für 3—4 Wochen in folgende Stammlösung: concentrirte Lösung von Methylenazur I, in neutraler 10proc. wässeriger Formollösung, vor dem Gebrauch mit gleichen Theilen 10proc. Formollösung zu verdünnen. Nach ca. 4 Wochen (Rattengehirn) abtrocknen mit Fliesspapier, 15 Minuten in chemisch reines Aceton, 12 Stunden Chloroform, Paraffin. An den Schnitten, aus denen man das Paraffin mit Xylol entfernt hat, zeigt sich eine prachtvoll differenzirte Nissl-Färbung.

Bei dem zweiten Verfahren dient der Alkohol nur zur Fixirung, nicht zur Differenzirung. Die Stücke kommen in: Trichlorbleiacetat, conc. wässerig 10 Theile, 96proc. Alkohol 20 Theile bis zu 4 Tagen und werden dann, eventuell verkleinert, in eine zu gleichen Theilen mit Wasser verdünnte conc. wässerige Methylenazurlösung gebracht, wo sie mehrere Wochen bleiben. Dann wie Verfahren 1.

Dogiel (s. Cap. IIIb) färbt die Kapseln der Vater-Pacini'schen Körperchen im Mesenterium und Pankreas der Katze, sowie in der Fingerkuppenhaut des Menschen nach Unna-Nowik (Wasserblau O.D. 1.0, Orcein 2.0, Eisessig 5.0, Glycerin 20.0, Spirit. absol. 50.0, Aqu. destill. 100.0) nach Fixirung in 70proc. Alkohol mit 2proc. Formalin, Paraffin- oder Celloidineinbettung. Von der Farblösung werden 10 ccm mit 10 ccm einer 1proc. Lösung von Eosin in 80proc. Alkohol und 3 ccm einer 1proc. Hydrochinonlösung gemischt. Nach 5—10 Minuten Auswaschen in Aqu. destill., 10 Minuten in 1proc. wässerige Lösung von Grüblers Saffranin 0, Auswaschen, Beizung in $^1/_2$proc. wässeriger Lösung von Kali bichromicum, Differenzirung und Entwässerung in Alcohol absolutus, Xylol, Xylolkanadabalsam. Zur Fixirung können auch absoluter Alkohol, Sublimat und Flemming'sche Lösung, zur Färbung Hämatoxylin, van Gieson, Bielschowsky's Silbermethode benutzt werden.

In einer sehr beachtenswerthen Studie weist Kohnstamm (49), einer unserer besten Kenner der Nissl-Degenerationsmethode, mit deren Hülfe er bekanntlich u. A. den Phrenicuskern, den Nucleus salivatorius superior und inferior, den Nucleus intratrigeminalis entdeckt und das sensible Centrum receptorium format. reticul. bulbi et pontis von den motorischen Coordinationskernen abgegrenzt hat, auf die Fehlerquellen dieser tigrolytischen Methode hin. Unter diesen ist die wichtigste eine primäre Atrophie der Zellen ohne vorhergehende Tigrolyse (z. B. Kerne der Hinterstränge nach Schleifendurchschneidung, Clarke'sche Säule nach Läsion der Kleinhirnseitenstrangbahn). K. nennt diese Zellveränderung „Tigrolysis atrophicans" im Gegensatz zur gewöhnlichen „Tigrolysis reparativa" und hält negative tigrolytische Befunde nur dann für vollwerthig, wenn der Kern oder die Zellart als normal mit Tigrolyse reagirend bekannt ist und die Axonen-Verletzung nicht allzuweit entfernt vom Ursprung stattgefunden hat. Traumatische und entzündliche Zellveränderungen spielen *keine* erhebliche Rolle bei der Entstehung der Tigrolyse.

c) *Imprägnation mit Metallsalzen; Fibrillenfärbung.*

51) Liesegang, Raphael Ed., Schichtungen. 1 Abbildung. Naturw. Wchnschr. N. F. IX. 41. p. 641. 1910.

52) Liesegang, Raphael, Ed., Untersuchungen über d. *Golgi*-Färbung. Journ. f. Psych. u. Neurol. XVII. p. 1. 1910.

53) Bremer, John Lewis, Notes on staining methods. Anat. Record IV. 7. p. 263. July 1910.

Cox-Golgi-Präparate vertragen eine gründliche Celloidineinbettung und Nachfärbung mit Haematoxylin-Eosin.

54) Golgi, C., Une méthode pour la prompte et facile démonstration de l'appareil réticulaire interne des cellules nerveuses. Arch. ital. de Biol. p. 269. 1908. (Siehe d. vor. Bericht 55.)

55) Besta, C., Metodo di colorazione del reticolo endocellulare. 2. Congresso della Società di Neurologia Genova 21.—23. Ottobre 1909. Ref. in Rivista Neuropatologica III. 6. 7. p. 175. 1909.

Eine der Donaggio'schen ähnliche Zellfärbung mit Erhaltung der chromatischen Substanz erhielt B., wenn er die Stücke 12—24 Stunden in 10proc. Formollösung mit Zusatz von 1.1proc. reiner Salzsäure legte, dann in absoluten Alkohol mit 5proc. Salzsäurezusatz (2—3mal wechseln), 24 Stunden in mehrfach gewechseltes destill. Wasser, dann in 4proc. Ammoniummolybdat, Paraffinschnitte gut ausgewaschen, in $^1/_{10000}$ Thionin gefärbt, in Alkohol + Kreosot ana differenzirt, in Kreosot aufgehellt.

56) Besta, Carlo, Sull'apparato reticolare interno (apparato del *Golgi*) della cellula nervosa. Con una tavola. Anatom. Anzeiger XXXVI. p. 476. 1910.

57) Legendre, R., Recherches sur le réseau interne de *Golgi* des cellules nerveuses des ganglions spinaux. Avec 6 figures. Anatom. Anzeiger XXXVI. 8—10. p. 207. 1910.

58) Cajal, S. Ramón, Las fórmulas del procedes del nitrato de plata reducido y sus efectos sobre los factores integrantes de las neuronas. Trabaj. del laborat. de investigaciones-biológicas d. l. Univers. Madrid VIII. 1. 2. p. 1. Sept. 1910.

59) Schmidt, F. W., Die Aufhebung d. Formalinhärtung anatomischer u. histologischer Präparate und eine darauf basirende neue Methode d. differenzirenden Silberfärbung. Anatom. Anzeiger XXXVI. p. 652. 1910.

Silbernitrat hebt die Formalinhärtung auf und färbt zugleich die verschiedenen Gewebe differenzirend. Die in 10proc. Formalinlösung gehärteten Präparate kommen 14 Tage in 10proc. Citronensäurelösung und 8—14 Tage in 1proc. Arg. nitr.-Lösung. Zwischen dem Wechseln der Lösung Abspülen in Aqu. destillat.

60) Schlemmer jun., Anton, Ueber d. Herstellung d. ammoniakalischen Silbersalzlösung b. d. Imprägnationsmethode von *Bielschowsky*. Ztschr. f. wiss. Mikrosk. XXVII. 1. p. 22. 1910.

61) Sand, René, Une méthode simple et élective de coloration des neurofibrilles et des cylindre-axes. Compt. rend. de l'Assoc. des Anatom. Douzième réunion, Bruxelles 1910.

Fixation in einer Lösung, die frisch herzustellen ist, von

wasserfreiem Aceton	. 90
Acid. nitr. purum. . .	10

Nach einer Stunde und dann nach 24 Stunden erneuern.

Das nicht über 5 mm dicke Hirnstück bleibt darin 48 Stunden auf einer dicken Lage Fliesspapier. Entwässerung in 2—3mal gewechseltem reinem Aceton, wenigstens 6 Stunden, auch auf Fliesspapier. $^1/_2$ Stunde Xylol. Direkt Paraffin 50° Schmelzpunkt, öfters wechseln, im Ganzen 2 Stunden, Schneiden, Aufkleben mit Eiweissglycerin. Xylol, 2mal Aceton, destillirtes Wasser.

Die Objektträger kommen in einem gut verschlossenen Glas in 20proc. Arg. nitr. 3 Tage bei 37°, dann direkt in folgende Lösung; auf 10 Min.

Wasser	1000
Dopp. geschmolzenes Natr. aceticum	10
Acid. gallicum	5
Tannin	3

Die Lösung muss 3 Tage alt sein und kann nicht wieder gebraucht werden. Eventuell vergolden.

Soll überall, ausser in der Hirnrinde, gut gelingen.

Liesegang (51. 52) hat auf Edinger's Anregung den Versuch gewagt, auf experimentellem Wege die Frage zu beantworten, warum bei Golgi's Chromsilbermethode nur einzelne Zellindividuen sich färben. Er liess Lösungen von Kali bichromicum und Silbernitrat in verschiedener Concentration und unter verschiedenen Bedingungen auf eine 10proc. Gelatinemasse einwirken und konnte dabei Folgendes feststellen: Die Ungleichmässigkeit der Silberchromatabscheidung innerhalb der Gelatine, bez. der Hirnmasse, ist eine Folge a) der Beweglichkeit des Kalibichromats: die nicht sofort mit dem Silbersalz in Berührung kommenden Theile verarmen an Bichromat; b) der Beweglichkeit des nascirenden Chromatsilbers: Dieses reisst, sobald die übersättigte Chromatsilberlösung an einer Stelle (durch „Keimwirkung" oder aus einem anderen Grunde) in die feste Form übergeht, das Chromatsilber aus der Umgebung an sich (Hofbildung). Letztere bleibt dann völlig ungefärbt, auch wenn nachträglich durch zweite Golgirung Chromatsilber zugesetzt wird; c) des Gehaltes gewisser Hirntheile an Säuren oder Ammoniaksalzen, die die Entstehung von Chromatsilber (bez. seiner „gereiften“ Form) hindern oder erschweren. Die geringste Verzögerung der Niederschlagsbildung aus der übersättigten Chromatsilberlösung genügt, um die Zellen ganz ungefärbt zu lassen, weil sich in der Nachbarschaft ein Niederschlag bildet und als Keim wirkt.

Legendre (57) fixirt zur Darstellung des Golgi'schen Binnennetzes in den Spinalganglienzellen der Säuger in Golgi's Lösung (20proc. Formol 30 g, gesättigte Lösung von arseniger Säure 30 g, 96° Alkohol 30 g) 6 bis 24 Stunden, legt die Ganglien dann in 1proc. Argent. nitr.-Lösung 1 bis mehrere Tage, rasch auswaschen in Aqu. destill., 1 Stunde in Golgi's Entwickelungsflüssigkeit (Hydrochinon 20 g, Natrium sulfuric. 5 g, Formalin 50 g, Aqu. destill. 1000 g), Auswaschen in Aqu. destill., Paraffinschnitte.

Golgi konnte ein zweites Binnennetz in den Pyramidenzellen der Grosshirnrinde auf folgende Weise darstellen (s. Capitel IIId): Arg. nitr. 5.0, 20proc. Formalinlösung 95.0 für 15—20 Tage und länger, Nachbehandlung wie früher oder gar keine Nachbehandlung.

Zur gleichzeitigen Färbung der Nissl-Körper und des Binnennetzes combinirt Marcora (Cap. IIId) die Nissl-Methode mit der im vor. Berichte dargestellten Golgi'schen: Stücke 7—8 Stunden in 0.75proc. arsenige Säure 40, Formol 10, dann 12 Stunden in 2proc. Arg. nitr.-Lösung, Entwickelung in Golgi's Entwickelungsflüssigkeit (siehe oben), Entwässerung, Aufhellung, schnelle Paraffineinbettung, 10—15 μ dicke Schnitte nach Befreiung von Paraffin in Alkohol, Wasser (auf Spatel), dann in eine Mischung von A: Natriumhyposulfit 30, Ammoniumrhodanat 30, Aqu. destill. 1000 und B: Goldchlorid 1, Aqu. destill. 100; Auswaschen (sorgfältig) in Aqu. destill., Bleichen in Veratti'scher Lösung (5—10 Min. in Kal. permanganic. 0.5, Schwefelsäure 1.0, Aqu. destill. 1000.0, schnelles Eintauchen in 1proc. Oxalsäurelösung), mehrfach waschen in Aqu. destill., Färbung in wässeriger Lösung von Magentarot, Erwärmen bis zur Dampfbildung, Abwaschen in 95proc. Alkohol, Differenzirung in Nelkenöl, Entwässerung, Xylol, Balsam.

Boule (Cap. IIIe) hat seine im vorigen Berichte angegebene Modifikation der Cajal'schen Silberreduktionsmethode zur Darstellung der Zellstruktur bei Lumbricus weiter ausgestaltet: Er legt 7 mm lange, 5 mm dicke Kopfstücke von Lumbricus entweder in Aqu. destill. 100 ccm, Formol 25 ccm, Acid. acet. glaciale 5 ccm oder in Aqu. destill. 100 ccm, Formol 25 ccm, Acid. acet. glaciale 5 ccm, Ammoniak 0.5 ccm oder am besten in Alkohol (94°) 100 ccm, Formol 25 ccm, Acid. acet. glacial. 5 ccm, Ammoniak 0.5 ccm mindestens 24 Stunden, Auswaschen in Aqu. destill. 15 Minuten, 5—8 Tage bei 30—35° C. in Aqu. destill. 100 ccm, Alkohol (94°) 15 ccm, Arg. nitr. 3 g; rasch auswaschen, dann in Aqu. destill. 100 ccm, Alkohol (94°) 15 ccm, Formol 10 ccm, Hydrochinon 1 g für mindestens 24 Stunden (kalt oder warm).

Jonescu (Cap. IIIe) fixirt das Gehirn der Bienen im Puppenstadium in 3proc. Salpetersäurelösung, bei vorgeschrittener Entwickelung in „Henning'scher Mischung" [? *Ref. W.*] mit 3proc. Salpetersäure statt 25proc. und in Flemming'scher Lösung, färbt sie mit Hämatoxylin, Ammoniumrubinpikrat (Apáthy), Bleu-de-Lyon, Ammoniumpikrat. Ausserdem wendet er eine modificirte Cajal-Bielschowsky'sche Fibrillenmethode an: Frisches Material (bei Puppen) mehrere Tage in 1proc. Arg. nitr.-Lösung im Dunkeln bei 30° C., 3 Stunden auswaschen, 24 Stunden Reduktion mit Pyrogallussäure, 70proc. Alkohol, 95proc. absolutem Alkohol, Paraffinschnitte, Nachvergoldung und Reduktion mit 5proc. Ameisensäure oder 5proc. Fixirnatron. Reconstruktion mit Greil-Kühler'schem Projektionsapparat, Plattenmodelle.

Cajal (58) hat wieder in sehr dankenswerther Weise die Formeln zusammengestellt, deren er sich augenblicklich für die Darstellung der verschiedenen Elemente des Nervensystems der Vertebraten, Evertebraten in fetalem, neugeborenem und erwachsenem Zustande bedient und jedesmal die zweckmässigsten besonders hervorgehoben: Im Folgenden sollen *nur* diese erwähnt werden. Für die Anderen sei auf das Original verwiesen. (Die Nummern der Formeln beziehen sich *nicht* auf die von Cajal selbst angegebenen, sondern *nur* auf die *hier* geschilderten Methoden): 1) Zur Darstellung der Entwickelung der Neuroblasten und Nervenfasern in frühen Embryonalstadien, besonders bei Vögeln und Fischen *1a:* Fixiren in 96° Alkohol 50 ccm, Chloralhydrat 1 g 24—48 Stunden, rasch auswaschen oder besser Stücke in Fliesspapier hüllen, 5 bis 7 Tage 1.5proc. Arg. nitr.-Lösung bei 35°, schnell auswaschen in Wasser, 24 Stunden Reduktion in Acid. pyrogallic. (oder Hydrochinon) 1 g, Aqu. 100 ccm, Formol (kann fehlen) 5—10 ccm, schnell auswaschen in Wasser, Alkohol, Paraffin- oder Celloidin-Schnitte (15—20 μ) mit oder ohne Nachvergoldung, Canadabalsam oder Damarharz, oder *1b:* Fixiren in Aqu. destill. + Pyridin ana 25 g 6—8 Stunden, reines Pyridin 18—24 Stunden, auswaschen in strömendem Wasser einige Stunden, 90° Alkohol 1 Tag, in Fliesspapier gewickelte Stücke kommen dann bei 35 bis 38° 4—5 Tage in die Silberlösung, Reduktion wie oben. 2) Für spätere Fetalstadien und Säuger-Embryonen: *2a:* Fixiren 1 Tag in steigendem Alkohol, dann in 96° Alkohol 50 ccm, Ammoniak (Concentration 22) 4—5 Tropfen 20 bis 48 Stunden, eventuell Zusatz von neutralem Glycerin (1 : 5), weitere Behandlung wie oben, oder *2b:* Fixiren in Chloralhydrat 5 g, Aqu. 50 ccm 24 Stunden, rasch auswaschen in Aqu. destill., dann in 90° Alkohol 50 g, Ammoniak 5 Tropfen, alles Uebrige wie oben. 3) Für Sympathicusganglien, besonders menschliche, am besten 6 bis 12 Stunden nach dem Tode entnommen Formel *2a* oder *1b.* 4) Sensible Ganglien *1a* oder *2a.* 5) Kleinhirn (Purkinje-Zellen, besonders Fibrillennetz des Zellenleibs und der grossen Fortsätze) *2a* oder die ursprüngliche Vorschrift (1.5proc. Arg. nitr. 3—4 Tage bei 35°, Auswaschen, Reduktion wie oben). Für die Darstellung der Körbe, Kletterfasern, Axonen der Purkinje-Zellen, sowie deren mittlere und feine Dendriten *1a,* für die Endigungen der Collateralen der Moosfasern *1b, 2b* oder *3a:* Fixiren 6—12 Stunden in Formol 15 : 100, sorgfältig auswaschen (6 oder mehr Stunden) in fliessendem Wasser, 24 Stunden in Ammoniak-Alkohol, in Fliesspapier gewickelte Stücke bei 38—40° 4 Tage, sonst länger, in 1.5proc. Arg. nitr., alles Andere wie oben. Für die Sternzellen oder Korbzellen der Molekularschicht *1a* oder *2a,* für die Körner *1a, 2a* und *3a.* 6) Grosshirn: Pyramidenschicht, besonders mittlere und kleine Pyramiden mit der alten Methode oder Fixiren in 1.5proc. Arg. nitr. + Alkoholzusatz; markhaltige und marklose Fasern, sowie die grossen Pyramidenzellen *1a* und *2a,* die feinen Nervenfasergeflechte *1b, 2b* und *3a*. 7) Rückenmark und Oblongata: Motorische Zellen *2a*, Markfasern 1a und 2b, Held-Auerbach's Endknöpfe, marklose Fasern *3a*, *2a* und *1b*. 8) Evertebraten: die alte Formel, ferner *2a* u. s. w. 9) Nerven und Centralorgane im Regenerationsstadium *1a*, *2a*, *1b*, *3a*, *2b*, besonders aber *1b*.

Zur Darstellung der Struktur motorischer Endplatten und der von dort in das Sarcolemm ziehenden peri- und ultraterminalen Fibrillen fixirt Boeke (Cap. IIIh) die Muskeln (am besten Fledermauszunge) in Formol 10, Alkohol (60proc.) 90, mehrmals wechseln, dann unbegrenzt lange liegen lassen, eventuell in 70-, 80-, 90proc. Alkohol; möglichst kleine Stücke in 10—12proc. Formol bis zur völligen Verdrängung des Alkohols, 3—5 Tage im Dunkeln in 2proc. Arg. nitr.-Lösung, Abspülen in Aqu. destill., 1 bis 2 Stunden in die Bielschowsky'sche Knallsilberlösung (im Dunkeln), 20proc. Formol, Alkohol, Xylol, Paraffin (58° Schmelzpunkt, schnell!), 5—15 μ dicke Schnitte nach Bielschowsky weiter behandelt und vergoldet, gut auswaschen in fliessendem Wasser nach der Fixirung: Nerven tiefschwarz, andere Elemente leicht rosa bis violett, Präparate gut haltbar.

Das Unsichere bei der Bielschowsky-Methode bleibt die Herstellung der ammoniakalischen Silberlösung. Schlemmer (60) setzt zu einer Silberlösung von beliebiger Concentration 40proc. Natronlauge im Ueberschuss, bis sicher keine Fällung mehr eintritt, und wäscht den feinkörnigen Niederschlag, nach dem Absetzen so lange aus, bis das Spülwasser rothes Lackmuspapier nicht mehr bläut. Das Präcipitat wird in möglichst wenig Ammoniak gelöst und durch Glaswolle filtrirt. Die noch feuchte Glaswatte muss sofort in Wasser geworfen werden, weil sie beim Trocknen explosibel wird.

d) Färbung von Markscheiden und Achsencylindern. Marchi-Verfahren. Nachweis von Faserdegenerationen.

62) Meyer, Paula, Zur Technik der Markscheidenfärbung. Neurol. Centr.-Bl. XXVIII. p. 353. 1909.

63) Fischer, Otto, Ueber abnorme Myelinumscheidung in der Grosshirnrinde, nebst einigen Bemerkungen zur Technik der Markfaserfärbung. 1 Tafel. Mon.-Schr. f. Psychol. u. Neurol. XXV. 5. p. 404. 1909.

Formol-Fixirung, Scheiben von 1.5—2 cm Dicke. 5—6 Tage bei gewöhnlicher Temperatur in Weigert's Fluorchrombeize, Abspülen in Wasser, Alkohol. Celloidinschnitte 2 Tage in 0.2proc. wässerige Chromsäurelösung, 2 Tage in Weigert's Kupferacetatlösung, 2 Tage in 1proc. wässerige Hämatoxylinlösung, kurze Zeit in stark verdünnte Lithium-carbon.-Lösung, Differenzirung nach Weigert (event. verdünnte Lösung), Lithium-carbon.-Lösung. Nachfärbung möglich, wenn vor der Färbung die Schnitte nach Pal (Kalipermang. und Natr. subsulfuros. + Oxalsäure) vorbehandelt werden.

64) Pötter, Eduard, Beitrag zur Färbetechnik d. Markscheiden an grossen Gehirnschnitten. 1 Textabbildung. Ztschr. f. wissenschaftl. Mikroskopie XXVII. 2. p. 238. 1910.

Zur Vermeidung der Brüchigkeit der für die Weigert'sche Markscheidenfärbung bestimmten grossen Gehirnschnitte wird folgendes Verfahren ohne Brütofenanwendung empfohlen: Fluorchromkupferbeize 14 Tage (Zimmertemperatur), steigender Alkohol je 2 Tage 70°, 80°, 96°, absol. Alk., Aetheralkohol 2 Tage, dünnes Celloidin 2 Tage, dickes Celloidin bis zur Eindickung, aufkleben, 70proc. Alkohol, Schneiden, einlegen (zwischen 2 Closetpapierstücken) in Weigert's Eisenlack (ohne Salzsäure) $2^1/_2$—3 Stunden, Vordifferenzirung in Lustgarten'scher Differenzirungsflüssigkeit, bis Rindensubstanz dunkelbraun, Markscheiden schwarz erscheinen. Differenzirung in Boraxferridcyankali (2, 2, 100), ausgiebige mehrtägige Wässerung (wechseln!), Alkohol steigend, Carbolxylol, Canadabalsam.

65) Greppin, L., Zur Darstellung der markhaltigen Nervenfasern der Grosshirnrinde. Neurol. Centr.-Bl. XXVIII. p. 1010. 1909.

Modifikation der alten von Kölliker benutzten Methode: Müller-Härtung — ganzes menschliches Gehirn 6—8 Wochen, kleinere Stücke oder Gehirne 3 bis 4 Wochen —, Gefrierschnitte von $1—4/_{100}$ mm Dicke in Aqu. destill., dann 10 Minuten in 0.05proc. wässerige Lösung von Safranin, kurz abspülen in Aqu. destill., auf dem Objektträger mit 4—5 Tropfen dünner Natronlauge (2- bis höchstens 10proc.) bedeckt, Deckgläschen. Ganglienzellen, Neuroglia, Bindegewebe zerstört, nur rothe Blutkörperchen und Pigmentschollen neben den markhaltigen Nervenfasern erhalten. Aufhellung nach 2 bis 3 Stunden. *Präparate nicht haltbar.*

66) Regand, C., Sur un procédé de coloration de la myéline des fibres nerveuses périphériques et sur certaines analogies de réactions microchimiques de la myéline avec les mitochondries. Compt. rend. Acad. Sc. CXLVIII. 13. p. 861. 1909.

Formolfixirung mit gleichzeitiger oder folgender Chromirung, 5 μ dicke Schnitte, Färbung mit Eisen-Hämatoxylin. Markscheiden schwarz, Sichtbarkeit der Schmidt-Lantermann'schen Figuren; in den Spinalganglien wird von Markfasern nur das Neurokeratinnetz gefärbt.

67) Nageotte, J., Notes de technique. 2. Pratique des grandes coupes du cerveau par congélation. Coloration de la myéline dans les coupes grandes et petites, sans chromage préalable. Compt. rend. Soc. de Biol. LXVII. 33. p. 542. 1909.

Gefrierschnitte von Gehirnscheiben, die in 3proc. Formol getränkt sind, rasches Gefrieren mit Methyl-Chlorür, event. Kohlensäure, Vaselineschicht auf dem Messer, Wasser, Alkohol 90° mit 30proc. Eisessig, Färbung in Hämalaun (Mayer) 2, Alkohol absol. 1, $^1/_2$ Stunde im Brutofen, besser 24 Stunden bei Zimmertemperatur, Entfärbung nach Weigert (Ferricyank. 2.0, Borax 5, Wasser 100), auswaschen, Ammoniakwasser, waschen, Alkohol, Befestigung mit Collodium, Carbolxylol, Canadabalsam. Für feinste Rindenfasern besser vorher Heidenhain's Eisenhämatoxylin ($4/_{100}$) 1 Tag, 1 Tag Weigert's Hämatoxylin, Entfärbung mit Eisenalaun.

68) Spielmeyer, Walther, Markscheidenfärbung am Gefrierschnitt. Neurol. Centr.-Bl. XXIX. p. 248. 1910.

Fixirung in 10proc. Formol, nach einigen Tagen 30 μ dicke Gefrierschnitte von dem ausgewässerten Block für 12 Stunden in $2^1/_2$proc. Lösung von schwefelsaurem Eisenoxydammonium, nach abspülen in Wasser für 5 Minuten in 80proc. Alkohol, dann 12 Stunden in alte, möglichst schon gebrauchte Hämatoxylinlösung (10 Theile einer 10proc. alkoholischen Hämatoxylinlösung auf 100 Th. Aqu. destill.), abspülen in Wasser, differenziren in der $2^1/_2$proc. Lösung von schwefelsaurem Eisenoxydammonium, ein- oder mehrmaliges Wiederholen der Färbung und Differenzirung, Auswaschen, Entwässern, Xylol, Balsam. Alle Manipulationen vorsichtig auf dem Objektträger. Event. Gliafärbung durch Differenzirung mit Kal. permang. und Uebertragen in Chromogen-Ameisensäure, Färben nach Spielmeyer's Angaben.

69) De Lange, S. J., La méthode de Marchi. 25 fig. Névraxe X. 1. p. 81. 1910.

70) Schreiber, L., Die Bedeutung der sogen. Marchi-Reaktion der Markscheiden. Nach Untersuchungen am Sehnerven. Mit 1 Tafel. Ztschr. f. d. ges. Neurol. u. Psych. Originalien. IV. 3. p. 386. 1911.

Schr. versteht unter Marchi-Reaktion der Markscheiden eine totale Schwärzung nach Marchi-Behandlung, die er besonders bei solchen Sehnerven gesehen hat, die vor der Enucleatio bulbi noch mehr oder weniger funktionsfähig waren. Er glaubt, dass dieser Reaktion eine der Chromatolyse der Ganglienzellen analoge biologische Bedeutung zukommt.

71) van Gehuchten, A., et Molhant, M., Les lois de la dégénerescence Wallérienne directe. Névraxe X. 11. p. 75. 1910.

Marchi-Untersuchungen nach Vagusdurchschneidungen am Kaninchen beweisen wieder die bekannte Differenz in der Zeitdauer bis zum Eintritt optimaler Schwärzung, die zwischen starkkalibrigen, mittelstarken und feinen Fasern besteht. Die letzteren färben sich zuerst mit Marchi-Lösung, aber die Degeneration ist auch schneller beendet, die starken Fasern geben zuweilen noch nach mehreren Monaten gute Schwärzungen. Es ist daher möglich, dass zu einer gewissen Zeit die starken Fasern noch nicht, die feinen nicht mehr geschwärzt sind. Bei gleichzeitiger Nissl-Färbung darf also nicht immer die Chromatolyse der Zellen mit der Schwärzung der Fasern zusammengebracht werden. Auch an derselben Faser degenerirt das peripherische Ende viel schneller als das centrale.

72) Ugdulena, Gregorio, Ueber die Färbbarkeit der Achsencylinder peripherer Nerven bei primärer und sekundärer Degeneration nach der Ernst'schen Methode der Nervenfärbung. 1 Tafel. Beitr. z. path. Anat. u. allg. Pathol. XLV. 2. p. 245. 1909.

Die Achsencylinder peripherischer Nerven zeigen bei Härtung in Zenker's Flüssigkeit und Färbung nach Heidenhain in der ersten Phase der primären oder sekundären Degeneration grösseren Widerstand gegen die Entfärbung als normale. U. empfiehlt diese Technik nach Ernst als gutes Mittel zur Darstellung der Radspeichenstruktur und zur Erkennung erster Degenerationstadien.

73) Lugiato, L., Affinità delle fibre nervose degenerate per alcune sostanze coloranti. Rivista di Patologia nervosa e mentale XV. p. 180. 1910.

Wie bei Donaggio's Färbungen zeichnen sich die degenerirten Fasern auch in Schnitten, die mit Karmalaun, Boraxkarmin, Nigrosin u. s. w. gefärbt sind, durch ihren Widerstand gegen Differenzirungsflüssigkeiten gegenüber den gesunden Fasern aus.

74) Nageotte, J., Action des métaux et de divers autres facteurs sur la dégénération des nerfs en survie. Compt. rend. Soc. de Biol. LXIX. p. 556 (s. du 17 Déc. 1910).

Die überlebende Markscheide unterliegt denselben Gesetzen wie die anderen lebenden Gewebe. Bemerkenswerth ist der Einfluss der Metalllösungen. Im Allgemeinen wirken die einwerthigen Metalle conservirend, die zweiwerthigen zerstörend, aber jedes Metall hat noch eine besondere Wirkung. Am wenigsten verändern Natronsalze die Nervenfaser, daher müssen diese, besonders das Natrium citricum, als Medium für das Studium der Nervenfasern benutzt werden, und zwar ohne jede Fixirung.

75) Loyez, Marie, Coloration des fibres nerveuses par la méthode à l'hématoxyline au fer après inclusion à la celloidine. Compt. rend. Soc. de Biol. LXIX. 35. p. 511. 1910.

76) Nageotte, J., A propos de la communication de Mlle. Loyez sur la colorabilité de la myéline dans les pièces fixées au formol et inclusées à la celloïdine. Compt. rend. Soc. de Biol. LXIX. p. 517, s. du 10 Déc. 1910.

Neben der Celloidineinbettung formolgehärteter Stücke empfiehlt N. Gefrierschnitte und neben Eisenhämatoxylin auch Hämatein mit nachfolgender Entfärbung in Ferrieisencyanür.

P. Meyer (62) beschreibt die im Edinger'schen neurologischen Institut bewährte (das heisst die feinsten Markfasern am sichersten darstellende) Vorschrift für die Weigert'sche Markscheidenfärbung.

Härtung in 10proc. Formol (Gehirne mit Edinger's Makrotom in schmale Scheiben geschnitten), dann 2 Tage bis einige Monate (je nach der Grösse) bei 37° in 5proc. Kal. bichrom. Lösung, kleine Gehirne in toto in Weigert's Markscheidenbeize (Kal. bichrom. 5.0, Fluorchrom 2.0, Wasser 100.0), auswaschen in oft gewechseltem 70proc. Alkohol im Dunkeln, Celloidinschnitte 24 Stunden bei 37° in Cupr. acetic. 50.0, Acid. acetic. 50.0, Fluorchrom 25.0, Aqu. destill. ad 1000.0, bei kleinen Stücken Kupferung des ganzen Celloidinblocks 48 Stunden lang; färben 24 Stunden (event. über Nacht) in frisch bereiteter, gut durchgerührter Mischung von gleichen Theilen I Hämatoxylin 1 + Alkohol 9—10, Alkohol (96proc.) 90 + II 4proc. wässerige Lösung von Liqu. ferr. sesquichlor. (Pharm. german.), abspülen in Wasser, differenziren in sehr verdünnter, später concentrirter event. zuletzt reiner Weigert'scher Ferrid-Cyankali-Borax-Lösung, 24 Stunden auswaschen in mehrfach gewechseltem Wasser, event. mit Zusatz einiger Tropfen von Lithium carbonicum, Alkohol (70proc.), Alkohol (90proc.), Karbolxylol 1:3, Xylol, Canadabalsam.

DeLange (69) hat sehr eingehende und höchst verdienstliche Studien über Wesen, Anwendung und Fehlerquellen der Marchi-Methode gemacht und kam dabei zu folgenden Resultaten, denen sich der Ref. W. auf Grund langjähriger Erfahrung im Grossen und Ganzen anschliessen muss. Das Optimum der Marchi-Degeneration tritt (bei Säugern! Ref. W.) zwischen dem 10. und 14. Tage nach der Operation ein. Erwachsene Thiere eignen sich besser als neugeborene, da junge Thiere auch in normalem Zustande Marchi-Degenerationen zeigen. Aseptische Operation ist unerlässlich, da jede Entzündung zur Faserläsion und daher zu falschen Bildern Anlass giebt. Sorgfältige Entfernung des Nervensystems aus den knöchernen Höhlen, am besten Einwirkung der Härtungsflüssigkeit schon in situ, möglichst bald nach dem Tode. Formalin darf nur mit Vorsicht benutzt werden. Verdünnte Marchi-Lösung (1:10) erlaubt noch eine wenn auch verlangsamte Stückfärbung, Schnitte färben sich dabei bereits nach 24 Stunden. Serienschnitte und daher auch Celloidineinbettung

(! Ref. W.) sind unerlässlich zur Darstellung degenerirter Fasersysteme, desgleichen Controle der Marchi-Degeneration durch die Ergebnisse der Nissl-Methode, der Flechsig'schen Markreifung und der Gudden-von Monakow'-schen Atrophiemethode.

e) *Neuroglia-Färbung.*

77) Merzbacher, L., Ein einfaches Verfahren zur Darstellung von Gliastrukturen. Mit 2 Tafeln. Journ. f. Psychol. u. Neurol. XII. 1. 1909.

78) Merzbacher, L., Méthode de coloration simple de la névrologie. Revue neurol. VIII. 7. S. 422. 1910.

79) Lhermitte, J., et A. Guccione, Nouvelle méthode de coloration pour l'étude de la névrologie (cellules et fibrilles). Semaine méd. XXIX. p. 205. Mai 1909.

80) Perusini, Gaetano, Ueber Gliabilder mittels der *Bielschowsky*'schen Neurofibrillenmethode. 4 Abbildungen. Neurol. Centr.-Bl. p. 1256. 1910.

P. empfiehlt zur Darstellung der Gliazellen die Bielschowsky'sche Neurofibrillenmethode nach Anwendung der Weigert'schen Gliabeize statt Formolfixirung.

81) Timofejew, D., Eine neue Färbungsmethode des Stützgewebes in verschiedenen Organen. Anatom. Anzeiger XXXV. p. 295. 1909.

Frische Gefrierschnitte (event. aus in physiologischer Kochsalzlösung einen Tag lang aufbewahrten Organen) 15—30 Minuten in rektificirtem Methylenblau Ehrlich (Grübler) 1.0 g + physiologische Kochsalzlösung 2000 bis 4000 ccm, abspülen in physiologischer Kochsalzlösung; $^1/_2$—1 (bis zu 24) Stunden in Ammoniumpikrat 0.1 g + physiologische Kochsalzlösung 800—1200 ccm auf dem Objektträger, Beobachtung der Differenzirung unter dem Mikroskope; Einschluss in gesättigte wässerige Ammoniumpikratlösung 35 ccm, glycerin. aquae destill. ana 50 ccm. Schwann'sche Scheide und Neuroglia hellviolett, Myelin gelb.

82) Fieandt, Halvar v., Eine neue Methode zur Darstellung d. Gliagewebes, nebst Beiträgen zur Kenntniss d. Baues u. d. Anordnung d. Neuroglia d. Hundehirns. 4 Tafeln. Arch. f. mikroskop. Anat. u. Entwickelungsgesch. LXXVI. p. 125. 1910.

Merzbacher (77. 78) fixirt zum Zwecke der Gliadarstellung in 10proc. Formol (1 Monat bis 2 Jahre); Gefrierschnitte in Alcohol absol. 70.0, 10proc. Natronlauge 20.0, Aqu. destill. bis zur Klärung (ca. 10.0) bis zu 5 Minuten, dann Wasser zur Entfernung der Natronlauge, Färbung 24 Stunden in concentrirter wässeriger Viktoriablau-Lösung, abspülen in Wasser, auffangen auf Objektträger, 30 Sekunden in Gram'scher Jod-Jodkali-Lösung, Differenzirung in Xylol-Anilinöl ana, Xylol, Canadabalsam: auch für Celloidin- und Paraffinschnitte brauchbar, bei letzteren Bleichung nach Pal.

Lhermitte und Guccione (79) combiniren die Weigert'sche Gliafärbung mit der von Anglade angegebenen und geben 2 Methoden an: 1) Härten in 10proc. Formol (2—3 Tage), Gefrierschnitte in Aqu. destill. auffangen, dann ohne Waschen sofort in kalt concentrirte Sublimatlösung (kann fortfallen), nach 2 Stunden fixiren in 1proc. Osmiumsäure 3 g, 1proc. Acid. chrom. 35 g, 2proc. Acid. acetic. 7 g, Aqu. destill. 55 g, nach 2 oder mehr Tagen in Wasser, dann Färben auf dem Objektträger in 1proc. Viktoriablau (über der Flamme, bis Dämpfe aufsteigen, zurückziehen, wieder wärmen, im Ganzen 10mal) Farblösung abgiessen, Gram'sche Flüssigkeit aufträufeln, nach 1 Minute Alcohol absol., Anilinöl-Xylol ana, Xylol-Canadabalsam: Neuroglia dunkelblau, Nervenfasern und Ganglienzellen ungefärbt, Bindegewebe ungefärbt oder hellgrün, Markscheiden chromgelb. Zur Färbung des Protoplasma der Kerne und des Fibrillennetzes der Gliazellen dient die zweite Methode: Härten, fixiren wie oben, dann Gram'sche Lösung, Auswaschen in Aqu. destill., 2 Tage in Hämotoxylin-Phosphorwolframsäure, Auswaschen in Aqu. destill., Entfärbung in Alkohol absol., neutraler Canadabalsam: Fibrillen und Kerne der Gliazellen dunkelviolett, Protoplasma röthlichviolett, Achsencylinder und Bindegewebe rosa, Markscheiden chromgelb.

Bei der elektiven Gliafärbung, die von Fieandt (82) angegeben hat, werden die Stücke in Sublimat 70, Natr. chlor. 6, Aqu. destill. 1000, Acid. trichloracetic. crystall. 20, Acid. acet. glaciale 10 fixirt (24 Stunden, nach 12 Stunden wechseln), dann Alkohol (96proc.) 5—7 Tage, oft wechseln, Alcohol absol., Paraffineinbettung (52° Schmelzpunkt) nach Pranter mit Hülfe von Cedernöl und Ligroin, Paraffinschnitte 1 Stunde in Jodalkohol (1 : 10) nach Entfernung des Paraffins, Entfernung des Jods durch Alkohol und 0.25proc. Natriumthiosulfat, abwaschen in Aqu. destill., Färben in Mallory's Phosphorwolframsäure-Hämatoxylin 12—24 Stunden (Haematoxylin. cryst. 0.1 ccm, Aqu. destill. 80.0 ccm, Solut. aquos. acid. phosphorwolfram. 10proc. 20 ccm, Hydrogen. superoxyd. Merck 0.2 ccm), abtrocknen, differenziren in frisch bereiteter Lösung von Ferr. sesquichlor. sicc. 1, Alcohol absol. 10 unter Controle des Mikroskops 1 bis mehrere Stunden, abtropfen lassen, abtupfen mit Löschpapier, abwaschen mit Aqu. destill., Alcohol absol. (1mal wechseln) 24 Stunden, Ol. origani, Xylol, Balsam.

Zur Darstellung der marginalen Glia der Grosshirnrinde bedient sich Held (Cap. III i) des folgenden Verfahrens: Fixiren in Zenker's Flüssigkeit (3proc. Sublimatzusatz zu Müller'scher Flüssigkeit, unmittelbar vor dem Gebrauch 3proc. Eisessig- und $^1/_2$proc. Formalin-Zusatz, Injektion durch die Gefässe bei 35—40° C. in das Gehirn, nachdem eine Durchspülung mit Ringer'scher Lösung + Amylnitrit 1 : 1000 vorhergegangen ist); Celloidinschnitte in 1proc. Lösung von Natronlauge in 80proc. Alkohol 5 Minuten, auswaschen in Aqu. destill., beizen einige Minuten in 5proc. Eisenalaun, färben in Hämatoxylin 1 g (70proc.), Alkohol 100 g, Acid. molybdaenic. pur. als Bodensatz, öfter schütteln und umrühren, bis braune Farbe in tiefblauschwarze umgeschlagen ist, d. i. gewöhnlich nach 14 Tagen. Nach 2 Jahren ist die Lösung vom Bodensatz abzugiessen. Vor dem Gebrauch sind einige Tropfen der Farblösung in Aqu. destill. zu giessen, bis eben durchsichtige Flüssigkeit entsteht. Hier bleiben die Schnitte 12—24 Stunden bei 50° C. Differenzirung mit Natron-Alkohol (s. oben) oder mit Liquor Alsoli, Auswaschen in Aqu. destill., Contrastfärbung mit van Gieson's Pikrofuchsinlösung 15 Sekunden, Differenzirung in 96proc. Alkohol, Carbol-Xylol, Xylol, Balsam. Störend wirkt die Mitfärbung der Markscheidenreste.

Die Stützstrukturen in den Stützzellen der Sinnesorgane lassen sich nach Kolmer (Cap. III h) auf folgende Weise darstellen: Härten frischer überlebender Gewebe in Kal. bichrom. (10%) 4, Formol (4%) 2, Eisessig 1 (möglichst lange, eventuell in Bonin'scher oder Cerfontaine'scher Flüssigkeit), auswaschen der 6 μ dicken Celloidinschnitte, beizen 24 Stunden in Eisenalaun und Alsol, kurz abspülen, 24 Stunden in Molybdänhämatoxylin, differenziren in schwachem salzsaurem Alkohol, dann Eisenalaun oder concentrirter Molybdatlösung (Controle!)

Cerletti's „pyroninophile Kerne" der Hirn- und Rückenmarksgefässe (Cap. IIIk) werden carminroth gefärbt, wenn alkoholgehärtete Schnitte (bei Celloidineinbettung ist das Celloidin vorher mit Methylalkohol zu entfernen!) im Uhrglase 5—8 Minuten auf Wasserbad bei 80° C. in Unna-Pappenheim's Mischung (Methylgrün 0.15, Pyronin 0.25, Alkohol 2.5, Glycerin 20.0, 5proc. Carbolwasser 100.0) gelegt werden. Herausfischen der Schnitte mit Glasstab, waschen in Aqu. destill., bis keine grüne Farbe mehr abgeht, rasch Alcohol absol., zweite Schale mit Alcohol absol., Xylol, neutraler Canadabalsam. Die anderen mesodermalen und ektodermalen Elemente färben sich grün. „Die verschiedene Färbung der pyroninophilen Kerne stellt im Wesentlichen eine negative oder ungenügende Reaktion des Methylgrüns dar, die für sich allein schwer nachweisbar wäre, das Vorhandensein des Pyronins im Gemisch lässt sie brillant hervortreten."

Zur Färbung der collagenen Fasern in den Spinalganglienzellen fixirt Donaggio (s. Capitel X) 6—7 Tage in Pyridin Merck (Wechseln nach 5—6 Stunden, sowie nach 2 Tagen), mit Paraffin auf Kork geklebt, 48 Stunden in mehrfach gewechselter Lösung von Thionin $^1/_{15000}$ gefärbt, dann 24 Stunden in 4—5% Ammonium-Molybdat-Lösung, mehrstündiges Waschen in Aqu. destill., Alkohol, Xylol, Paraffinschnitte. Oder: Sublimatfixirung nach Heidenhain, Jodwasser zur Entfernung des Ueberschusses, Pyridin 48 Stunden, mehrfach wechseln, auswaschen in fliessendem Wasser 12—24 Stunden, 4proc. Ammon. molybd. 24 Stunden, auswaschen $^1/_2$ Stunde in Aqu. destill., 8—10 Tage in mehrfach gewechseltes Pyridin, mit Paraffin auf Kork geklebt, 2 Tage in mehrfach gewechselte Thioninlösung $^1/_{15000}$, 4% Ammoniummolybdat, Aqu. destill. u. s. w. Auch formolfixirte Stücke lassen sich dazu benutzen.

III. Histologie.

a) Allgemeines, Hypothetisches, Kritisches, Uebersichten.

83) Obersteiner, Ueber die Funktion der Nervenzelle. 16. internationaler medicin. Congress in Budapest vom 29. August bis 4. September 1909. Sect. f. Neurologie. Refer. im Neurol. Centr.-Bl. 1909, p. 1123.

84) Obersteiner, H., Die Funktion der Nervenzelle. Arbeiten a. d. Neurol. Inst. a. d. Universität Wien (Prof. H. Obersteiner) XVIII. 2. p. 147. 1910.

85) Lugaro, E., La fonction de la cellule nerveuse. XVI. internationaler Congress für Medicin in Budapest vom 29. August bis 4. September 1909. 11. Sektion: Neuropathologie.

86) Wolff, Max, Ueber das Wesen des Neurons. Mon.-Schr. f. Psych. u. Neurol. Erg.-H. Bd. XXVI. Festschr. f. Flechsig, p. 343. 1909.

87) Heidenhain, Martin, Plasma und Zelle. Eine allgemeine Anatomie der lebendigen Masse. 2. Lieferung: Die contraktile Substanz, die nervöse Substanz, die Fadengerüstlehre und ihre Objekte. Mit 1 lithogr. Tafel und 395 theilweise farbigen Abbildungen im Text. Jena 1911. Gustav Fischer.

88) Marinesco, G., La cellule nerveuse. Paris 1909. 2 Bde. 262 Abbildungen.

Ausführliche synthetische Darstellung.

89) Mott, F. W., Present position of the neurone doctrine in relation to neuro-pathology. 7 Fig. 2 Taf. Brit. med. Journ. Nov. 13. 1909.

Historische Darstellung. M. steht ganz auf dem Boden der Neuronen-Theorie.

90) Ramón y Cajal, S., Algunas observaciones favorables à la hipótesis neurotropica. 13 Fig. Trabajos del laboratorio de investigaciones biologicas de la universidad de Madrid VIII. 1 u. 2. p. 63. Sept. 1910.

91) Barbieri, La circulation nerveuse neuroplasmatique. Avec 9 figures. Verhandl. d. anatom. Gesellsch. a. d. 24. Vers. in Brüssel vom 7.—11. Aug. 1910. Anatom. Anzeiger XXXVII. Erg.-H. p. 145. 1910.

B. hat auf dem Anatomen-Congress in Brüssel wieder seine in dem vorigen Bericht wiedergegebenen Anschauungen vorgetragen von der Anatomie, Physiologie und Chemie des Nervensystems, insbesondere von dem Kreislauf des Neuroplasma, von dem Drüsencharakter des Nervensystems und von der Innervation der Muskeln durch die dorsalen Spinalwurzeln. Bezüglich näherer Einzelheiten sei auf das Original verwiesen.

92) Haller, B., Weitere Beiträge zur Lehre von der Continuität des Nervensystems. Arch. f. mikroskop. Anat. LXXVI. p. 210. 1910.

Für die Continuitätslehre, als deren Begründer H. zu gelten beansprucht. Nachweis hauptsächlich an den Lateralsträngen der Fische, an den Spinalganglien des Trigeminus und Facialis und dem Unterhautnervengeflecht der Forelle, sowie an Wirbellosen. H. findet, dass in den Lateralsträngen des Rückenmarks hauptsächlich *kurze* Bahnen vorkommen. Auch eine so unendlich lange Längsbahn, wie die Mauthner'sche Faser, hängt mit dem gesammten Rückenmark durch gröbere und zarte Aeste zusammen. — Weiteres siehe Original, weil zum kurzen Referat nicht geeignet.

93) Frankfurter, Walter, Die Neurofibrillenlehre und ihre Folgerungen im Gegensatz zur Neuronenlehre (Sammelreferat). Berl. klin. Wchnschr. XLVII. 14. 1910. (Uebersicht.)

94) Lugaro, E., Une preuve de l'existence des neurofibrilles dans l'organisme vivant. Arch. ital. de Biol. LI. 3. p. 375. 1909.

95) Lugaro, E., Ancora intorno all' esistenza delle neurofibrille nelle vivente. Riv. di Patol. nerv. e ment. XV. 7. p. 393. 1910.

Polemik gegen Pighini, der die Beweiskraft des Experimentes (s. d. vor. Ber.) von L. angegriffen hatte.

96) Von Lenhossék, M., Ueber die physiologische Bedeutung der Neurofibrillen. Anatom. Anzeiger XXXVI. p. 257 u. 321. 1910.

97) Bethe, Albrecht, Die Beweise für die leitende Funktion der Neurofibrillen. Anatom. Anzeiger XXXVII. p. 129. 1910.

Polemik und Prioritätsanspruch gegenüber von Lenhossék. Den früheren Beweisen für die Funktion der Neurofibrillen als allein leitender Elemente des Nervensystems fügt B. noch folgenden hinzu: Die Perifibrillärsubstanz lässt sich durch Compression auf weite Strecken fast ganz aus den Achsencylindern herausdrängen, ohne dass die comprimirte Stelle leitungsunfähig wird, obwohl sie dann fast ausschliesslich Neurofibrillen enthält.

98) Botezat, E., Ueber Sinnesdrüsenzellen und die Funktion von Sinnesapparaten. Anatom. Anzeiger XXXVII. p. 513. 1910.

Vertheidigung der Hypothese vom Drüsenzellen-Charakter der „sekundären“ (d.i. *nicht* nervösen) Sinneszellen („*Sinnesdrüsenzellen*“) gegen Kolmer, der für ihre Genese aus Nervenzellen eintritt. Nicht die Fibrille, sondern die Perifibrillärsubstanz ist das reizleitende Element.

99) Golgi, C., Le substratum anatomique des fonctions psychiques et sensorielles. Ned. Tydschr. for Geneesk. LIV. (1), p. 1196. 1910. [Dem *Ref.* nicht zugänglich.] Ref. in Ztschr. f. d. ges. Neurol. u. Psychiatr. I. 5. (Referate) p. 321. 1910.

Gegen die Neuronenlehre. Gemeinsame Wirkung ganzer Zellencomplexe oder Provinzen auf die Endorgane und umgekehrt ist die Basis des psychischen Geschehens („pensée anatomique").

100) Golgi, Camille, Evoluzione delle dottrine e delle conoscenze intorno al substrato anatomico delle funzioni psichiche e sensitive. Atti di soc. Ital. progresso scienze. 3. Riun. Padova 1909. Roma 1910. p. 69. [Dem Ref. nicht zugänglich.]

101) Herrick, C. Judson, The evolution of intelligence and its organs. Science N. S. XXXI. Nr. 784. p. 7. January 7. 1910.

102) Derselbe, The relations of the central and peripheral nervous systems in phylogeny.

Weitere Ausführung der im vorigen Bericht erwähnten Nutzanwendungen der Gaskell'schen funktionellen Gliederung der Centralorgane für die Entwickelung der Funktionen, insbesondere des Bewusstseins innerhalb des Centralorgans.

103) Rádl, Em., Ueber specifisch differencirte Leitungsbahnen. Mit 9 Abbildungen. Anatom. Anzeiger XXXVI. p. 385. 1910.

104) Spitzer, Alexander, Ueber die Kreuzung der centralen Nervenbahnen und ihre Beziehungen zur Phylogenese des Wirbelthierkörpers. Leipzig u. Wien 1910. Franz Deuticke. 1 Tafel und 9 Textfiguren.

b) Entwickelungsgeschichte des Nervensystems, der Fasern und Zellen, Missbildungen.

105) Parker, G. H., The phylogenetic origin of the nervous system. Anat. Record IV. 2. p. 51. 1910.

106) Parker, G. H., The reactions of sponges, with a consideration of the origin of the nervous system. 3 Fig. Journ. of experim. Zoölogy VIII. 1. p. 2. 1910.

107) Parker, G. H., The origin of the nervous system and its appropriation of effectors. I. Independent effectors. Popular Sc. Monthley. July 1909.

108) Parker, G. H., The origin of the nervous system and its appropriation of effectors. II. Receptor-effector systems. Popular Sc. Monthley. August 1909.

109) Parker, G. H., The origin of the nervous system and its appropriation of effectors. III. Central nervous organs. Popular Sc. Monthley. September 1909.

110) Parker, G. H., The origin of the nervous system and its appropriation of effectors. IV. The appropriation of effectors. Popular Sc. Monthley. October 1909.

111) Held, Hans, Die Entstehung des Nervengewebes. Leipzig 1909. Joh. Ambr. Barth. Mit 275 Abbildungen auf 53 Tafeln.

112) Hoven, Henri, Sur l'histogenèse du système nerveux périphérique chez le poulet. Arch. de Biol. XXV. p. 427. 1910.

113) Schaeppi, Th., Kritische Bemerkungen zur Frage nach der Entstehung der Nerven. Anatom. Anzeiger XXXV. p. 81. 1909.

Harrison's Transplantations-Experimente beweisen nichts gegen die Hensen'sche Lehre von den ursprünglichen plasmatischen Zellenverbindungen.

114) Mac Cardy, H. M., The early development of neurofibrillac and nerve function. Science XXIX. p. 717. 1909. (Vorl. Mittheil.)

Bei Larven von Amblystoma und Rana entwickeln sich die Neurofibrillen zuerst in den Opticusfasern und den Retina-Elementen, lange bevor diese zur normalen Funktion gelangen. Sie scheinen so gut wie gleichzeitig mit dem Auswachsen der Nervenfasern zu entstehen.

115) Harrison, Ross Granville, The development of peripheral nerve fibers in altered surroundings. 1 Taf. u. 4 Fig. Arch. f. Entwickelungsmechan. d. Organ. XXX. (Festschr. f. Roux) 2. Th. p. 15. 1910.

Funktionelle Thätigkeit ist für die Entwickelung der ersten Nervenfasern nicht wichtig, denn nach Excision eines Stückes Medullarrohr bei Ranalarven wachsen u. a. Nervenfasern in das an dessen Stelle tretende Mesenchym oder Blutgerinnsel hinein; desgl. von transplantirten Medullarrohrtheilen.

116) Harrison, Ross Granville, The ontgrowth of the nerve fiber as a mode of protoplasmic movement.

32 Figuren, 3 Tafeln. Journ. of experim. Zoölogy IX. 4. p. 787. December 1910.

117) Burrows, Montrose T., The growth of tissues of the chick embryo outside the animal body, with special reference to the nervous system. 14 Figuren, 5 Tafeln. Journ. of experim. Zoölogy X. 1. p. 63. 1911.

Unter der Leitung von Harrison konnte B. Theile von Hühnerembryonen längere Zeit im Plasma von Blut erwachsener Hühner am Leben erhalten und nachweisen, dass die von dem Nervenrohr auswachsenden Fasern specifische Nervenfärbung annehmen und auch histologisch den Charakter normaler embryonaler Nervenfasern besitzen. Sie wachsen unabhängig von äusseren Einflüssen.

118) Shorey, Mardan L., A study of the differentiation of neuroblasts in artificial culture media. 10 Figuren. Journ. of experim. Zoölogy X. 1. p. 85. January 1911.

Sh. brachte Neuroblasten von Necturus in ein Medium, das Fleischextrakt enthielt (4000 ccm Wasser, 40 g Pepton, 20 g Kochsalz, 12 g Fleischextrakt, 560 g Gelatine, Neutralisation mit Natronlauge, Kochen, Zusatz von 40 ccm 1proc. Salzsäure) und konnte dann ein Auswachsen von Nervenfasern beobachten; dieses blieb aus, sobald der Fleischextrakt fortgelassen wurde. Daraus schliesst Sh., dass metabolische Produkte von Muskelendorganen zur Differenzirung der Neuroblasten, insbesondere zur Nervenfaserbildung nothwendig sind, dass die Neuroblasten also nicht die Fähigkeit der Selbstdifferenzirung besitzen.

119) Shorey, M. L., The effect of the destruction of peripheral areas on the differentiation of the neuroblasts. Journ. of experim. Zoölogy VII. 1. p. 25. 1909.

Exstirpationsversuche von Extremitäten bei Hühnerembryonen in verschiedenen Entwickelungsstadien und bei Amphibien zeigten, dass dabei keine Degeneration von Ganglienzellen in den Centralorganen stattfindet, sondern lediglich eine Störung der Differenzirung. Die motorischen Neuroblasten entwickeln sich beim Fehlen der peripherischen Endorgane wohl nicht durch Selbstdifferenzirung, sondern, weil sie von den Endorganen benachbarter Somiten gereizt werden.

120) Schmidt, Zur Frage der Entwickelung der Neurofibrillen im Nervensystem des Menschen. Obosr.

psich. II. 1908. Nach Ref. im Neurol. Centr.-Bl. XXVIII. p. 642. 1909.

Ramón y Cajal'sche Fibrillenfärbung bei 4 Embryonen (3, 5, 6 Monate) lehrte, dass die ersten Fibrillen in den motorischen Vorderhornzellen und Spinalganglienzellen auftreten, dann in den Hirnnervenkernen, später in den Rindenzellen und den sensiblen Abschnitten des Hirnstammes. Fibrillenentwickelung tritt analog der Myelinentwickelung zuerst in den peripherischen Protoneuronen auf.

121) Dürken, Ueber das Verhalten des Nervensystems nach Exstirpation der Extremitätenanlagen beim Frosch. Nachrichten von der Kgl. Gesellschaft d. Wissenschaft. zu Göttingen. Mathem.-physik. Kl. p. 133. 1910.

Nach Amputation der Extremitätenanlage konnten Veränderungen in allen Theilen des peripherischen und centralen Nervensystems nachgewiesen werden.

122) Kerr, J. Graham, 1) Remarks upon certain points connected with evolutionary theory. 2) The development of the peripheral nerves of vertebrates. Proceed. of the Royal Physic. Soc. of Edinb. Session 1909/1910. Presidential address 1909.

123) Zander, Ueber collaterale Innervation der äusseren Haut und die Bildung der peripheren Nerven. 82. Vers. Deutscher Naturforscher u. Aerzte in Königsberg vom 18. bis 24. Sept. 1910. Refer. im Neurol. Centr.-Bl. XXIX. p. 1230. 1910.

Die peripheren Nerven wachsen aus dem Centralorgan aus.

124) von Leonowa, Frau, Entwickelung, Wachsthum und Verhalten der Neurofibrillen der Calcarinarinde im Nissl-Alkohol-Seifenmethylenblau-Präparat, im Zusammenhang mit der Entwickelung der färbbaren Substanzen. 81. Vers. Deutscher Naturforscher u. Aerzte in Salzburg vom 19. bis 25. Sept. 1909. Sektion f. Neurologie u. Psychiatrie. Ref. Neurol. Centr.-Bl. XXVIII. p. 1103. 1909.

Occipitalrinde Neugeborener bis 6 Monate alter Kinder. Beim Neugeborenen nur Neuroblasten und Uebergangsformen. Baillarger'scher Streifen sehr früh angelegt. Vacuolenartiges Gebilde innerhalb der Neuroblasten beim Neugeborenen geht im 3. Lebensmonat in stets breiter werdende, sich gegenseitig verflechtende Streifen über, die Fibrillen hervorgehen lassen.

125) von Leonowa von Lange, O., Zur pathologischen Entwickelung des Centralnervensystems. (Die Sinnesorgane und die Ganglien bei Anencephalie). Zweiter Fall von Anencephalie, combinirt mit totaler Amyelie. (Neue Beiträge.) Arch. f. Psychiatr. XLVI. p. 150. 1909. (Hierzu 1 Tafel.)

Trotz völligen Fehlens des Gehirns und Rückenmarks waren wieder die Spinalganglien mit den sensibeln Nerven und hinteren Wurzeln sowie die Muskeln vollständig normal entwickelt.

126) Bien, Gertrud, Zur Anatomie des Centralnervensystems von Doppelmissbildungen (Cephalothoracopagus). Mit 6 Abbildungen im Text. Arb. a. d. Neurolog. Inst. a. d. Universität Wien (Prof. H. Obersteiner) XVIII. 1. p. 118. 1909.

127) Schellenberg, K., Ueber hochdifferenzirte Missbildungen des Grosshirns bei Hausthieren. Ein Beitrag zur vergleichenden pathologischen Anatomie der Entwickelungsstörungen des Centralnervensystems. 39 Fig. Arb. a. d. Hirnanatomischen Inst. in Zürich (interakademisches Hirninstitut), herausgegeb. von Prof. C. v. Monakow III. p. 1. 1909.

Genaue Beschreibung der Entwickelungsstörungen des Grosshirns bei einem Schwein mit Porencephalie, einem Kalb mit Mikrocephalie und einem Kalb mit halbseitigem Hydrocephalus.

c) *Regenerationsvorgänge an Nervenfasern und Ganglienzellen.*

129) Lewis, Warren H., Localization and regeneration in the neural plate of amphibian embryos. Mit 11 Figuren. Anat. Record IV. 5. May 1910.

Die primäre Neuralplatte von Froschembryonen besitzt einen hohen Grad der Selbstdifferenzirung bei Transplantationen und der Regeneration nach Entfernung einzelner Theile.

130) Wilson, J. Gordon, The present position of the theory of autoregeneration of nerves. Anat. Record III. 1. p. 27. 1909.

Versuche mit Nervendurchschneidung an jungen Hunden ergaben Autoregenerationserscheinungen am peripherischen Stumpfe, für deren Zustandekommen das

Neurilemm eine grosse präparatorische Rolle spielt. Die sogen. „Axialstrangfasern", die bisher für das letzte Stadium des Degenerationsprocesses angesehen wurden, sind als Regenerationsvorgang zu deuten. Sie treten unabhängig von der Vereinigung der beiden Stümpfe ein.

131) Harrison, R. G., Regeneration of peripheral nerves. Amer. Journ. of Anat. VII. 4. 1908.

Froschversuche. Schnelle Degeneration und plasmatische Vereinigung des peripherischen und centralen Endes, langsame Regeneration. Keine Autoregeneration.

132) Alzheimer (München), Ueber die Degeneration und Regeneration an der peripherischen Nervenfaser. 35. Wandervers. d. südwestdeutschen Neurolog. u. Irrenärzte in Baden-Baden am 28. u. 29. Mai 1910. Arch. f. Psych. XLVII. p. 980. 1910. — Neurol. Centr.-Bl. p. 715. 1910.

133) Pariani, Carlo, Ricerche sulla rigenerazione dei nervi. 6 Fig. Riv. di Patol. nerv. e. ment. XV. 2. p. 73. 1910.

Resektionen vorderer und hinterer Wurzeln sowie Rückenmarkdurchschneidungen bei Hunden. Untersuchung nach Donaggio, Lugaro und Ramón y Cajal: Die centralen Faserstümpfe wachsen auch ohne Contakt mit den peripherischen selbständig aus, gehorchen also einem centralen Impuls. Die Veränderungen der Ursprungszellen, nach Durchschneidung ihrer Axionen, sind ebenfalls vom Contakt mit dem peripherischen Stumpfe unabhängig, dagegen besteht eine gegenseitige Abhängigkeit von Modifikationen der Zellen und der von ihnen entspringenden Wurzelfasern — ein weiterer Beweis für die Neuronentheorie.

134) Perroncito, Aldo, Sulla rigenerazione dei nervi: risposta ad Albrecht Bethe. Boll. Soc. med.-chir. Pavia XXII. 4. p. 237. 1908. [Dem Ref. nicht zugänglich.]

135) Perroncito, Aldo, Zur Frage der Nervenregeneration. Beobachtungen und neue Experimente. Beitr. z. pathol. Anat. u. z. allg. Pathol. XLIV. p. 574. 1908.

Polemik gegen Bethe; neue Beweise gegen die Autoregeneration.

136) Perroncito, Aldo, Ueber die Zellen beim Degenerationsvorgang der Nerven. 1 Tafel. Folia neurobiolog. III. 3. p. 185. 1909.

137) Walther, F. K., Ueber den Einfluss der Schilddrüse auf die Regeneration der peripheren markhaltigen Nerven. Mit 4 Tafeln. Ztschr. f. Nervenhkde. XXXVIII. p. 1. 1909.

Exstirpation der Schilddrüse bedingt bei Kaninchen, wenn sie vollständig ist, starke Hemmung der Degenerations- und Regenerationsvorgänge der peripherischen markhaltigen Nerven. Es besteht ein specifischer Einfluss der Schilddrüse auf centrale Ganglienzellen und die Zellen der Schwann'schen Scheide. Fütterung mit Thyreoidin hebt die Hemmung auf. Die Hypophyse thyreoidektomirter Kaninchen vergrössert sich.

138) Marinesco, G. et J. Minéa, Sur les métamorphoses des nerfs sectionnés. Compt. rend. Soc. de Biol. LXVIII. 12. p. 626. 1910.

Nach Durchschneidung, bez. Ausreissen des Ischiadicus oder Hypoglossus bei Hunden, Kaninchen und Katzen treten nicht nur im centralen Stumpf, sondern auch im peripherischen Ende Reaktionserscheinungen auf. Die Intensität der letzteren ist abhängig von dem funktionellen Zustande des Nerven und von Nebenumständen (Inanition, Exstirpation der Thyreoidea, pathologische Zustände verlangsamen Degeneration und Regeneration).

139) Goldfarb, A. J., The influence of the nervous system in regeneration. 23 Fig. Journ. experim. Zoölogy Philadelphia VII. p. 643. 1909. — Derselbe, Rôle of the nerve system in regeneration in Earthworm and Newt. Science XXIX. p. 712. 1909. (Vorläuf. Mittheilung. Dem Ref. nicht zugänglich.) S. Zoolog. Jahresbericht 1909, Vertebrata p. 15.

140) Sala, Guido, Ueber die Regenerationserscheinungen im centralen Nervensystem. Mit 1 lithograph. Tafel. Anatom. Anzeiger XXXIV. p. 193. 1909.

141) Sala, G., Sui fatti rigenerativi nel sistema nervoso centrale. 2. Congresso della Società Italiana di Neurologia (Genova 21—23 Ottobre 1909). Ref. Rivista Neuropatol. III. 6 u. 7. p. 177. 1909.

Beschreibung merkwürdiger Modifikationen der Axencylinder in den Pyramidenzellen, die der Läsionsstelle in der Hirnrinde benachbart sind und als Regenerationsprocess aufgefasst werden müssen.

142) Sala, G. e G. Cortese, Sui fatti si svolgono nel midollo spinale in seguito allo strappo delle radici. 2. Congresso della Società Italiana di Neurologia (Genova

21—23 Ottobre 1909). Ref. Rivista Neuropatol. III. 6 u. 7. p. 177. 1909.

Nach Ausreissen des Ischiadicus treten bei 48 Stunden bis 2 Monate am Leben erhaltenen Thieren in der unmittelbaren Nähe der Verletzung degenerative Processe am Axencylinder auf, dagegen Regenerationsvorgänge in den Vorderhörnern und längs des intraspinalen Wurzelverlaufes.

143) Sala, Guido und Giuseppe Cortese, Ueber die im Rückenmark nach Ausreissung der Wurzeln eintretenden Erscheinungen. 2 Tafeln, 7 Textfiguren. Folia neuro-biolog. IV. 2. p. 63. 1910.

Fibrillenfärbungen nach Ausreissen des Ischiadicus bei Kaninchen, Katzen und Hunden zeigten die verschiedenen Stadien der Degeneration und Regeneration in Ganglienzellen und Nerven, deren Einzelheiten im Original einzusehen sind. Merkwürdig sind unter anderem scheinbare Ortsveränderungen intracellularer Fibrillen (Heraustreten aus dem Zellenkörper) bei gleichzeitiger excentrischer Kernverlagerung.

144) Sala, Guido, Zu meiner Arbeit „Ueber die Regenerationserscheinungen im centralen Nervensystem". Anatom. Anzeiger XXXIV. p. 583. 1909.

Prioritätsdiskussion mit Marinesco.

145) Marinesco, M. G., Réponse à M. Guido Sala, à propos de son travail: Ueber die Regenerationserscheinungen im centralen Nervensystem. Anatom. Anzeiger XXXIV. p. 443. 1909.

Erwiederung auf Sala's Prioritätsanspruch.

146) Bielschowsky, M., Ueber Regenerationserscheinungen an centralen Nervenfasern. Journ. f. Psych. u. Neurol. XIV. 3—4. 1909. 7 Textfiguren.

Bei luetischen Spinaltumoren finden sich u. a. regenerirte Nervenfasern, die nicht von exogenen Wurzelfasern, sondern von Rückenmarksfasern abstammen. Den Anbauzellen des Centralnervensystems überträgt B. die Rolle von Anbauzellen der Fasern. Auch hier ist die Regeneration häufig die früheste Ausdrucksform der Nekrobiose.

147) Rossi, O., Fenomeni di rigenerazione del sistema nervoso centrale. 2. Congresso della Società Italiana di Neurologia (Genova 21—23 Ottobre 1909). Ref. Rivista Neuropatol. III. 6 u. 7. p. 181. 1909.

Beschreibung der Regenerationsvorgänge im Rückenmark und im Opticus nach Wurzel- und Opticus-Durchschneidungen, im Centralorgan jüngster Thiere und lethargischer Schlangen. Da eine Verdickung der Fibrillen Hand in Hand mit Neubildungsvorgängen bei Schlangen im Zustande der Lethargie geht, so ist die Deutung Tello's und Ramón y Cajal's unwahrscheinlich, dass diese Verdickung der Ausdruck des Ruhezustandes der Zelle ist.

148) Rossi, Ottorino, Sopra ad alcune apparenze morfologiche che si riscontrano nelle cellule nervose del midollo in vicinanza di ferite asettiche sperimentale provocate. Mit Fig. Riv. di Patol. nerv. e ment. XIV. 8. p. 356. 1909. [Pathologisch.]

149) Rossi, O., Processus régénératifs et dégénératifs consécutifs à des blessures aseptiques du système nerveux central. Moelle épinière et nerf optique. Résumé de l'auteur. Arch. Ital. de Biol. LI. 3. p. 413. 1909.

150) Ramón y Cajal, S., Algunos experimentos de conservación y autolisis del tejido nervioso. Nota preventiva. Con 3 grabados. Trabajos del laboratorio de investigaciones biológicas de la universidad de Madrid VIII. 3 u. 4. p. 137. Diciembre 1910.

151) Ramón y Cajal, S., Observaciones sobre la regeneración de la porción intramedular de las raices sensitivas. Trabajos del laboratorio de investigaciones biológicas de la universidad de Madrid VIII. 3 u. 4. p. 177. Diciembre 1910.

152) Ramón y Cajal, S., Algunos hechos de regeneración parcial de la substancia gris de los centros nerviosos. 11 Figuren. Trabajos del laboratorio de investigaciones biológicas de la universidad de Madrid VIII. 3 u. 4. p. 197. Diciembre 1910.

153) Perrero, Emilio, Contributo allo studio della rigenerazione delle fibre nervose del sistema nervoso centrale. Riv. di Pat. nerv. e ment. XIV. 5. p. 193. 1909.

P. hat in einem Falle von traumatischer Rückenmarkverletzung 29 Tage nach der Läsion deutliche Erscheinungen von Faserregeneration, und zwar nicht nur an den Wurzeln, sondern auch an den centralen Fasern gesehen. Die neuen Fasern wuchsen vom centralen Stumpfe aus. P. ist Anhänger der His'schen Lehre, des „Monogenismus".

154) D'Abundo, G., Dottrina metamerica e rigenerazione consecutiva allo strappo contemporaneo del prolungamento midollare di molteplici gangli interverte-

brali nei primi tempi della vita estra-uterina. 24 Figuren. Riv. Ital. di Neuropatol., Psych. ed Elettroter. I. 8. 1909.

155) D'Abundo, G., Di nuovo sul potere rigenerativo del prolungamento midollare dei gangli intervertebrali nei primi tempi della vita extrauterina. Mit Figuren. Riv. Ital. di Neuropatol., Psych. ed Elettroter. 2. p. 289. 1909. [Dem *Ref.* nicht zugänglich.]

156) Maccabruni, Francesco, Il processo di degenerazione dei nervi negli innesti omoplastici ed eteroplastici. Bollet. dell. Società medic. - chirurg. di Pavia. Comm. fatt. nella sedut. dei 15 Luglio 1910.

Der Degenerationsprocess bei homoplastischer Transplantation peripherischer Nerven (d. h. beim gleichen Thiere) unterscheidet sich nicht wesentlich von dem bei heteroplastischer (bei anderen Thieren derselben oder einer anderen Art).

157) Schiemann, Lina, Ueber Regeneration im Gehirn. Experimenteller Beitrag. Inaug.-Diss. Würzburg 1908. Ref. im Biophysikal. Centr.-Bl. p. 636. 1908.

Beobachtung der Heilungsvorgänge nach aseptischen Agarinjektionen in die Hirnsubstanz junger Kaninchen. Betheiligung lymphocytoider und leukocytoider Wanderzellen, Körnchenzellen und Riesenzellen an der Resorption und Heilung. Keine mitotische Vermehrung der Ganglienzellen, sondern degenerative Kerntheilungen.

158) Pfeifer, Ueber die traumatische Degeneration und Regeneration des Gehirns erwachsener Menschen. Mit 9 Abbildungen im Text. Journ. f. Psychol. u. Neurol. XII. 2. 3. p. 96. 1908.

Die nach Hirnpunktionen gefundenen Veränderungen im Grosshirn lassen darauf schliessen, dass eine Regeneration centraler Fasern auch bei Erwachsenen zu Stande kommt, dass sie ihren Ausgang von den centralen Stümpfen nimmt und dass die regenerirten Fasern durch Umhüllung mit Markscheiden funktionsfähig werden können.

159) Knick, Arthur, Ueber die Histologie der sekundären Degeneration im Rückenmark. Mit 1 farbigen Tafel. Journ. f. Psychol. u. Neurol. XII. 1. p. 20. 1908.

Die Neuroglia tritt an die Stelle der zerfallenen Nervenfasern, deren Reste von besonderen „Gitterzellen" zerkleinert und (besonders beim Menschen) durch Auswanderung in die Lymphscheiden der Gefässe beseitigt werden. Bestätigung älterer Beobachtungen.

160) Dustin, A. P., Le rôle des tropismes et de l'odogenèse dans la régénération du système nerveux. 3 Tafeln. Arch. de Biol. XXV. 2. 3. p. 269. 1910.

161) Schreiber, J., u. Wengler, F., Ueber Wirkungen des Scharlachöls auf das Auge, speciell auf die Netzhaut. Mitosenbildung der Ganglienzellen. Arch. f. Ophthalmol. LXXIV. 1. 1910.

Die nach Injektion von Scharlachöl in die Vorderkammer, bez. in den Glaskörper (Kaninchen, Hunde) auftretenden Mitosen der Ganglienzellenschicht werden als „Ansätze zur Regeneration“ aufgefasst.

162) Marcora, F., Sur les altérations de l'appareil réticulaire interne des cellules nerveuses motrices, consécutives à des lésions des nerfs. 1 Taf. Arch. ital. de Biol. LIII. 3. p. 346. 1910.

163) Marcora, Ferruccio, Sulle alterazioni dell' apparato reticolare interno delle cellule nervose motrici consecutive a lesione dei nervi. 1 Taf. Riv. di Patol. nerv. e ment. XV. 7. p. 393. 1910.

Pathologisch: Bestätigung der grossen Widerstandsfähigkeit des Fibrillennetzes.

d) Zellenstruktur, Fibrillen, Netze, Verbindungen.

164) Mayr, Emil, Einige Versuche über den physikalischen Bau der Nervenzellen. Journ. f. Psychol. u. Neurol. XV. p. 257. 1910.

165) Liesegang, Raphael Ed., Zur Kenntniss der colloiden Eigenschaften des Gehirns. Ztschr. f. allg. Physiol. XI. 4. p. 347. 1910.

Vermehrter Säuregehalt bedingt Quellung und dadurch Volumvergrösserung des ganzen Gehirns, der Ganglienzellen und Gliazellen. Alzheimer's „amoeboide“ Form der Gliazellen beim pathologischen Abbau kommt auch durch Quellung zu Stande.

166) Capparelli, A., Sulla struttura delle cellule dei centri nervosi spinali degli animali superiori. Atti della Accadem. Gioenia di Science naturali in Catania S. 5a, I. Catania 1909. [Dem *Ref.* nicht zugänglich. Ref. in Folia neuro-biolog. III. p. 502. 1910.]

Die Ergebnisse von C. sind gegründet auf seine in früheren Berichten geschilderte Methode der erhitzten Deckglas-Quetschpräparate.

167) Capparelli, A., Sui rapporti di continuità delle cellule nervose nei centri nervosi dei mammiferi a

completo sviluppo. Atti della Accad. Gioenia di Science naturali in Catania, S. 4a, XX. 1908. [Dem *Ref.* nicht zugänglich. Ref. in Folia neuro-biolog. III. 6. p. 502. 1910.]

168) Capparelli, A., Sull'esistenza nel sistemo nervoso centrale degli animali superiori di alcuni corpi a contenuto mielinico e nei rapporti di questi corpi con i prolungamenti protoplasmatici delle cellule nervose. Atti della Accad. Gioenia di Science naturali in Catania, Serie 4a, XX. Catania 1908. [Dem *Ref.* nicht zugänglich. Ref. in Folia neuro-biolog. III. 6. p. 502. 1910.]

169) Besta, Carlo, Ricerche sulla natura della colorabilità primaria del tessuto nervoso. Rivista speriment. di Freniatr. 36. p. 53. 1910.

170) Besta, Carlo, Ricerche sulla colorabilità primaria degli elementi nervosi embrionali. Rivista di Patol. nerv. e ment. XIV. 3. p. 97. 1909.

B. hat Theile des Centralnervensystems von Embryonen nach Lugaro's Methode auf ihre Färbbarkeit (Bethe) geprüft. Er fand dabei, dass die Anlage der Nissl-Körper schon zu gleich früher Zeit vorhanden ist, wie die der Neurofibrillen. Dabei verhalten sich schon sehr früh die Neuroblasten anders als die Ependymzellen und Gliazellen, es müssen also bereits chemische Differenzen vorhanden sein. Ebenso findet sich Bethe's freie und combinirte Substanz (Fibrillensäure) bereits in den ersten Stadien der Entwickelung.

171) Joris, Hermann, Les voies conductrices neurofibrillaires. 20 Fig. 5. Congrès Belge de Neurol. et de Psychiatrie, Mons, 25.—26. Sept. 1909. Bruxelles, Impr. méd. et scient. Severeyns. 58 pp.

172) Joris, Hermann, Les voies conductrices neurofibrillaires. Journ. de Neurol. Sept. 1909. (Uebersicht.)

173) Schaffer, Karl, Ueber die Anatomie und Klinik der *Tay-Sachs*'schen amaurotisch-familiären Idiotie mit Rücksicht auf verwandte Formen. Mit 24 Textfiguren. Ztschr. f. d. Erforsch. u. Behandl. d. jugendl. Schwachsinns III. p. 1. 1909.

174) Donaggio, Die Pathologie des fibrillären endocellulären Netzes der Nervenelemente. 16. internationaler med. Congress in Budapest vom 29. August bis 4. Sept. 1909. Sekt. f. Neurol. Ref. im Neurol. Centr.-Bl. p. 1125. 1909.

175) Gurewitsch, Zur Morphologie des Fibrillenapparates der Nervenzelle im normalen und pathologischen Zustande. Obosr. psich. 1908. 4. Nach einem Ref. im Neurol. Centr.-Bl. p. 642. 1909.

Conform mit Donaggio wird ein von langen, unverästelten Fibrillen unabhängiges centrales Fibrillennetz angenommen. Pericelluläre Golgi-Netze sind Glia. Lange Fibrillen sind gegen Schädigungen widerstandsfähiger als das Fibrillennetz.

176) Ludlum, S. A. W., Studies in neurofibrils. Med. Bull. University of Pennsylvania March 1909.

Nichts Neues: Fibrillenfärbung in normalen und pathologischen Zuständen.

177) Besta, Carlo, Sul reticolo periferico della cellula nervosa nei mammiferi. 2 Taf. Internat. Mon.-Schr. f. Anat. u. Physiol. XXVII. 7—9. p. 402. 1910.

178) Kató Hisayoshi, Zur Netzstruktur der Neurofibrillen. 2 Tafeln. Folia neuro-biolog. III. 1. p. 21. 1909.

Untersuchungen mit eigener Methode an Vorderhorn-, Kleinhirn- und Pyramidenzellen der Katze und des Hundes ergaben, dass alle Fibrillen in der Zelle sich an der Bildung eines Netzes betheiligen, eines oberflächlichen und eines centralen. In den Zellenfortsätzen theilen sich Fibrillenzüge und anastomosiren zuweilen. Die Netze sind keine Kunstprodukte, da sie auch bei Vorfixation bestehen bleiben.

179) Donaggio, A., Su di una serie di fissanti del sistema nervoso. 2. Congresso della Società Italiana di Neurologia (Genova 21.—23. Ottobre 1909). Ref. Rivista Neuropatologica III. 6—7. p. 185. 1909.

Zur Darstellung des endocellulären Netzes können verschiedene Fixationsmittel benutzt werden, ohne die Form des Netzes zu verändern, ein weiterer Beweis für seine Resistenz wie sie längst bekannt ist.

180) Legendre, R., Recherches sur le réseau interne de *Golgi* des cellules nerveuses des ganglions spinaux. Compt. rend. de la Soc. de Biol. LXVIII. 1. 2. p. 20. 44. 1910.

Zwischen dem „Apparato reticolare interno“ von Golgi und den Nissl-Körpern bestehen morphologische, chemische und funktionelle Analogien. Vielleicht sind beide identisch.

181) Collin, Remy et Maurice Lucien, Observations sur le réseau interne de Golgi dans les cellules

nerveuses des mammifères. 7 Figuren. Compt. rend. de l'Assoc. des Anat. 11. réunion, Nancy p. 238. 1909.

182) Collin, Remy et Maurice Lucien, Sur les rapports du réseau interne de *Golgi* et des corps de *Nissl* dans la cellule nerveuse. Bibl. Anat. XIX. 3. p. 123. 1909.

Das endocelluläre Golgi-Netz hat nichts mit den Nissl-Körpern zu thun.

183) Marcora, Ferruccio, Sui rapporti tra apparato reticolare interno e corpi di *Nissl* negli elementi nervosi. Bollet. della Soc. Medico-Chirurgica di Pavia Comm. fatta n. sedut. del 26. Marzo 1909.

184) Marcora, Ferruccio, Ueber die Beziehungen zwischen dem Binnennetze und den Nissl'schen Körperchen in den Nervenzellen. Mit 1 Abbildung. Anatom. Anzeiger XXXV. p. 65. 1909.

185) Białkowska, Wanda u. Kulikowska, Zofia, Ueber den *Golgi-Kopsch*'schen Apparat der Nervenzellen bei den Hirudineen und Lumbricus. Mit 1 Tafel u. 4 Textfiguren. Anatom. Anzeiger XXXVIII. p. 193. 1911.

Golgi-Kopsch's intracellulärer Netzapparat wurde bei Hirudo und Lumbricus sowohl in Ganglienzellen, wie auch in Gliazellen dargestellt. Er hat mit Holmgren's gliösem Trophospongiumapparat nichts zu thun. Häufig findet sich ein perinucleärer medialer Theil des Netzes abgetrennt von einem lateralen.

186) Weigl, R., Ueber den *Golgi-Kopsch*'schen Apparat in den Ganglienzellen der Cephalopoden. 2 Taf. Bull. de l'Acad. des Sc. de Cracovie, Cl. des Sc. math. et nat., Serie B, Sc. nat. p. 691. 1910. [Dem *Ref.* nicht zugänglich.]

187) Retzius, Gustaf, Die *Fraentzel*'sche Silberzeichnung an den Spinalganglienzellen. 3 Figuren. Biol. Untersuchungen N. F. XV. p. 91. 1910.

e) Einzelne Zellenarten; Nervensystem der Evertebraten.

188) Golgi, Camillo, Sulla struttura delle cellule nervose della corteccia cerebrale. 1 Tafel. Bull. Soc. med.-chirurg. Pavia XXIII. 3. p. 341. 1909.

189) Jacobsohn, L., Struktur und Funktion der Nervenzellen. 12 Figuren. Neurol. Centr.-Bl. p. 1074. 1910.

Der Typ der motorischen Zelle im Nissl-Bild ist beim Menschen und einigen Säugern am besten entwickelt.

190) Van der Stricht, O., Le neuroépithélium olfactif et ses parties constituantes superficielles. (Comm. prélim.) Compt. rend. de l'Assoc. des Anatom. 11. Réunion, Nancy 1909.

Das peripherische olfactorische Neuron besitzt, ebenso wie das optische und wahrscheinlich das akustische, eine specifische Polarität bezüglich der Lage seines Centrosomen-Apparates. Dieser liegt stets auf der Seite des cellulipetalen Fortsatzes und lässt (anstatt einer Mitose) ein Organ für die Aufnahme von Nervenreizungen hervorgehen.

191) Gariaeff, Wl., Zur Histologie des centralen Nervensystems der Cephalopoden. 1. Suboesophagealganglionmasse von Octopus vulgaris. 2 Tafeln. Ztschr. f. wissenschaftl. Zool. XCII. 1. p. 149. 1909.

192) Wood, Wallace, Cerebral lobules. Anatomy of the Holmes Nautilus. New York med. Record LXXV. 18. p. 753. [Dem *Ref.* nicht zugänglich.]

193) Legendre, R., Contribution à la connaissance de la cellule nerveuse d'Helix pomatia. 2 Tafeln u. Figuren. Arch. d'Anat. microsc. X. 3. p. 287. 1909.

194) Moglia, Angelo Giuseppe, Sul significato funzionale del pigmento nei gangli nervosi dei molluschi gasteropodi. 2 Tafeln. Arch. Zool. IV. 3. p. 317. 1910.

Die fettähnlichen Pigmentkörnchen in den Ganglienzellen der Gastropoden verschwinden bei Bewegung und, nach anfänglicher Vermehrung, bei Kohlensäurezufuhr, sie vermehren sich bei Ruhe (Winterschlaf) und, nach anfänglicher Verminderung, bei Sauerstoffzufuhr. Sie werden von M. als Sauerstoffträger bezeichnet, die respiratorische Funktion besitzen und von aussen (durch Leukocyten?) herangebracht werden.

195) Smallwood, W. M., and Rogers, Charles G., Studies on nerve cells. II. The comparative cytology and physiology of some of the metabolic bodies in the cytoplasm of invertebrate nerve cells. Folia neuro-biolog. III. 1. p. 11. 1909.

196) Smallwood, W. M., and Rogers, C. G., Studies on nerve cells. III. Some metabolic bodies in the cytoplasm of nerve cells of gasteropods, a cephalopod and on annelid. With 3 figures. Anatom. Anzeiger XXXVI. p. 226. 1910.

197) Goldschmidt, R., Das Skelett der Muskelzelle von Ascaris nebst Bemerkungen über den Chromidialapparat der Metazoenzelle. Mit 3 Figuren im Text u. 4 Tafeln. Arch. f. Zellforschung IV. 1. p. 81. 1909.

198) Goldschmidt, Richard, Das Nervensystem von Ascaris lumbricoides und megalocephala. Ein Versuch in den Aufbau eines einfachen Nervensystems einzudringen. Zweiter Theil. Mit 21 Figuren im Text u. 3 Texttafeln. Ztschr. f. wissenschaftl. Zool. XCII. 2. p. 306. 1909.

199) Goldschmidt, R., Das Nervensystem von Ascaris lumbricoides und megalocephala. III. Mitth. Festschrift zum 60. Geburtstag *Richard Hertwigs II.* Jena 1910. Gustav Fischer.

Die Neurofibrillen besitzen lediglich die Funktion eines Zellenskeletts im Sinne von Koltzoff.

200) Jakubski, Antoni, Zur Kenntniss der Neuroglia der Hirudineen. Mit 3 Figuren. Zool. Anzeiger XXXVI. p. 179. 1910.

Polemik gegen Mencl.

201) Sánchez, D., El sistema nervioso de los hirudíneos. Mit 7 Tafeln u. 51 Textfiguren. Trabajos del laborator. de investigaciones biológicas de la universidad de Madrid VII. 1—3. p. 31. Julio 1909.

202) Boule, L., Recherches sur le système nerveux central normal du lombric. 28 Figuren. Névraxe X. p. 13. 1910.

203) Kowalski, J., Contribution à l'étude des neurofibrilles chez le lombric. Conditions de leur imprégnation, leurs modifications, leur disposition dans les cellules sensorielles périphériques. 4 Tafeln. Cellule XXV. 2. p. 289. 1909.

204) Haller, M., Ueber das Bauchmark. Mit Figuren. Jenaische Ztschr. f. Naturwissensch. N. F. XXXIX. 2 u. 3. p. 591. 1910.

205) Ashworth, J. H., Giant nerve cells and fibres of Halla parthenopeia. 6 Tafeln. Phil. Transact. Rend. Soc. of London S. B. Biol. Papers CC. 1910.

Sehr sorgfältige und inhaltreiche Arbeit über Riesenzellen und Riesenfasern einer Anneliden-Art; näheres ist im Original einzusehen.

206) Alexandrowicz, Terzy Stanislaw, Zur Kenntniss des sympathischen Nervensystems der Crustaceen. 5 Tafeln u. 8 Figuren. Jenaische Ztschr. f. Naturwissensch. XLV. p. 395. 1909.

207) Mac Curdy, Hansford, Degeneration in the ganglion cells of the crayfish Cambarus Bartonii Gir. 9 Figuren. Journ. of comparat. Neurol. a. Psychol. XX. 3. p. 195. June 1910.

Nissl-Untersuchungen nach Durchschneidung der vom 5. Abdominal-Ganglion abgehenden Nerven ergaben nach verschieden langer Zeit Degenerationen der zugehörigen Ganglienzellen. Vom Rath's Picro-aceto-platin-osmium-Lösung zeigte weitere Degenerationsstadien auch in benachbarten Ganglien.

208) Jonescu, C. N., Vergleichende Untersuchungen über das Gehirn der Honigbiene. 1 Tafel, 13 Textfiguren. Inaug.-Diss. Jena 1909.

209) v. Alten, Hans, Zur Phylogenese des Hymenopterengehirns. 3 Tafeln, 28 Figuren im Text. Jenaische Ztschr. f. Naturwissensch. XXXIX. 2 u. 3. p. 511. 1910.

Ausserordentlich anregend geschriebene Arbeit über sexuell und intellektuell bedingte Differenzen der Hirnentwickelung, namentlich der sogen. „pilzhutförmigen Körper", bei den Hymenopteren und Ableitung des Stammbaumes auf Grund der Hirnform.

210) Böttger, Otto, Das Gehirn eines niederen Insektes (Lepisma saccharina L.). 2 Tafeln u. 6 Figuren. Jenaische Ztschr. f. Naturwissensch. XLVI. 4 u. 5. p. 801. 1910.

In dieser werthvollen Arbeit, für deren Einzelheiten auf das umfangreiche, mit schönen Abbildungen versehene Original verwiesen werden muss, wird das Gehirn eines Vertreters der Apterygoten untersucht. „Es ergab sich, dass das Gehirn von Lepisma von allen bis jetzt bekannten Insektengehirnen erheblich abweicht, ja sogar Theile aufweist, welche bis jetzt noch nirgends beobachtet wurden. Es ist daher für die vergleichende Anatomie des Insektengehirnes von besonderer Wichtigkeit."

Dr. Röthig (Charlottenburg).

210a) Holste, Georg, Das Nervensystem von Dytiscus marginalis. Ein Beitrag zur Morphologie des Insektenkörpers. 12 Figuren. Ztschr. f. wissensch. Zool. XCVI. 3. p. 419. 1910.

f) Granula, Kanälchen, Pigment, Kern, Centrosomen, Krystalle, Zellenkapsel.

211) Nageotte, J., Granulations lipoïdes du tissu nerveux. Compt. rend. de la Soc. de Biol. Séance du

9. Janv. 1909. LXVI. p. 24. — (Deuxième note.) Ibid. Séance du 27. Mars 1909. LXVI. p. 512.

212) Nageotte, J., Mitochondries du tissu nerveux. Compt. rend. de la Soc. de Biol. Séance du 22. Mai 1909. LXVI. p. 825.

213) Nageotte, J., Mitochondries et grains spumeux dans les cellules nerveuses. Compt. rend. de la Soc. de Biol. Séance du 10. Juillet 1909. LXVII. p. 130.

214) Casamajor, L., Zur Histochemie der Ganglienzellen der menschlichen Hirnrinde. 1 Tafel. Arb. a. d. Neurol. Inst. d. Wiener Univers. XVIII. p. 101. 1910.

Die normale menschliche Grosshirnrinde enthält Glykogen (extra- und intracellulär), im hellgelben Pigment einen dem Fett nahestehenden Körper (Zwischenstufe zwischen Fett und Lecithin?), Lecithin in sehr geringer Menge und, gleichfalls im Pigment, eine dem Fibrin nahestehende Substanz.

215) Mühlmann, M., Untersuchungen über das lipoide Pigment der Nervenzellen. (Ist das Nervenpigment ein Abnutzungsprodukt der Zelle?) Virchow's Arch. CCII. p. 153. 1910.

216) Mühlmann, M., Das Pigment der Substantia nigra. Anatom. Anzeiger XXXVIII. 1. p. 9. 1911.

Die Pigmentkörner in den Zellen der Substantia nigra treten im ersten oder zweiten Lebensjahre auf und besitzen lipoiden Charakter, wenn auch im höheren Alter die Fettreaktionen versagen können. Das steht im Gegensatz zu früheren Forschungen von Obersteiner.

217) Ramón y Cajal, S., El núcleo de las células piramidales del cerebro humano y de algunos mamíferos. 14 Figuren. Trabajos del laboratorio di investigaciones biológicas de la univérsidad de Madrid VIII. 1 u. 2. p. 27. Sept. 1910.

218) Collin, Remy, et Marcel Verain, Comparaison des noyaux des cellules nerveuses somatochromes dans l'état clair et dans l'état sombre, chez la souris. Compt. rend. Soc. de Biol. (Réunion biologique de Nancy du 15. Juin 1909) LXVII. p. 58. 1909.

219) Collin, Remy, Les variations de structure à l'état normal du noyau de la cellule nerveuse somatochrome chez le cobaye. 5 Fig. Compt. rend. de l'Assoc. des Anat. 11. réunion, Marseille 1908.

220) May, W. P., and Walker, C. E., Note on the multiplication and migration of nucleoli in nerve cells

of mammals. Quart. Journ. exper. Physiol. I. p. 203. 1908.

Ganglion Gasseri und cerebrospinale Ganglien von Ratten, Kaninchen, Katzen und Affen: Vermehrung der Nucleoli durch Knospung und Theilung, Auswanderung in das Zellenplasma unter Veränderung der Färbbarkeit, also wahrscheinlich dabei chemische und physikalische Veränderungen; arteficielle Nucleolus-Verlagerungen zeigen diese Veränderungen der Färbbarkeit nicht.

g) Funktionelle, toxische, senile, postmortale Veränderungen.

221) Zalla, M., Sulle modificazioni morfologiche delle neurofibrille e della sostanza cromatica nelle cellule nervose degli animali ibernanti. 2. Congresso della Società Italiana di Neurologia (Genova 21.—23. Ottobre 1909). Ref. Rivista Neuropatologica III. 6 u. 7. p. 182. 1909.

Bei künstlich winterschlafenden Reptilien (lacerta muralis, lacerta viridis) ist die Zahl der Fibrillen verringert, das Volumen vermehrt (Cajal, Tello), die Nissl-Substanz stark vermindert, bei Amphibien (bufo vulgaris, bombinator igneus) war keine Veränderung wahrnehmbar, bei Säugern (Murmelthier) lediglich geringe Fibrillenverdickung.

222) Zalla, M., Ricerche sperimentali sulle modificazioni morfologiche delle cellule nervose negli animali ibernanti. 7 Fig. Rivista di Patologica nerv. e ment. XV. p. 211. 1910.

Untersuchungen bei Amphibien, Reptilien und Säugern mit Cajal's Neurofibrillenfärbung und Toluidinblau-Methode (Nissl) beweisen, dass die Fibrillenveränderungen während des Winterschlafes unabhängig von denen des Tigroids sind, und dass ebenso wie die Nissl-Substanzveränderungen (Levy) auch die Fibrillenmodifikationen sich experimentell hervorrufen lassen.

223) Zalla, M., Recherches expérimentales sur les modifications morphologiques des cellules nerveuses chez les animaux hibernants. 7 Fig. Arch. ital. di Anat. e di Embriol. IX. 2. p. 116. 1910.

224) Amato, Alessandro, Contributo allo studio del reticolo neurofibrillare endocellulare in condizioni normali e patologichi. Rivista ital. di Neuropatol., Psichiatr. ed Elettroterapia Catania I. 9. 1908. Ref. in Folia neurobiolog. II. p. 738. 1909.

Bei Lumbricus giebt es Zellen mit einem supranucleären Fibrillennetz, solche mit einem peripherischen und solche mit supranucleärem und peripherischem Netz. Schädlichkeiten wirken immer zuerst auf das centrale Netz ein. Specifische Veränderungen der Neurofibrillen giebt es nicht.

225) Hübner, Arth. Herm., Zur Histopathologie der senilen Hirnrinde. 1 Tafel. Arch. f. Psychol. XLVI. 2. 1910.

Die von Redlich bei seniler Hirnrindenatrophie gefundenen als miliare Sklerose gedeuteten Plaques innerhalb der Gliazellen und in deren Umgebung, die mit starker Fibrillenwucherung einhergehen, sind nicht als Bakterienhaufen (Fischer) aufzufassen, sondern (conform mit Bielschowsky und Brodmann) als Zerfallsprodukte; sie sind nicht charakteristisch für Presbyophrenie, wenn sie auch nur bei geistes- oder gehirnkranken Individuen angetroffen werden, die mindestens im 5. Lebensjahrzehnt stehen.

226) Donaggio, Die Pathologie des fibrillären endocellulären Netzes der Nervenelemente. 16. internat. med. Congress in Budapest vom 29. Aug. bis 4. Sept. 1909. Sektion für Neurologie. Ref. im Neurol. Centr.-Bl. p. 1125. 1909.

Widerstandsfähigkeit des Fibrillennetzes. Eine Schädlichkeit allein genügt nicht zur Hervorbringung nachweisbarer Veränderungen.

227) Donaggio, Arturo, Nuovi dati di patologia del reticolo fibrillare endocellulare. Estratto degli Atti del I. Congresso della Società di Neurologia Italiana in Napoli.

Die Widerstandsfähigkeit des Neurofibrillennetzes bei erwachsenen Säugern gegenüber schädigenden Einwirkungen geht verloren, wenn mehrere pathogene Einflüsse gleichzeitig wirken.

228) Mattioli, L., Effetti dell'azione combinata del digiuno e del freddo sul reticolo neurofibrillare della cellula nervosa. Coll 1 tavola. Rivista di Patol. nerv. e ment. p. 649. 1910.

Versuche an Kaninchen mit verschiedenen Färbemethoden bestätigten ältere Ergebnisse über die zerstörende Wirkung des combinirten Einflusses von Hunger und Kälte auf das endocelluläre Fibrillennetz. Die Nissl-Körper scheinen weniger stark beeinflusst zu sein.

228a) Dolley, David H., The neurocytological reaction in muscular exertion. 1. Preliminary communication. The sequence of the immediate changes in the *Purkinje* cells. Amer. Journ. of Physiol. XXV. p. 151. 1909. [Dem *Ref.* nicht zugänglich.]

229) Perlet, Gaston, Ueber den Einfluss des Lichtes auf die Netzhautelemente der Taube. Ztschr. f. Biol. XXXIV. (52?) p. 365. 1909. Ref. im Zool. Jahresber. 1909. Vertebr. p. 194.

Verminderung der Nissl-Schollen in den Ganglienzellen bei intensiver Beleuchtung.

230) Bonfiglio, F., Circa le alterazioni della corteccia cerebrale consequenti ad intossicazione sperimentale da carbonato di piombo. (Encefalite produttiva.) Ann. dell'Inst. Psich. di Roma VII. 1910. (Pathologisch.)

231) Montesano, G., Sulle alterazioni indotti dell intossicazione alcoolica nel sistema nervoso centrale dei conigli. Ann. dell'Inst. Psich. di Roma VII. 1910. (Pathologisch.)

h) Nervenfaser, Achsencylinder, Nervenmark, Endorgane.

232) Civalleri, Alberto, Sullo sviluppo della guaina midollare nelle fibre nervose centrali. 1 Tafel. Mem. de Reale Accad. delle Sc. di Torino II. 61. p. 109. 1910.

233) Nageotte, J., Mitochondries et neurokératine de la gaine de myéline. Compt. rend. de la Soc. de Biol. Séance du 6. Novembre 1909. LXVII. p. 472.

234) Nageotte, M. J., Sur une nouvelle formation de la gaine de myéline: le double bracelet épineux de l'étranglement annulaire. 1 Fig. Compt. rend. Séance de l'Acad. des Sc. Paris Janv. 10. 1910.

Bei Kal. bichrom.-Fixation und Altmann-Färbung lassen sich an den Ranvier'schen Einschnürungen centraler und peripherischer Nervenfasern armbänderförmige periaxile Gebilde darstellen, die ganz mit kleinen Dornen übersät sind, in den gröberen Fasern kleinere Strecken bedecken als in dünneren. An der Abgangsstelle von Collateralen finden sich 3 solcher Armbänder. Diese Dornen stehen wahrscheinlich in Verbindung mit der lamellösen oder blättrigen Struktur der Markscheide.

235) Nageotte, J., Incisures de *Schmidt-Lantermann* et protoplasma des cellules de *Schwann*. Compt. rend. de la Soc. de Biol. Séance du 15. Janv. 1910. LXVIII. p. 39.

Die Schmidt-Lantermann'schen Incisuren besitzen Beziehungen zu den Mitochondrien (besser „Chondriomiten") der Markscheide und zum Protoplasma der Schwann'schen Zellen. Das Protoplasma der Schwann'schen Zelle enthält Körnchen und Fetttröpfchen und umgiebt in dünnster Schicht oder feinem Netzwerk die Oberfläche der Markscheide. Die Mauthner'sche Scheide ist wohl als Kunstprodukt zu betrachten.

236) Nageotte, J., Etude microscopique, sur le vif, de l'activité de la myéline au cours de la dégénération wallérienne des nerfs. Compt. rend. des Séances de l'Acad. des Sc. Paris 28. Févr. 1910.

N. hat die verschiedenen Stadien der Segmentirung der Markscheide innerhalb des degenerirenden, überlebenden Nerven (Ischiadicus des Kaninchens 2 Tage nach der Durchschneidung, Zupfpräparate in Humor aqueus oder Blutserum) direkt unter dem Mikroskop beobachtet. Die Segmentirung beginnt an den Ranvier'schen Schnürringen, führt durch quere Brückenbildungen zur Obliteration der Achsencylinderöffnung und dann zur völligen Abtrennung der einzelnen Segmente. Später weitere Fragmentirung, Resorption der Fragmente durch die Schwann'schen Zellen.

237) Nageotte, J., Note sur le mécanisme de la formation des réseaux artificiels dans la gaine de myéline. 6 Fig. Compt. rend. de la Soc. de Biol. LXIX. p. 628. Déc. 24. 1910.

Das Lantermann'sche durch Osmium geschwärzte Netz und das von Ewald-Kühne beschriebene Neurokeratinnetz sind identische Artefakte, durch verschiedene Behandlung der Markscheide hervorgerufen. In den Netzen befinden sich die Chondriomiten, die erst die Färbbarkeit des Netzes bedingen. In den centralen Fasern mit ganz verschiedenartigem Chondriom lassen sich keine Netze darstellen.

238) Nageotte, J., Les étranglements de *Ranvier* et les espaces interannulaires des fibres nerveuses à myéline. 3 Tafeln. Compt. rend. de l'Assoc. des Anat. XII. réunion, Bruxelles p. 30. 1910.

239) Nageotte, J., La mort du cylindraxe. 6 Fig. Compt. rend. de la Soc. de Biol. Séance du 12. Mars 1910. LXVIII. p. 463.

Das Spongioplasma der Achsencylinder gerinnt in den ersten Stadien der Nekrobiose und bildet Osmium reducirendes Fett, während das Hyaloplasma sich zurückzieht, Flüssigkeit austreten lässt und in Stücke zerfällt, ohne zu gerinnen und anscheinend auch ohne Fett zu bilden.

240) Nageotte, J., Activité de la gaine de myéline dans les nerfs en état de survie. 1 Fig. Compt. rend. des Séances de l'Acad. des Sc. Paris, Mars 14. 1910.

Beobachtung abgetrennter Nerven in physiologischer Kochsalzlösung oder Blutserum bei Zimmertemperatur. Körpertemperatur beschleunigt den Segmentationsprocess der Markscheide, Kälte verlangsamt ihn, bei 45° C. wird er völlig unterdrückt, ebenso durch hypotonische und hypertonische Kochsalzlösungen, Sauerstoffmangel, Säuren und Alkalien, isotonische schwefelsaure Natriumlösung und durch Gifte. Die Markscheide betheiligt sich aktiv an den Vorgängen der Nekrobiose und Autolyse. Die Markscheide des degenerirenden Nerven stirbt später als der Achsencylinder. Bei der Autolyse hört sie gleichzeitig mit dem Tode des Gewebes auf aktiv zu sein. Die Segmentirung der Markscheide hat mit dem Zerfall der Achsencylinder nichts zu thun, sondern hüllt die Stücke nur ein. Die Ursache der Markscheidenveränderung ist noch unklar, ebenso wie das Verhältniss der Markscheide zur Schwann'schen Zelle und zum Achsencylinder. Wahrscheinlich aber ist die Scheide ein differenzirter Theil des Nervenprotoplasma, und zwar mit vegetativer oder accessorischer Funktion gegenüber dem specifisch thätigen Achsencylinder, die Segmentirung und Zerstörung nach Nervendurchschneidung also eine Folge der Abtrennung von der Ursprungszelle.

241) Reich (Lichtenberg), Demonstration von Mikrophotogrammen von Untersuchungen über Unterschiede im Bau der centralen u. peripherischen Nervenfaser. Jahresversamml. d. Deutschen Vereins f. Psych. in Cöln u. Bonn am 23. u. 24. April 1909. Ref. im Neurol. Centr.-Bl. p. 544. 1909.

242) Reich (Herzberge), Ueber Unterschiede im Bau der centralen und peripherischen Nervenfaser auf Grund mikrohistiochemischer Untersuchungen. Jahresversamml. d. Deutschen Vereins f. Psych. in Cöln a. Rh. u. Bonn am 23. u. 24. April 1909. — Allg. Ztschr. f. Psych. LXVI. p. 676. 1909.

R. hatte innerhalb der zwischen 2 Ranvier'schen Einschnürungen liegenden, vom Achsencylinder durchbohrten „Nervenfaserzelle" ein um den Ranvier'schen Kern liegendes Netzwerk gesehen und innerhalb dieses

Netzwerkes 2 Arten von specifischen Granulationen beschrieben: eine basophile, protagonartige π-Granulation und eine acidophile myelinartige ihrer Form nach, lecithinartige ihrem chemischen Verhalten nach, μ-Granulation. Diese Granulationen finden sich fast nur in peripherischen Nerven- und Wurzelfasern und fehlen so gut wie vollständig in centralen Fasern.

243) Reich, F., Ueber die feinere Struktur des peripheren markhaltigen Nerven u. ihre Bedeutung für die Neuronfrage. Vortrag gehalten in d. Sektion f. Anat., Histol., Physiol. u. Embryol. auf d. 81. Vers. Deutscher Naturf. u. Aerzte in Salzburg 1909. Ref. im Neurol. Centr.-Bl. p. 84. 1910.

244) Nemiloff, Anton, Ueber die Beziehung der sogen. „Zellen der *Schwann*'schen Scheide" zum Myelin in den Nervenfasern von Säugethieren. 1 Tafel u. 1 Textfigur. Arch. f. mikroskop. Anat. LXXVI. 2. p. 329. 1910.

245) Auerbach, Leopold, Histologische Demonstration von physikalischen Veränderungen am narkotisirten Nerven. 34. Wanderversamml. d. südwestdeutschen Neurologen u. Irrenärzte in Baden-Baden am 22. u. 23. Mai 1909. Ref. im Neurol. Centr.-Bl. p. 729. 1909.

Toluidinblaufärbung des narkotisirten Nerv. ischiadicus vom Frosch nach Härtung in kaltem Alkohol, wobei der fibrilläre Bau des Achsencylinders erhalten bleibt, zeigte ultramikroskopisch sichtbare Veränderungen des Aequivalentbildes, deren Bedeutung noch nicht gesichert erscheint, die aber als Ausdruck physikalischer Zustandsänderungen zu betrachten sind.

246) Retzius, Gustaf, Ueber die sogen. *Frommann*'schen Querlinien der Achsencylinder der Nervenfasern. 14 Fig. Biol. Untersuchungen N. F. XV. p. 87. 1910. [Dem *Ref.* nicht zugänglich.]

247) Polvani, Fed., Contributo alla conoscenza dell'apparato di sostegno della mielina. Ann. Fac. med. Perugia VII. p. 85. 1909. [Dem *Ref.* nicht zugänglich.]

248) Bethe, Albrecht, Ueber die Wirkung einiger Narkotica auf das Polarisationsbild des Nerven. Arch. f. experim. Pathol. u. Pharmakol. Suppl.-Bd. *Schmiedeberg*-Festschrift p. 75. 1908.

249) Bethe, Albrecht, Ueber die Natur der Polarisationsbilder, welche durch den constanten Strom am Nerven hervorgerufen werden können. (Vorläufige Mittheilung u. zugleich Erwiderung auf die Arbeit von *J. See-*

mann in Bd. LI. p. 310. dieser Zeitschrift.) Ztschr. f. Biol. LII. p. 146. 1909.

250) Grant, James, The clefts of the axis cylinder, the cable of the nervous system. New York a. Philad. med. Journ. LXXXIV. 20. p. 981. 1909.

Spalten in Markscheide und Achsencylinder beeinträchtigen die Nervenleitung und können durch elektrische und diätetische Maassnahmen beseitigt werden. [?? Ref. W.]

251) Nemiloff, Anton, Zur Frage über den feineren Bau der varikösen Verdickungen an den marklosen Nervenfasern. 1 Tafel. Arch. f. mikroskop. Anat. u. Entwickelungsgesch. LXXV. 3. p. 562. 1910.

Untersuchungen an Hunden, Katzen, Rochen, Krabben und Krevetten. Methylenblaufärbung. Die varikösen Verdickungen der marklosen Fasern sind weder postmortale, noch pathologische Erscheinungen, sondern normale, wenn auch variable Einrichtungen. Der Achsencylinder läuft entweder gleichmässig durch die Verdickungen hindurch, oder wird fächerförmig in Fibrillen aufgefasert. Ob dabei Netzbildungen der Fibrillen vorkommen, liess sich nicht mit Sicherheit entscheiden. N. vergleicht die Verdickungen mit den Endknöpfchen, Endscheiben und anderen peripherischen Endapparaten.

252) Neumann, E., Das Nervenpigment u. die Neuronlehre. Virchow's Arch. CXCVII. 1909.

Das zuweilen in den Nervenscheiden von Rana escul. vorkommende Pigment scheint identisch mit dem in den Ganglienzellen zu sein. Nach den chemischen Reaktionen nennt es N. ein jodophiles Lipochrom. Vielleicht spricht das, meint er, dafür, dass die Zellen der Schwann'schen Scheiden Nervenzellen waren.

253) Hatai, Shinkishi, On the length of the internodes in the sciatic nerve of rana temporaria (fusca) and rana pipiens: being a re-examination by biometric methods of the data studied by *Boycott* ('04) and *Takahashi* ('08). Journ. of Neurol. a. Psychol. XX. 1. p. 19. Febr. 1910.

254) Herrick, C. Judson, The criteria of homology in peripheral nervous system. Journ. of comp. Neurol. a. Psychol. XIX. 2. p. 203. 1909.

255) Kolmer, Walter, Ueber Strukturen im Epithel der Sinnesorgane. Mit 1 Tafel u. 3 Textfiguren. Anatom. Anzeiger XXXVI. p. 281. 1910.

256) Van de Velde, Emil, Die fibrilläre Struktur der Nervenendorgane. Inaug.-Diss. Leiden 1909. — Internat. Mon.-Schr. f. Anat. u. Physiol. XXVI. 1. 1909. 20 Fig. auf 3 Tafeln. Ref. in Folia neuro-biologica III. p. 209. 1909.

257) Szymonowicz, Ladislaus, Ueber die Nervenendigungen in den Haaren des Menschen. 2 Tafeln. Arch. f. mikroskop. Anat. LXXIV. p. 622. 1909.

Auf Grund von Methylenblaupräparaten unterscheidet Sz. eine 3fache Endigungsart der sensiblen Nervenfasern in der Gegend des Haarhalses unterhalb der Ausmündung der Talgdrüsen: 1) Gerade verlaufende und gabelförmige Terminalfasern auf der Glashaut. 2) Zirkuläre Nervengeflechte, nach aussen von den ersten. 3) Endigungen in Merkel'schen Körperchen der Wurzelscheide.

257a) Lefébure, M., A propos de l'innervation des poils chez l'homme. Bibl. anat. Paris XVIII. p. 241. 1909. [Dem *Ref.* nicht zugänglich.]

257b) Rainer, J., Sur l'existence d'un type géant de corpuscule de *Pacini*. Compt. rend. de la Soc. de Biol. Paris LXVII. p. 309. 1909. [Dem *Ref.* nicht zugänglich.]

258) Royagi, T., Die Endigungen der peripheren Nerven u. ihrer Neurofibrillen. Neurologia 1910. [Dem *Ref.* nicht zugänglich. Ref. in Folia neuro-biologica V. 1. p. 65. 1911.]

Untersuchungen über die Entwickelung der Endäste und Endorgane motorischer und sensibler Nerven bei einem menschlichen Embryo von 7 Monaten mit Bielschowsky's Silberimprägnation. Im Allgemeinen Bestätigung früherer Arbeiten.

259) Michailow, Sergius, Die Struktur der typischen *Vater-Pacini*'schen Körperchen u. ihre physiologische Bedeutung. Mit 1 Tafel. Folia neuro-biologica II. 6. p. 603. 1909.

Die Vater-Pacini'schen Körperchen besitzen in ihren Innenkolben neben den complicirt gebauten Nervenendapparaten ein Knäuel von Blutcapillaren und an der Aussenfläche ein Netzwerk elastischer Fasern. Wahrscheinlich dient dieser Apparat der Regelung des Blutserum-Austritts, der Registrirung des Blutdruckes in den Capillaren und folglich auch im ganzen Blutgefässsystem.

260) Dogiel, A. S., Zur Frage über den Bau der Kapseln der *Vater-Pacini*'schen u. *Herbst*'schen Körper-

chen u. über das Verhalten der Blutgefässe zu denselben. 4 Tafeln. Folia neuro-biologica IV. 3. p. 218. 1910.

261) Ducceschi, V., Investigaciones anatómicas y fisiológicas sobre los aparatos sensitivos del cutis humano. Con cuatro laminas microfotograficas. Trabajos del Laboratorio de Fisiologia de la Facultad médica de la Universitad nacional de Córdoba. Serie 2a (1909—1910) p. 129. Córdoba 1910. [Dem *Ref.* nicht zugänglich.] Ref. in Folia neuro-biologica V. 1. p. 66. 1911.

Untersuchung der Endapparate in der Haut des unteren Drittels des Vorderarms beim Menschen, experimentelle Versuche über die Funktion der einzelnen Gebilde. Resultate (anatomisch): 1) Epidermis mit Langerhans'scher Faser; 2) Dermis mit a) Papillarverästelungen (Papillar- und Pericapillarnetz, Ruffini's gekräuselte Schleifen und kleine Büschel), b) Interpapillarverästelungen, Korymben oder grössere Büschel Ceccherelli, freie Interpapillarverästelungen, c) markscheidenloses Subpapillarnetz; 3) Nervenapparate des Haarfollikels; 4) Unterhautbindegewebe und Fettlage: Ruffini's Organe, Pacini'sche Körperchen mehr oder weniger modificirt. Weder Meissner'sche, noch Dogiel'sche, noch Golgi-Mazzoni'sche Körperchen wurden gefunden.

262) Ducceschi, V., Gli organi della sensibilità cutanea nei Marsupiali. Arch. Fis. Firenze VII. p. 326. 1909. Ref. im Zool. Jahresber. 1909. Vertebrata p. 179.

Reduktion der Nervenenden in der Haut von Didelphys; a) papilläre: monolobäre Meissner'sche Körperchen, freie Enden in wenigen Varietäten, b) subpapilläre: den papillären ähnlich, c) pericapilläre und sympathische Netze, d) subcutane: Pacini'sche Körperchen.

263) Nowik, N., Zur Frage von dem Bau der Tastzellen in den *Grandry*'schen Körperchen. Mit 5 Abbildungen. Anatom. Anzeiger XXXVI. p. 217. 1910.

264) Botezat, Eugen, Morphologie, Physiologie u. phylogenetische Bedeutung der Geschmacksorgane der Vögel. Mit 7 Abbildungen. Anatom. Anzeiger XXXVI. p. 428. 1910.

265) Botezat, E., Die sensiblen Nervenendapparate in den Hornpapillen der Vögel im Zusammenhange mit Studien zur vergleichenden Morphologie u. Physiologie der Sinnesorgane. Mit 2 Abbildungen. Anatom. Anzeiger XXXIV. p. 449. 1909.

266) Botezat u. Bendl, Ueber Nervenendigungen in der Haut von Süsswasser-Tricladen. Mit 5 Figuren. Zool. Anzeiger XXXIV. p. 59. 1909.

267) Michailow, Sergius, Die Innervation des Herzbeutels. 6 Figuren. Anatom. Hefte XLI. 3. p. 495. 1910.

Methylenblaupräparate von Pferd, Hund, Kaninchen, Katze. Die stärksten Nervenzweige verliefen mit den grösseren Gefässen des parietalen Blattes, äussere Schichten des Perikards sind nervenreicher als die inneren. Von Endapparaten wurden gefunden: Eingekapselte Nervenknäuelchen aus Neuriten markhaltiger Fasern und uneingekapselte baumförmige, knäuelartige und netzförmige Apparate, daneben guirlandenförmige.

268) Boeke, J., Die motorische Endplatte bei den höheren Vertebraten, ihre Entwickelung, Form u. Zusammenhang mit der Muskelfaser. Mit 40 Abbildungen, wovon 8 auf 1 Tafel. Anatom. Anzeiger XXXV. p. 193. 1909.

269) Botezat, Eugen, Fasern u. Endplatten von Nerven zweiter Art an den gestreiften Muskeln der Vögel. Anatom. Anzeiger XXXV. p. 396. 1909.

Die von Boeke für Reptilien und Säuger nachgewiesenen 2 Arten von motorischen Endplatten (neben der Hauptplatte noch eine „accessorische" mit dünnen marklosen Nervenfasern) hat B. schon 1906 bei Vögeln beschrieben (vgl. den Bericht 1905—1906).

270) Boeke, J., Ueber eine aus marklosen Fasern hervorgehende zweite Art von hypolemmalen Nervenendplatten bei den quergestreiften Muskelfasern der Vertebraten. Mit 2 Abbildungen. Anatom. Anzeiger XXXV. p. 481. 1910.

Bestätigung der Beobachtung von Botezat, dass auch bei Vögeln die accessorischen Nervenendplatten quergestreifter Muskeln vorkommen, die mit marklosen Fasern verbunden sind und hypolemmal liegen.

270a) Hofmann, F. R., Nervenendorgan u. Muskelfaser. Med. Klin. V. 38 u. 39. p. 1483. 1909. (Uebersicht.)

i) Neuroglia.

271) Held, Hans, Ueber die Neuroglia marginalis der menschlichen Grosshirnrinde. 12 Tafeln. Mon.-Schr. f. Psychol. u. Neurol. XXVI. Erg.-H. Festschr. f. *Paul Flechsig* p. 360. 1909.

272) Held, Mikroskopische Demonstration menschlicher Neurogliapräparate. Verh. d. Deutschen Pathol. Gesellsch. 13. Tag. Leipzig 1909. p. 120.

Handelt über Beziehungen der marginalen Glia zum Gefässbindegewebeapparate des Gehirns und über die Einwanderung von amöboid gewordenen gliösen Körnchenzellen in die extramarginalen Lymphräume des Gehirns.

273) Frankhauser, E., Zur Kenntniss der protoplasmatischen Glia. 9 Fig. Journ. f. Psychol. u. Neurol. XVII. 19. 1910.

Im Wesentlichen Pathologisches. Bestätigung der Angaben von Held über das protoplasmatische Glia-Reticulum.

274) Paladino, G., Encore sur les rapports les plus intimes entre la névroglie et les cellules et les fibres nerveuses. 1 Taf. Arch. ital. de Biol. LI. 3. p. 206. 1909.

275) Paladino, Giovanni, Ancora dei più intimi rapporti fra il nevroglio e le cellule e le fibre nervose. Nota presentata dal socio ordinario alla R. Accademia di Scienze fisiche e matematiche nell'adunanza del dì 5 dicembre 1908. Ref. in Ann. di Nevrol. XXVII. 1—2. p. 112. 1909.

Die Glia bildet pericelluläre und intracelluläre Netze der Ganglienzellen, beide mit einander continuirlich verbunden, ferner das Skelett der Markscheide centraler und peripherischer (Wurzel-)Nervenfasern. Die Glia ist also nicht nur Stützapparat, sondern auch Nährapparat des Nervensystems.

276) Nageotte, J., Phénomènes de sécrétion dans le protoplasma des cellules névrogliques de la substance grise. 1 Fig. Compt. rend. de la Soc. de Biol. LXVIII. 22. p. 1068. 1910.

Im Plasma der Gliazellenfortsätze hat N. bei Kaninchen und Meerschweinchen Sekretionserscheinungen beobachtet in Form von Körnchen verschiedener Grösse und verschiedener Färbbarkeit, er glaubt daher, die Glia sei eine dem Nervensystem angegliederte Drüse.

277) Cerletti, Ugo, Studi recenti sull'istogenesi della nevroglia. Ann. d. Ist. Psich. d. R. Univ. di Roma VI. p. 221. 1908. [Dem *Ref.* nicht zugänglich.]

k) Hüllen, Gefässe.

278) Cerletti, Ugo, Differentielle Färbung bestimmter Adventitialkerne des normalen Nervengewebes

u. ihre Bedeutung für die Histopathologie. Mit 1 Tafel. Folia neuro-biologica III. p. 97. 1909.

279) Cerletti, U., Colorazione differenziale di determinati nuclei avventiziali nel tessuto nervoso normale e sua applicazione nell'istopatologia. Ann. dell'Ist. Psich. Roma VII. 1910. Ref. Ann. de Neurol. p. 216. 1910.

280) Engel, E. A., Ueber die Sekretionserscheinungen in den Zellen der Plexus chorioidei des Menschen. 1 Tafel. Arch. f. Zellforsch. II. 1. p. 191. 1909.

In den Zellen der Plexus chorioidei von Neugeborenen, Kindern und Erwachsenen liessen sich besonders mit der von Galeotti angegebenen Methode Körnchen nachweisen, die fuchsinophil und basophil sich verhalten und durch Zahl sowie Anordnung in Verbindung mit Gestaltsveränderungen der Zellen und Lage-, bez. Struktur-Veränderungen der Kerne als Sekretionsprodukte sich charakterisiren.

281) Yoshimura, K., Das histochemische Verhalten des menschlichen Plexus chorioideus (zugleich ein Beitrag zur Frage der Plexus-Sekretion). Arb. a. d. Wiener neurolog. Inst. (Prof. *Obersteiner*) XVIII. 1. p. 1. 1909.

Die chemische Constitution des Liquor spricht qualitativ für die Betheiligung des Plexus an seiner Sekretion. Quantitativ dagegen ist man bisher nicht in der Lage, ein Urtheil zu fällen.

282) Hasse, C., Fragen u. Probleme auf dem Gebiete der Anatomie u. Physiologie der Lymphwege. Arch. f. Anat. u. Physiol. [anat. Abth.] p. 327. 1909.

Die Stoffwechselprodukte der Ganglienzellen können durch die Trophospongien in die Lymphbahn gelangen, auf diese Weise wie das Sekret der Drüsen mit innerer Sekretion in die Blutbahn übergeführt werden und so nicht nur funktionelle, sondern auch trophische Reize entfalten.

283) Duret, H., Revue critique de quelques recherches récentes sur la circulation cérébrale. L'Encéphale V. 7. 1910. (Kritisches Sammelreferat.)

284) Beevor, C. E., On the distribution of the different arteries supplying the human brain. 8 Taf. u. 10 Fig. London 1908. Philosoph. Trans. 55 pp. (Vgl. den vorigen Bericht.)

285) Aitken, A report on the circulation of the lobar ganglia made to James B. Ayer. 24 Fig. Boston med. a. surg. Journ. May 6. 1909.

286) Gordon-Shaw, C., Two cases of reduplication of the arteria cerebri posterior. 1 Fig. Journ. of Anat. a. Physiol. XLIV. 3. p. 244. 1910.

286a) Berry, Richard J. A., and J. H. Anderson, A case of nonunion of the vertebrates with consequent abnormal origin of the basilaris. With 2 figures. Anatom. Anzeiger XXXV. p. 54. 1909.

Die Basilaris entstand in diesem Falle allein aus der linken Vertebralis, die rechte endete selbständig als Art. cerebelli infer. posterior dextra.

287) Elze, Curt, Ueber das Verhalten der Arteria basilaris bei verschiedenen Species des Genus Ateles. Mit 8 Abbildungen. Anatom. Anzeiger XXXVII. p. 33. 1910.

Die Art. basilaris ist in der Mehrzahl der Fälle bei Ateles paarig angelegt, als Fortsetzung jeder Vertebralis. Die Vereinigung erfolgt erst an proximaler Ponsgrenze.

288) Bluntschli, H., Beobachtungen über das Relief der Hirnwindungen u. Hirnvenen am Schädel, über die Venae cerebri u. die *Pacchioni*'schen Granulationen bei den Primaten. Mit 16 Fig. im Text u. 1 Tafel. Morpholog. Jahrb. XLI. 1 u. 2. p. 110. 1910.

289) Waljaschko, Topographische Beziehungen des Gehirns, der Hirnhäute u. Hirngefässe zum Schläfenbeine u. Gehörapparate bei Neugeborenen u. Erwachsenen. Arch. f. Anat. u. Physiol. [anat. Abth.] p. 89. 1910.

290) Landau, Das Gehirnrelief der Fossa cranii anterior. Morphol. Jahrb. XXXIX. 3 u. 4. 1909.

a) *Allgemeines, Hypothetisches, Kritisches, Uebersichten.*

Die Berichtszeit bietet wieder dasselbe Bild ruhigen Fortarbeitens. Der Kampf um das Neuron hat seine Schärfe erheblich eingebüsst, wenn auch im Wesentlichen noch dieselben Fragen wie in den Vorjahren der Erledigung harren: Entstehung und Zusammenhang der Nervenelemente, Bedeutung der Fibrillen, der Perifibrillärsubstanz und anderer Bestandtheile des Neuroplasma, Funktion des Chromatins, des Pigments und fettähnlicher Substanzen in Plasma und Kern, richtunggebende Faktoren der wachsenden und regenerierten Faser,

Mitwirkung der Glia an dem Aufbau einzelner Abschnitte des Neurons und Anderes. Aus den früheren Berichten ist die Stellungnahme der einzelnen Autoren zu diesen Fragen genügend bekannt, es erübrigt sich daher sie hier zu wiederholen, um so mehr, als Gesammtdarstellungen von einigen führenden Autoren vorhanden sind, in denen sie ihren Standpunkt fixiert und begründet haben.

Obersteiner (83. 84) hat in einem sehr klaren und übersichtlichen Referat bei dem internationalen Congress in Budapest die gegenwärtigen Kenntnisse und Anschauungen über die Funktion der Nervenzellen zusammengefasst. Er steht auf dem Boden der Neurontheorie. Ueber die einzelnen Bestandtheile der Nervenzellen in physiologischer Beziehung weiss er Folgendes auszusagen: Der Kern mit seiner charakteristischen Struktur, dem Verlust der Mitose-Fähigkeit, besitzt Beziehungen zum Zellenplasma, „zur inneren Trophik, zur Ernährung, zur Aufrechterhaltung des biochemischen Gleichgewichtes in der Nervenzelle“, daneben andere „vorderhand nicht präcisirbare Aufgaben“ je nach seiner höheren oder geringeren Differenzirung. Der Nucleolus mag vielleicht als Sekretionsorgan dienen. Die Nissl-Schollen sind am Ablauf der Zellenfunktion nicht direkt betheiligt, neben der Aufspeicherung von chemischen Kraftquellen müssen sie aber noch andere, specifische Aufgaben zu lösen haben. Unsicher ist auch die leitende Funktion der Fibrillen (vielleicht leiten Fibrillen und Perifibrillärsubstanz?). Der Unterschied der perinucleären und peripherischen Region des Zellenkörpers deutet auf eine differente Funktion beider Abschnitte. Von den Fortsätzen ist der Achsencylinder sicher Leiter der Nervenerregung, weniger klar ist die Funktion der Dendriten, wohl kaum rein trophisch, sondern wie die der Zelle specifisch nervöser Natur, für einzelne Dendriten derselben Zelle möglicherweise verschieden. Ramón y Cajal's Gesetz von der dynamischen Polarisation (Dendriten cellulipetal, Neuriten cellulifugal leitend) ist mit geringfügigen Ausnahmen noch gültig. Apolare Zellen giebt es wahrscheinlich nicht. Das hellgelbe Pigment ist Abfallprodukt des Stoffwechsels, die Bedeutung des dunkelbraunen noch nicht geklärt. Holmgren's Canäle dienen wohl dem Säftestrom. Die funktionelle Bedeutung der Centrosomen, krystalloiden Stäbchen, welligen Kernfädchen und Granula ist noch völlig dunkel. Die grösste Widerstandskraft besitzen Nucleolus und Fibrillen. Die Nervenzelle als Ganzes hat wie jede andere Zelle einen Ruhestoffwechsel (Dissimilation : Assimilation = 1), der durch Hinzutreten oder Fehlen bestimmter Reize sich auf ein anderes (nirderes oder höheres) Niveau einstellen kann (Verworn). Nachweis eines hohen Sauerstoffbedürfnisses der Nervenzelle, Glycogengehalt (Casa-Major, Besta); Ermüdung = Anhäufung von Stoffwechselprodukten, und Erschöpfung = Mangel an Ersatzstoffen (Verworn). Erschöpfung in erster Reihe Erstickung durch O-Mangel, erst in zweiter Erhungern (Nissl-Schollen-Verbrauch). Weg der Nähr- und Abfallstoffe ist das Gefässsystem, eventuell Gliazellen und Trabantzellen. Die pericellulären Räume sind keine Artefakte. Als specifische Aufgabe der Nervenzelle betrachtet O. ihren Einfluss auf den zugehörigen Nervenfortsatz. Die extracelluläre Genese der Nervenfasern (Nissl) ist nicht genügend begründet. Doppelte Ernährung der Nervenfasern durch Gefässe und Zelle; die celluläre Trophik ebenso nothwendig wie die vasculäre (contra Bethe). Trophische Einheit von Zelle und Faser erklärt auch die Folgen von Faserläsionen für die Zelle. „Reservezellen“ giebt es nicht, alle Zellen sind intra vitam thätig. Neben ihrer trophischen Funktion besitzt die Ganglienzelle noch eine leitende, übertragende. Diese letztere wird aber neben den Ganglienzellen auch von dem Nervenfilz und der bisher unerforschten Zwischensubstanz der grauen Substanz (Nissl) verrichtet, ganz unbekannt, in welcher Weise. Die Ganglienzelle „besitzt die Fähigkeit eine Abstufung in der Energieauslösung zu vermitteln“ (Verworn), hat also nicht lediglich nutritorische Bedeutung, wie Bethe und Pighini meinen. Der Ort der Verlangsamung der Erregungsleitung ist nicht in die Ganglienzelle, sondern in die „Synapsis“ (Sherrington), d. h. die Berührungsstelle zweier Neurone zu verlegen. Verschiedene Arten von Reizen, die auf die Ganglienzelle wirken, ihre Reaktion auf diese Reiz-Summation. Durch die verschiedenen Dendriten können gleichzeitig verschiedene Reize auf eine Zelle wirken und durch das Axon und seine Collateralen auf mehrere Zellen übertragen werden. Ablehnung der Hypothese von Kronthal (vgl. d. vorig. Berichte). Der verschiedenartige Bau der Ganglienzellen ist ein Beweis für ihre verschiedenartige Funktion. Mit wenigen Ausnahmen arbeiten stets mehrere Zellen gemeinsam zum gleichen Zwecke = Aktionssphären, deren Grösse der Intensität der Erregung parallel geht. Innerhalb dieser Bezirke nimmt die Leistung vom Centrum gegen die Peripherie hin ab. Uebereinandergreifen mehrerer Bezirke kann zur funktionellen Interferenz führen. Anastomosen zwischen den Zellen lehnt O. im Allgemeinen ab. Princip der Arbeitstheilung der Nervenzellen höherer Thiere: Motorische Zellen, Schaltzellen. Als Beispiel der letzteren die Körnerzellen der Kleinhirnrinde, die die centripetalen Erregungen auf ganze Reihen von Purkinje-Zellen übertragen, die stets in der Querrichtung des Körpers angeordnet sind. Ganz unbekannt ist die psychische Funktion der Rindenzellen. Neben qualitativen giebt es auch quantitative Differenzen in der Zellfunktion. Amöboide Bewegungen an den Zellfortsätzen und ihren Enden sind möglich, aber grösstentheils unbewiesen, während die Plasticität der Zelle als sicher angenommen werden kann, wie das Studium der funktionellen und pathologischen Zellenveränderungen hinreichend beweist.

Lugaro (85) kommt in seinem Correferat für denselben Congress unter Würdigung aller bekannten Thatsachen zu folgenden Schlüssen, die ihn ebenfalls als eifrigen Anhänger der Neuronen-Theorie kennzeichnen: Die Nervenbahnen der Vertebraten bestehen aus Ketten von Neuronen, die nur durch Contiguität mit einander zusammenhängen. Die Nervenreize pflanzen sich in*tra*neuronisch durch Leitung und in*ter*neuronisch durch Uebertragung fort. Die Leitung geschieht in differenzirten Fibrillen, die das Neuron nicht verlassen, und kann doppelläufig stattfinden. Die Uebertragung kommt durch chemische Einwirkung der Neuritenenden auf Zellen und Dendriten zu Stande. Der Nervenreiz bewirkt eine specifische Sekretion im Neuritenende, die sich nach allen Seiten hin ausbreitet, auf benachbarte Zellkörper und Dendriten übergeht und hier mit „receptiven Substanzen“ (Langley) reagirt. Diese Reaktion reizt die leitende Substanz und ruft einen neuen Leitungsprocess hervor. Die Uebertragung findet nur in einem Sinne statt, ist nicht umkehrbar und verlangsamt die Leitung innerhalb der Centralorgane. In Folge dieser Verlangsamung vergeht eine gewisse Zeit zwischen Reiz und Entladung und es wird die Möglichkeit successiver und simultaner Reize geschaffen; auch der Tonus lässt sich zum Theil wenigstens daraus erklären. Endigen mehrere Neuriten um eine Zelle, so können sich ihre specifischen Sekretionsvorgänge gegenseitig verstärken oder abschwächen (Schiefferdecker). Die Dendritendornen sind plasmatische Organe, die das Neuron durch Oberflächenvergrösserung sensibilisiren. In der Ruhe verlängern sie sich, während der Thätigkeit ziehen sie sich zusammen. Dadurch werden die „refraktären" Phasen der Bewegung in ihren kürzesten Formen erklärt, während die längeren (rhythmische oder alternative Bewegungen) durch Hemmungsvorgänge bedingt werden. Der Rhythmus motorischer Reaktionen hängt also hauptsächlich von Verstärkungen, Abschwächungen und refraktären Phasen ab. Die Ermüdung ist eine Folge der Intoxikation durch Gifte, die bei der Arbeit nervöser und nicht nervöser Organe entstehen. Die Auswahl der betroffenen Neuronen hängt wahrscheinlich von der Empfindlichkeit der specifischen Substanzen des Neurons, besonders der Axonenenden, Zellkörper und Dendriten, gegenüber den verschiedenen Toxinen ab (Electivität der Gifte gegenüber den Neuronen). Aehnliche Electivität gegenüber den verschiedenen Theilen des Neurons besitzen wahrscheinlich die von aussen eingeführten Gifte. Die Erschöpfung ist ein lokaler Process, bedingt durch Anhäufung von (Ermüdungs-?)Stoffen. Die Axonenenden unterliegen am leichtesten der Erschöpfung, und die Thätigkeit der Neuronen wird dann unterbrochen. Das motorische Neuron ist relativ immun gegen Erschöpfung (Sherrington). Die Erschöpfung der

Neuronenenden bedingt es, dass die auf verschiedenen Wegen eintretenden reflektorischen Reize hintereinander abwechselnd den gemeinsamen motorischen Endweg benutzen (Sherrington). Auch der Schlaf kommt durch Anhäufung von Arbeitsprodukten zu Stande. Wahrscheinlich dehnen die Dornen der Dendriten sich im Schlafe aus. Die Sekretion der Axonenenden wird nur durch Nervenreize bedingt, die sich längs der Fibrillen fortpflanzen. Sie ist continuirlich und geht in der Ruhe von der Zelle auf die interneuronalen Räume über, neutralisirt dort die Axonensekrete und erhöht dadurch die Schwelle der Reizbarkeit (lähmungsartige Schwäche beim Erwachen). Das grosse Sauerstoffbedürfniss der Nervencentren ist im Ganzen unabhängig von ihrer Thätigkeit. Sauerstoff ist nothwendig für die Sekretion der Zellenkörper und Dendriten, er zerstört die Verbindungen dieser Sekrete mit den von den Axonenenden producirten Stoffen, vielleicht unter Mitwirkung der Glia. Sauerstoffmangel verhindert die Neutralisation der Axon-Sekrete und erhöht daher die Reizbarkeit, umgekehrt vermehrt O-Ueberfluss die Zellensekretion und vermindert die Reizbarkeit. Wenn im Verlaufe eines Leitungsweges die Zahl der Fibrillen sich durch Theilung vermehrt, so wächst auch die Quantität des fortgeleiteten Erregungsvorganges. Im umgekehrten Falle bleibt die Quantität die gleiche, die Intensität aber wächst in jeder Fibrille, da mehrere Fibrillen ihre Partialerregungen einer einzelnen zuführen. Der Zellenkörper muss als Reizleiter angesehen werden, da er von zahlreichen leitenden Elementen durchzogen wird. Die Zahl der in den Zellenkörper mündenden Leitungswege wird innerhalb der Zelle fast stets geringer (nach anfänglicher Vermehrung), darum wächst gewöhnlich, auch wenn die Zelle nur als Leiter aufgefasst wird, die Intensität der Erregung beim Durchgange durch die Zelle. Jede Uebertragung von einem Neuron zum anderen bedingt ein Freiwerden oder Gebundenwerden von Energie, in Folge dessen eine Vermehrung oder Verminderung der Intensität des Nervenstromes. Reizempfänger sind die Dendriten und der Zellenkörper. Die Coordination, soweit sie Folge der morphologischen Struktur und der peripherischen, centralen und intercentralen Neuronenverbindungen ist, kann als Funktion des gesammten Nervensystems, insbesondere aber der Centren gelten. Dabei kommen in den Zellenkörpern neben der Leitung auch Modifikationen der Intensität der Nervenströme zu Stande. Die gegenseitige Einwirkung der Axonenenden in der Hirnrinde ist wahrscheinlich die Basis für die Bewusstseinsvorgänge, vielleicht auch nur für die intellektuellen Processe, während die Affekt-Zustände an intracelluläre Vorgänge gebunden sind. Das Gedächtniss ist an Associations- und Repräsentationscentren gebunden. Als Basis der Associationen sind kleinste Anpassungs-Modifikationen interneuronischer Verbindungen („articulations") anzusprechen (Tanzi, Ramón y Cajal, Schiefferdecker). „Der Zellkörper ist das trophische, genetische, Regenerationscentrum des Neurons. Diesen Charakter erhält er durch den Kern. Nur diese Eigenschaft des Zellkörpers lässt sich experimentell beweisen, alles andere ist Hypothese".

M. Heidenhain (87) verdanken wir ein umfassendes Werk über Plasma und Zelle, von dem der zweite Band auch die „nervöse Substanz" ausführlich behandelt — ein sehr lehrreiches Buch, das mit bewunderungswürdigem Fleisse und kritischer Stellungnahme zu allen wichtigen Fragen einen Ueberblick bietet über den langen dornenvollen Weg, den die Lehre von der feineren Struktur des Nervensystems bis zur Gegenwart zurückgelegt hat. An dieser Stelle ist es leider nicht möglich auch nur annähernd den reichen Inhalt wiederzugeben, wir beschränken uns daher auf die Wiedergabe der Schlussfolgerungen zur Theorie der Neuronen und zur Plasmatheorie. H. bekennt sich als Anhänger der Neuronentheorie: „Das Neuron ist eine genetische Einheit und geht aus einer einzigen Zelle hervor. Das Neuron des erwachsenen Thierkörpers ist mithin ebenfalls eine celluläre Einheit, jedoch von wechselnder Grösse, bez. Längenausdehnung. Das Neuron wächst in gleichem Verhältniss wie das Individuum — also anders als alle anderen Zellen — und regulirt seine Grösse selbstthätig. Je länger die Achsenfaser, um so grösser das Plasmavolumen, je grösser das Plasmavolumen, um so grösser die Masse des Cytochromatins. Das Neuron ist eine histodynamische Einheit. Zwischen Kern plus Cytochromatin einerseits und dem Plasmavolumen des Neurons andererseits bestehen die nämlichen histodynamischen Zusammenhänge wie auch sonst bei anderen Zellen zwischen Kern und Plasma. Die nervöse Substanz ist in der Summe der Neuronen enthalten. Die Neuronen bleiben anatomisch getrennt. Sie werden jedoch unter sich dadurch leitend verbunden, dass die Endverzweigungen der Achsenfasern eines ersten Neurons mit dem Zellenkörper, bez. den Dendriten eines zweiten Neurons durch innige Adhäsion sich verbinden (Satz vom Contakt oder der Cohärenz). Eine funktionelle Einheit war im Neuron bisher nicht erkennbar. Vielleicht indessen besitzen viele Neuronen eine besondere specifische Energie als Differenziatoren oder Collektoren der Erregungen.

Bezüglich der Schwann'schen Zellen fügen wir ergänzend hinzu, dass sie ektodermale Scheidenzellen sind, welche bei Gelegenheit der Regeneration des peripheren Nerven ein besonderes Leitgewebe zu erzeugen berufen sind." Der plasmatische Inhalt des Neurons gliedert sich „in Grundsubstanz, Tigroid und Neurofibrillen. Die erstere ist wahrscheinlich durchgehends wabiger Natur und von ähnlicher Beschaffenheit wie die nämliche Substanz in vielen Epithelzellen, Bindesubstanzzellen u. s. f. Das Tigroid besteht — in seiner Eigenschaft als Cytochromatin — aller Wahrscheinlichkeit nach aus einer Summe kleinster, theilungsfähiger Organellen, die von gleicher Ordnung sind wie die Chromiolen und Centriolen. Doch sind in betreff dieses Punktes genauere Untersuchungen noch dringend von nöthen. Was die Neurofibrillen anlangt, so sind sie als theilungsfähige Histomeren aufzufassen und müssen eine dementsprechende Metastruktur besitzen.... Die biologische Spaltungs- oder Theilungsfähigkeit setzt, ähnlich wie bei der Muskelfibrille, eine monaxial geordnete Protomerenstruktur voraus. Das Protomer ist... der kleinste lebende Theilkörper, auf dessen Theilbarkeit diejenige aller übergeordneten Histomeren beruht. Diese in Rede stehende Elementarorganisation der Neurofibrillen kann im Allgemeinen auch als eine „metafibrilläre" bezeichnet werden, es handelt sich jedoch, genauer gesagt, um eine Spaltbarkeit auf der Basis ihrer elementaren Organisation. Man darf mithin nicht annehmen, dass in der Neurofibrille eine bestimmte Anzahl von Metafibrillen enthalten ist, denn hiergegen spricht das Phänomen der „Entbündelung", das innerhalb der Neuronen, wie es scheint, sehr weit verbreitet ist. Entbündelung beruht auf Spaltbarkeit und bedeutet immer die allmähliche Entwickelung einer sichtbaren Faserstruktur auf der Basis einer analogen Metastruktur durch Wachsthum des Querschnittes bei gleichzeitiger Differenzirung desselben... Unserer Meinung nach kommen die neurofibrillären Netze in den Zellen nicht allein durch einfache Anastomosirung, sondern zugleich auch durch Entbündelung und Verbündelung (Diathese und Synthese) der Fibrillen zu Stande. Am besten jedoch ist die in Rede stehende Strukturerscheinung am Halse des Axons zu verfolgen, sie zeigt sich ferner an den Ranvier'schen Schnürringen und auf ihr beruht jedenfalls auch die frappante allgemeine Querschnittszunahme der Leitungsbahnen in der Richtung auf die Peripherie. Schliesslich tritt sie deutlich in der Struktur der Tastscheiben, der Grandry'schen Körperchen hervor und wird vermuthungsweise auch dem Aufbau aller anderen Reticolaren zu Grunde liegen. Da die Neurofibrillen theilungsfähige Histomeren sind, ist es nicht auffallend, dass auch die Achsenfasern selbst gelegentlich der Längstheilung — streckenweise — unterliegen; sie sind demgemäss als Histomeren einer nächst höheren Ordnung aufzufassen..."

Goldschmidt (197—199) knüpft an die Schilderung des Nervenringes von Ascaris megalocephala (siehe weiter unten) eine hochbedeutsame Diskussion der wichtigsten Probleme über den Zusammenhang der einzelnen Theile des Nervensystemes, unbekümmert um die Fibrillenfrage, an. Er tritt für die völlige Continuität der Ganglienzellen durch Fortsätze und Associationsfasern ein. Das Neuropil enthält kein Geflecht im Sinne von Retzius, sondern Gitterbildungen (Bethe). Aber die Neuronenlehre ist (conform mit Nissl) unabhängig von der Contaktlehre und „ist bewiesen, wenn gezeigt wird, dass das Nervensystem aus Nervenzellen und ihren Ausläufern und nur aus ihnen zusammengesetzt wird." Diesen Beweis glaubt G. liefern zu können, da an einzelnen Stellen die charakteristische Struktur der einen Nervenfaser in die der anderen übergeht. Das ganze Nervensystem entsteht nur aus so vielen Zellen, als zeitlebens Ganglienzellen vorhanden sind. Die Zahl der Ganglienzellen ist von Geburt an eine vollständig festgelegte. Das Nervensystem Wirbelloser ist im Wesentlichen von gleicher Struktur wie das der Vertebraten (Bethe). G. giebt einen anregenden Ausblick auf die vergleichende Morphologie des Centralnervensystemes.

Auch v. Lenhossék (96) bekennt sich in einer ausserordentlich klaren und lesenswerthen Abhandlung über die physiologische Bedeutung der Neurofibrillen wieder als Anhänger der Neuronlehre, „die heute fester begründet steht als je, sie ist keine Theorie mehr, sondern eine Thatsache". Er betont ferner ausdrücklich, dass Held's Verschmelzung der His'schen Auswachsungslehre mit der Hensen-Gegenbaur'schen und Apáthy'schen Theorie nicht genügend begründet sei.

Wolff (86) dagegen stellt sich wieder ganz auf den Boden der Baer-Hensen-Gegenbaur-Held'schen Lehre von der primären intraplasmatischen Entwickelung der peripherischen Nerven innerhalb von Plasmodesmen zwischen Centralorgan und Endorgan und hält das Vorhandensein continuirlicher Uebergänge von Fibrillen in mehreren Zellen und den Nachweis peripherischer Fibrillennetze für wohl vereinbar mit dem Neuronbegriff. „Das ganze Nervensystem besteht aus anatomischen Einheiten, den Neuronen, die wie alle solche anatomischen Einheiten primär untereinander wie mit anderen Gewebselementen in plasmatischem Zusammenhange per continuitatem stehen."

Ueber die Rolle der Neurofibrillen kam v. Lenhossék (96) zu folgenden Schlussfolgerungen: Die Neurofibrillen sind faserförmige Differenzirungen des Protoplasmas der Nervenzelle und ihre Fortsätze fehlen nirgends, wo in der Thierreihe ein besonderes Nervensystem besteht, erscheinen ontogenetisch sehr früh, entstehen an Ort und Stelle aus dem Plasma des Neurons, nicht aus besonderen Zellen, bleiben stets intraneuroplasmatisch, sind vielfach netzförmig angeordnet im Zellenkörper und innerhalb der einzelnen Zweige. Es besteht aber keine netzförmige Verbindung der einzelnen Zweige untereinander. Ihre Consistenz ist grösser, als die der zwischen ihnen liegenden Neuronbestandtheile, sie sind aber nicht starre Gebilde, sondern stehen in lebhafter Wechselbeziehung zum umhüllenden Plasma und wechseln Form und Beschaffenheit, je nach den physiologischen Zuständen des Neurons. Sie sind widerstandsfähiger als die Nissl-Schollen. L. sucht dann alle Gründe zu widerlegen, die besonders Apáthy und Bethe zu der Ansicht geführt haben, dass die Neurofibrillen allein die reizleitenden Elemente des Nervensystems darstellen. Er hält neben den Neurofibrillen auch das Neuroplasma und Axoplasma, also das ganze Neuron für reizleitend. Die Neurofibrillen spielen bei der Reizleitung nicht die Rolle specifischer Leitungsorgane „Stromconduktoren", sondern sind in erster Reihe Wachsthumsstrukturen des Neurons, die den in der Entwickelung begriffenen Nervenelementen als Stützgebilde dienen, ihnen die nöthige Kraft und Energie zu ihrem alle Hindernisse (intercelluläre und celluläre) überwindenden Wachsthum verleihen und sich auch im erwachsenen Neuron erhalten und weiter entwickeln. Zwischen qualitativer Entwickelung von Neuroplasma und Neurofibrillen besteht ein deutlicher Parallelismus. In Folge dessen ist „die Dichtigkeit und Feinheit des Neurofibrillengerüstes ein Gradmesser für den funktionellen Entwickelungsgrad des Neuroplasmas und des ganzen Neurons".

Eingehende Untersuchungen der Muskelzellen von Ascariden führten Goldschmidt (198. 199) zu folgenden Schlüssen über die Bedeutung der Muskelfibrillen und Nervenfibrillen: Nach der grundlegenden Arbeit von Kolzof ist die Zelle ein flüssiger Tropfen. Wenn sie Form hat, bedarf sie der Stützsubstanz. Solche bilden bei Ascaris Fäden, die Apáthy für Fibrillen hielt. Es ist fraglich, ob es überhaupt leitende Fasern giebt, ob nicht vielmehr alle Fibrillen Kolzof'sche Stützfäden sind.

Rádl (103) weist an dem Beispiele der bipolaren Strahlungen nach der inneren und äusseren plexiformen Retina-Schicht der Fovea centralis der Säuger und an analogen Strukturen bei Insekten, Crustaceen und Cephalopoden nach, dass die zwei nervöse Centren verbindenden Nervenbahnen nicht eine blosse Summe der einzelnen Fasern oder Neurone darstellen, sondern dass diese Bahn einheitlich nach einem bestimmten Princip gebaut ist. Dieses Princip besteht im vorliegenden Falle darin, dass die Fasern nach ihrer ungleichen Länge wie die Saiten eines Klaviers geordnet sind. Auch an anderen Stellen dürfte diese gesetzmässige Verschiedenheit in der Faserlänge vorkommen, besonders innerhalb des Gehirns, und vielleicht eine bisher unbeachtete Rolle in der Funktion der Nervenbahnen spielen.

Die Kreuzung der wichtigsten sensiblen und motorischen Nervenbahnen innerhalb der Centralorgane der Vertebraten hat von jeher zu Erklärungsversuchen Anlass gegeben, die aber bisher recht unbefriedigend gewesen sind. Spitzer (104) weist nun in seinem gross angelegten, zur Lektüre im Original dringend zu empfehlenden Werke nach, dass weder die „Kampf-Hypothese“ von Wundt, noch die Erklärungen von Flechsig und der bekannte Ramón y Cajal'sche Satz von der Nothwendigkeit der Sehbahnenkreuzung, Anpassung der anderen Bahnen an diese, sich logisch durchführen lassen. Statt dessen nimmt Spitzer an, dass sich der bei den annelidenartigen Vorfahren der Vertebraten noch dorsal befindliche Darm im Bereiche der zum Stütz- und Schwebeorgan entwickelten Chorda, die bekanntlich nicht bis an das Vorderende des Körpers, sondern nur bis an die primitive Kopfregion heranreicht, um diese Chorda herum ventralwärts dreht, und zwar unter dem Einflusse der specifisch schwereren Nahrungsballen. Dadurch gelangte die ursprünglich ventrale Neuralrinne nach oben, während die prächordale Kopfregion mit den höheren Sinnesorganen (Augen, Otolithenbläschen) und dem Sitz der subjektiven räumlichen Orientirung in der ursprünglichen Lage verblieb. „Die durch Generationen fortwirkenden entgegengesetzten Drehungsmomente führen endlich zu einer Torsion des Vertebratenkörpers um die Längsachse, indem der praechordale Theil seine Lage behält, der chordale aber eine Drehung von 180° ausführt. Der Torsionspunkt wird sich aber an der Grenze des steifen und des beweglichen Theiles des Körpers befinden, d. h. dicht vor der vorderen Chordaspitze.“ Aus dieser Torsion leitet Spitzer nun in geistreicher, allerdings stark hypothetischer Weise die Genese der Kreuzung der Respirations- und Nahrungswege, sowie die der centralen Nervenbahnen ab. Für die weitere Ausgestaltung und Lokalisation der Kreuzungen sind drei Principien maassgebend: „1) das Princip der Condensation des funktionell Zusammenwirkenden, 2) das Princip der Dissemination oder Dissociation des Indifferenten und ungleichartig Differenzirten; 3) das Princip der kleinsten Strecke.“ „Alle drei Principien wirken in dem Sinne, dass sich Theile des Protoneuraxon (= prächordaler Theil des Neuraxons Ref. W.) wie des Deuteroneuraxon (= hinter dem Drehpunkt gelegener Theil des Neuraxons Ref. W.) aneinander vorbei in das Gebiet der anderen Hauptabtheilung vorschieben und so die Grenzen beider Gebiete verwischen.“ Näheres muss im Original eingesehen werden, das gleichzeitig anregende Erörterungen über die Entstehung der Hypophyse, über die Ursache der peripherischen Lage des Rindengrau im Vorderhirn und Kleinhirn, der Trochleariskreuzung, der nur partiell gekreuzten und der homolateralen centralen Bahnen u. A. bringt. Die Hirnachse endet nach Spitzer im Recessus infundibuli.

b) *Entwickelungsgeschichte des Nervensystems, der Fasern und Zellen, Missbildungen.*

In der Berichtszeit sind sehr bemerkenswerthe neue Anschauungen über die Phylogenese des Nervensystems der Vertebraten durch Parker (105. 106. 107. 108. 109. 110, *Ref.* Dr. Paul Röthig [Charlottenburg]), auf Grund umfassender experimentell-physiologischer Studien an den Spongien begründet und in geistreicher Weise durchgeführt worden.

Im Nervensystem der höheren Metazoen unterscheidet Parker (105) einen Receptor, das Sinnesorgan, einen Effektor, den Muskel, die Drüse u. s. w.

und ein zwischen Receptor und Effektor eingeschaltetes Centralorgan. Der Receptor empfängt den Nervenreiz, überträgt ihn zum Centralorgan, während der Effektor auf den Nervenreiz in bestimmter Weise antwortet. Diese drei Theile, in die man das Nervensystem der höheren Metazoen zerlegen kann, haben sich phylogenetisch nicht gleichzeitig, sondern nacheinander entwickelt. Zunächst trat das Muskelsystem als unabhängiger Effektor auf, ein Zustand, den man noch bei den Spongien wahrnehmen kann. Ihnen fehlt augenscheinlich ein Nervensystem, und doch haben sie an den Oscula und Poren Muskelzellen ohne Nerven nach Art glatter Muskelfasern, die sich zusammenziehen können. In unmittelbarer Nachbarschaft des Muskelsystems oder des Effektors entwickelte sich in Gestalt einzelner Nervenzellen der Receptor, der seinerseits den Reiz aufnahm und auf den Effektor übertrug. So entstand der Neuromuskularapparat, oder das Receptor-Effektor-System der Coelenteraten. Zwischen Sinnes- und Muskelzelle, zwischen Receptor und Effektor, entwickelte sich nun, beide verbindend, späterhin ein Nervennetz, in das sich Ganglienzellen einschalteten, die nunmehr den Reiz in bestimmter Richtung vom Receptor zum Effektor übertrugen; es kam so zur Bildung der Parker'schen Synaptic-Neuronen. Aus ihnen entstand dann das ganze verwickelte Centralnervensystem der höheren Thiere.

Parker (106) erörtert ferner die Reaktion der Spongien, speciell von Stylotella, auf äussere Eingriffe und Aenderungen der umgebenden Bedingungen. Die reagirenden Organe sind die Ostia, die Oscula, das Fleisch u. s. w.; bei den ersteren ist die Contraktion ermöglicht durch spindelförmige Zellen, die primitiven glatten Muskelfasern gleichen.

Nervenorgane besitzt Stylotella nicht; sie verfügt nur über Effektoren. Diese Beobachtung giebt P. Gelegenheit, zu den Kleinenberg'schen, O. u. R. Hertwig'schen und zu den Claus'- und Chun'-schen Theorien über die Phylogenese des Nervensystems der höheren Metazoen Stellung zu nehmen. Seine eigene Ansicht unterscheidet folgende Etappen: Vorhandensein von Effektoren allein, verwirklicht bei den Spongien, Auftreten von Effektoren und Receptoren, zur Bildung eines Receptor-Effektor-Systems, wahrnehmbar bei den Coelenteraten. Bildung eines Adjustors oder Centralorgans zwischen Receptor und Effektor, vorhanden und weiter ausgebildet bei den höheren Metazoen.

Der primitive Typus eines Reflexbogens, den Parker (107) einen Neuromuskularmechanismus nennt, zerfällt nach ihm in 3 Theile: einen Receptor oder das den Reiz aufnehmende Sinnesorgan, den Adjustor, das in den Reflexbogen eingeschaltete Centralnervensystem und den Effektor, die auf den Reiz antwortende Muskel- oder Drüsenzelle. Diese 3 Theile haben sich nicht gleichzeitig, sondern nacheinander entwickelt, und es ist wahrscheinlich, dass die primitiven Metazoen Effektoren ohne Adjustoren und Receptoren besessen haben. P. betrachtet daher den Effektor als das primitivste Glied im Neuromuskularmechanismus, und bemüht sich, solche isolirt thätigen Effektoren in der Thierreihe nachzuweisen. Er betrachtet als Effektoren, die für sich allein ohne Receptor und Adjustor wirksam sind, die Sphinkteren an den Poren und dem Osculum der Spongien, den Sphincter pupillae der niederen und vielleicht aller Wirbelthiere, sowie den Herzmuskel der Tunikaten und der Embryonen.

Die 2. Stufe in der Entwickelung des Neuromuskularmechanismus (108) ist im Receptor-

Effektor-System gegeben. Es findet sich bei den Seeanemonen, Medusen, sowie wahrscheinlich im Verdauungstractus der höheren Metazoen. Die Seeanemonen besitzen in ihrem Ektoderm ein diffus angeordnetes Nervensystem; ihr Ektoderm besteht nämlich aus folgenden 3 Schichten: der Epithel-, Nerven- und Muskelschicht, die nach Parker zusammen den ektodermalen Neuromuskularmechanismus darstellen. Doch zeigen äusserst interessante Fütterungsversuche, dass den Seeanemonen der Besitz eines Centralnervensystems, also eines Adjustors, nicht zugeschrieben werden kann. Fleisch, das man auf die Tentakel fallen liess, wurde von den Anemonen genommen, nicht so Fliesspapier, wohl aber *zunächst* mit Fleischsaft getränktes Fliesspapier, so lange, bis bei häufigem Wiederholen des Versuches auch dieses zurückgewiesen wurde. Stellte man das Experiment mit einer anderen Tentakelgruppe an, so wiederholte sich das Ergebniss: Immer wurde Fleisch, niemals Fliesspapier allein und nur bei den *ersten* Prüfungen mit Fleischsaft getränktes Fliesspapier genommen. Die Erfahrung des einen Körpertheiles wurde also einem anderen Körpertheile nicht mitgetheilt. Anfangs werden die Receptoren sowohl von dem stärker wirksamen Safte des Fleisches, wie von dem schwächeren Fleischsafte auf dem Papier, schliesslich nur von dem Fleische allein gereizt. Hier setzt dann das scheinbare Unterscheidungsvermögen ein. Auf Grund physiologischer Versuche schliesst Parker, dass auch der Intestinaltractus der Wirbelthiere, wie die Tentakel der Seeanemonen, einen Neuromuskularmechanismus besitzen. Bei den Medusen sind die Receptoren specieller ausgebildet als bei den Seeanemonen; in allen Fällen, Seeanemonen, Medusen, Intestinaltractus der Wirbelthiere, sind Receptoren und Effektoren durch ein Nervennetz miteinander verbunden, ein Adjustor aber, ein Centralnervensystem, fehlt.

Einen Neuromuskularmechanismus, der nicht nur die primären und sekundären Organe (Muskel und Sinnesorgane) enthält, sondern auch tertiäre Organe, ein Centralnervensystem, aufweist, besitzen nach Parker (109) die Anneliden. Hier also giebt es im Parker'schen Sinne Effektoren, Receptoren und Adjustoren. Aehnlich verhält es sich bei den Arthropoden; doch ist hier der Adjustor erheblich weiter ausgebildet als bei den Anneliden. Bei den Vertebraten gleichen die primären motorischen Neuronen ganz denen der Invertebraten, während die primären sensorischen Neuronen sich insofern von denen der Invertebraten unterscheiden, als die Zellenkörper centralwärts (Dorsalganglia) gewandert sind, mit alleiniger Ausnahme des Olfaktorius, der noch die Invertebraten-Verhältnisse aufweist. Das Centralnervensystem der Vertebraten ist in vielen Theilen ein synaptisches Organ, ob aber in allen, ist noch nicht sichergestellt. Wenn man auch nicht sagen kann, dass ein synaptisches Nervensystem eine Eigenthümlichkeit der Vertebraten ist, so unterscheidet sich doch in zweierlei Hinsicht ihr Centralnervensystem von dem der Invertebraten, nämlich erstens im Ueberwiegen der langen Neuronen gegenüber den kurzen, sodann in der ungeheuren Menge von Associations-Neuronen. So hat sich also allmählich zwischen Effektor und Receptor das Centralnervensystem als Adjustor ausgebildet, nicht nur als ein Organ für die Uebertragung des Nervenreizes in bestimmter Richtung, sondern auch als ein Aufspeicherungs- und Modifikationsorgan für den Nervenreiz.

Am Beispiele der elektrischen Organe, der

Chromatophoren, verschiedener Drüsen und der Leuchtorgane bemüht sich Parker (110) endlich nachzuweisen, dass man in ihnen, wie ursprünglich bei den Muskeln, zunächst vom Centralnervensystem unabhängige Effektoren erblicken muss, von denen einige erst sekundär mit dem Nervensystem in Verbindung getreten sind.

Dr. Röthig (Charlottenburg).

Ueber die Phylogenie des Hirnnervensystems kommt Meek (vgl. Capitel VIII) zu folgenden bemerkenswerthen Resultaten: Das Gehirn entwickelt sich wie das Rückenmark aus einer cilientragenden Einstülpung des dorsalen pigmentführenden Ektoderms, die zur Röhre wird, aus deren Wandung motorische Nerven entspringen und die mit einer lateralen Serie von sensorischen Ganglien verknüpft ist. Die Einstülpung beginnt oral und setzt sich caudalwärts fort. Der präorale Theil enthält ursprünglich ein vorderes olfaktorisches Segment und ein hinteres optisches für das zuerst doppelt angelegte Pinealauge, dahinter das Infundibularorgan. Die Ränder des ursprünglich offenen Neuroporus werden später olfaktorisch wie das Infundibulum, und das Nasenepithel trennt sich später vom Prosomer. Die lateralen Augen entstehen aus den dorsolateralen Rändern des optischen Segments und kommen später in Berührung mit dem Epibranchialganglion der ersten Kiementasche zu einer Zeit, in der ihr visceraler Nerv bereits degenerirt ist, so dass das Ganglion vielleicht Material für die Linse enthält. Das dritte Prosomer und die folgenden Segmente stehen mit 16 Ganglien und Visceralnerven in Verbindung und sind gleichzeitig Ursprungsstätten für 15 Somiten und 15 Ventralnerven. Die Ganglien sind zunächst durch Längs-Commissuren verbunden, aus denen der Nerv der

Seitenlinie entsteht, ferner stehen sie zu dem Nervenrohre und den Kiemenspalten in enger Beziehung, aus der sich das branchiale System von Sinnesorganen entwickelt. Die Spinalganglien entwickeln sich später als die cerebralen. Das Gehörorgan entsteht zwischen vorderen Abschnitten der Seitenlinie. Der Nervus VIII und das zugehörige Segment liegen in der Mitte der visceralen und epibranchialen Reihe.

Held (111) hat der Entwickelung des Nervengewebes eine gross angelegte und minutiös durchgeführte Monographie gewidmet, die unter den bedeutendsten Erscheinungen in der Berichtszeit an erster Stelle zu nennen ist. Er vereinigt in ihr seine aus den früheren Berichten bereits bekannten Erfahrungen und Ansichten über die ersten Entwickelungsstadien des Nervengewebes mit den Ergebnissen neuerer Forschung. Es ist leider nicht angängig, im Rahmen eines Referates dem gewaltigen Werke gerecht zu werden, der *Ref.* muss sich daher auf eine kurze, dem Prospekte entnommene Wiedergabe des Inhaltes beschränken und verweist alle Forscher, die sich mit der Genese des Nervensystems beschäftigen, angelegentlichst auf das Studium des Originals.

Auf Grund neuer und vergleichend histologisch auf die Reihe der Wirbelthiere ausgedehnter Beobachtungen ist für die Entwickelung des Nervengewebes eine neue Formel gefunden worden. Es hat sich gezeigt, dass von den bisher aufgestellten 4 Haupttheorien keine umfassend genug ist, um das Problem der Nervenbildung dem unmittelbaren Streite der Gegensätze zu entrücken und einer Einigung entgegenzuführen.

Die Schwann-Balfour'sche Zellenkettenhypothese, die den Nerven aus einer Reihe von

Zellen entstehen lässt, ist unrichtig. Sie scheitert an dem Bilde des im Anfange kernfreien Anamniennerven. Die Nervensubstanz breitet sich vielmehr in einer elementaren Weise von den His'schen Neuroblasten aus. Diese sind es, nicht die hypothetischen Nervenzellen Apáthy's, die die Neurofibrillen produciren. Trotzdem ist die Kupffer-His'sche Ausläufertheorie nicht zu halten. Denn es wächst die Substanz des Nerven nicht als freier Zellenausläufer aus, der seinen richtigen Weg in der allgemeinen Gewebeflüssigkeit findet, sondern mit Hülfe einer vorgebildeten Plasmabahn, die zuvor Centrum und Innervationsorgan verbindet. Die His'sche Neuroblastenlehre muss also mit der v. Hensen'schen, bez. mit der Hertwig'schen Hypothese vereinigt werden.

Aus den Beobachtungen Held's über das intraplasmatische Wachsthum der sich bildenden Nervenbahn, über die ihr folgende peripherische Wanderung der Neuroglia, über das frühe Eindringen von Neurofibrillen aus einem Neuroblasten in einen zweiten, dritten u. s. w., sowie in peripherische Innervationszellen im Sinne Apáthy's, über den Ursprung einer Nervenfaser aus mehreren Neuroblasten, ergiebt sich eine durchgreifende histogenetische Auffassung des Nervensystems. Nicht als eine Summe von Neuronen (Waldeyer), den „anatomisch, wie genetisch getrennten Nerveneinheiten", ist das Nervensystem entwickelt worden, sondern als ein Neurencytium.

Inhalt. Capitel I: Einleitung. 1) Die verschiedenen Theorien über die Entstehung der Nerven. 2) Eigene Beobachtungen; Princip der Untersuchung; Material und Methodik. Capitel II: Process der Neurofibrillation. 1) Die Bildungszellen der Neurofibrillen. 2) Die fibrilläre Struktur des Neuroblasten, ihre allgemeine Bedeutung und die Art ihrer Form. 3) Ueber die neurofibrilläre Verbindung der

Neuroblasten und die Genese von Nervenfasern. 4) Ueber die Wachsthumsrichtung der neuroblastischen Zellensubstanz und die allgemeine Entwickelung der Gestalt der Ganglienzelle. 5) Anhang: Das Problem der Dendriten. Capitel III: Die Entstehung der centralen Leitungsbahnen. Capitel IV: Die Entstehung der motorischen Nerven. 1) Epitheliales Bindegewebe der Anamnien. 2) Epitheliales Bindegewebe der Amnioten. 3) Reduktion der Zellenkegel und Bildung der embryonalen Grenzhäute. 4) Umwandlung des epithelialen in das zellenreiche Bindegewebe. 5) Bedeutung des epithelialen Bindegewebes und der embryonalen Membranae limitantes. 6) Motorische Spinalnerven der Anamnien. 7) Nervus oculomotorius des Frosches. 8) Motorische Spinalnerven der Amnioten. 9) Allgemeines Ergebniss über die Bildung motorischer Nerven und Kritik der Literatur. Capitel V: Die Entstehung der sensiblen Nerven. 1) Eintheilung der sensiblen Neuroblasten. 2) Die Nerven der centralen sensiblen Neuroblasten bei Anamnien. 3) System der sensiblen Neuroblasten bei Anamnien und Amnioten. 4) Ueber den allgemeinen Bau des sensiblen Ganglions. 5) Anhang: sensible Gehirnnerven. 6) Allgemeines Ergebniss und Kritik der Literatur. Capitel VI: Die Entstehung der sympathischen Nerven. 1) Allgemeine Herkunft des Nervus sympathicus. 2) Der allgemeine Neurofibrillationsprocess innerhalb der sympathischen Zellenkette. 3) Allgemeines Ergebniss und Kritik der Literatur. Capitel VII: Ueber den histogenetischen Begriff der Nerven- oder Ganglienzelle und den der Gliazelle. Capitel VIII: Ueber das Wesen der Nervenbildung. Die His'sche Neuroblastentheorie muss mit der von v. Hensen, bez. von O. und R. Hertwig formulirten Hypothese vereinigt werden. Die Zellenkettenhypothese ist unhaltbar. Kritik der Neuroblastenexperimente Harrison's und der histogenetischen Beobachtungen Ramón y Cajal's. Wachsthum und Richtung der Nervensubstanz und das Princip der Wegstrecke. Kritik der v. Hensen'schen Hypothese und derjenigen von Hertwig. Syncytium, Synplasma und Encytium. Das Nervensystem ist als Neurencytium entwickelt. Retrograde Ganglienzellenveränderung Nissl's, Theorie der Nervenregeneration. Neuroblast und Neuron. Neuroblasten, Neuronen und Neurencytium. Lehre von den Degenerationen der Leitungsbahnen, Bedeutung der Neurofibrillen. Zusätze zu Capitel I—VIII.

Auf dem Boden der Hensen-Gegenbaur'-schen Theorie steht Kerr (122), der schon vor Jahren gezeigt hatte, dass bei Lepidosiren zwischen Rückenmarksanlage und Myotom eine primäre Plasmabrücke besteht, die sich später fibrillär differenzirt, als motorischer Nerv auswächst und eine mesodermale Scheide erhält. Harrison's Experimente (s. diesen und die vorigen Berichte) beweisen nichts für das Gegentheil, da mit dem Rückenmark möglicherweise auch diese Plasmabrücken entfernt sein können. K. hat ferner den Nachweis von primitiven Myo-Epithelialzellen bei Lepidosiren erbracht und dadurch gezeigt, dass die Muskelfibrillen ursprünglich mit der Ganglienzelle und den motorischen Nerven eine Einheit bilden („Myoneuron"). Die Muskelplatte wäre dann der Theil des Protoplasmas der Muskelzelle, der nicht durch contractile Elemente ersetzt wird. Die Myotome der Vertebraten bilden sich aus Taschen der primitiven Darmhöhle, die mit der Anlage des Centralnervensystems eine continuirliche epitheliale Verbindung besitzen. Später verdickt sich diese Verbindung an einzelnen Stellen zur Anlage der motorischen Nerven.

Hoven (112) schildert nach sorgsamer Neuuntersuchung zunächst genau die Entstehung des „tube neural" aus undifferenzirtem Epithel, das Auftreten von Neuroblasten und das Auftreten der ventralen Wurzeln, darauf die Differenzirung der Spinal- und sympathischen Ganglien, um sich dann speciell zur Histogenese zu wenden. Die peripherische Faser ist ihm ein Axonenauswuchs centraler Zellen, die Scheidenzellen sind Mesenchymprodukte. Mit Meves kommt er zu dem Schluss: In allen früh embryonalen Ganglienzellen entwickeln sich aus den „Chondriosomen" der embryonalen

Zelle „Chondrioconten", die bald ein sehr enges Netz gewellter Fasern bilden, und aus diesen werden durch chemische Umwandlung die Neurofibrillen. Eine gewisse Anzahl Chondrioconten bleibt unverändert auch in den erwachsenen Zellen und bildet wohl den Golgi'schen „apparato reticolare endocellulare". Die Arbeit enthält zahlreiche instruktive Abbildungen.

Mit bewunderungswürdiger Geschicklichkeit und unverwüstlicher Ausdauer hat Harrison (116) seine Experimente über das Wachsthum der Nervenfasern (s. d. vor. Berichte) wieder aufgenommen. Er brachte aseptisch entnommene Stücke der Centralorgane von Froschembryonen aus den ersten Entwickelungsstadien in geronnene Froschlymphe und konnte sie so auf dem hohlen Objektträger mehrere Wochen hindurch lebend erhalten und dauernd beobachten. Dabei kam er zu folgenden Resultaten: Vor der histologischen Differenzirung besteht die Wand des Nervenrohrs aus getrennten Zellen mit Zellenmembranen, bildet also kein Syncytium. Die peripherischen Nerven gehen aus fein verzweigten Zellenfortsätzen des Nervenrohrs und der Kopfganglien hervor und wachsen zu langen Fasern aus, die rhizopodenartige Endverästelung besitzen. Direkt unter dem Mikroskop lässt sich bei der oben angedeuteten Versuchsanordnung die Entstehung quergestreifter Muskelfasern aus axialen Mesodermzellen beobachten; die Epidermiszellen bilden Cuticularsäume, aus Theilen des Nervenrohrs und des axialen Mesoderms entwickeln sich Chromatophoren und mesenchymartiges Gewebe, aus der Wand des Nervenrohrs und den cranialen Ganglienanlagen wachsen lange hyaline, embryonalen Nervenfasern gleichende Fäden aus. Diese in der Lymphe entwickelten Gewebe funktioniren regelrecht (Cilienbewegung, Muskelfaser-Contraktion, so lange ein Zusammenhang mit Theilen des Nervenrohrs erhalten bleibt). Charakteristisch für alle embryonalen Zellen ist ihre amöboide Beweglichkeit (Formveränderung und Platzveränderung), die am grössten bei den Elementen des Nervensystems und Mesoderms, am kleinsten bei denen des Entoderms und Notochords ist. Das Aussprossen der primitiven Axonen mit ihren Pseudopodien ist nur eine Folge dieser amöboiden Beweglichkeit. Vorübergehende Anastomosen der wachsenden Fasern können sich später wieder lösen. Es ist durch diese Experimente der Nachweis geführt, dass Neuroblasten in einem unorganisirten Medium einfach durch amöboides Auswachsen ihres Protoplasmas Nervenfasern bilden können, auch wenn alle bisher als Nervenbildner angesprochenen geformten peripherischen Elemente entfernt werden, dass sie also die einzigen Nervenbildner sind. Die Hensen-Held'sche Hypothese ist daher nicht aufrecht zu erhalten. Die Entwickelung der Nerven kommt ausser durch die oben geschilderte protoplasmatische Bewegung noch durch Gewebe-Differenzirung (Fibrillenbildung innerhalb der Fasern) zu Stande. Die anfängliche Richtung der Nervenfortsätze ist bereits vor dem Auswachsen als immanente Eigenschaft der Neuroblasten gegeben, die Nervenfaserbildung muss daher als ein Akt der Selbstdifferenzirung im Sinne Roux' angesehen werden. Nothwendige Bedingung für das Auswachsen ist wahrscheinlich ein Medium, das den Fasern gutes Nährmaterial liefert. Entscheidend für die Topographie des peripherischen Nervensystems ist die Gestalt der embryonalen Organe, die immanente Richtung gebende Eigenschaft der Neuroblasten und die motorische Kraft des Protoplasma der Ursprungszellen. Die zunächst kurzen und aus wenigen Fasern bestehenden Nerven verlängern sich durch interstitielles Wachsthum oder durch Streckung. Die Verbindung der Nerven mit den Endorganen vollzieht sich in einer bisher unbekannten Weise. Vielleicht besteht eine Analogie mit dem Eindringen des Sperma in die Eizelle?

Reich (241) ist Anhänger der Zellenketten-Theorie: die centralste Zelle der Kette wird zur Ganglienzelle, die peripherischste zum Endorgan, die dazwischen liegenden werden zu Nervenfaserzellen. Auch Cameron u. Milligan (s. Cap. IX) nehmen eine pluricelluläre Nerven-Genese (aus einem Syncytium) an.

c) Regenerationsvorgänge an Nervenfasern und Ganglienzellen.

Nach Alzheimer (132) zeigt „das Studium der Regeneration bei der Neuritis mit einer Deutlichkeit, die keinen Zweifel mehr übrig zu lassen scheint, dass sich der Achsencylinder durch Auswachsen von Seitensprossen aus dem centralen Stumpfe regenerirt".

Perroncito (134—136) hat wieder mit zahlreichen Methoden die Degenerations- und Regenerationsvorgänge der peripherischen Stümpfe durchschnittener Nerven studirt und kam dabei zu folgenden Resultaten: Die beim Vorgang der Degeneration und Regeneration beobachteten „Zellenreihen" sind Bindegewebefaserbündel, zwischen denen Spindelzellen liegen, die Bindegewebezellen sind, also nicht aus Schwann'schen Zellen entstehen. Der verletzte Nerv enthält ellipsoidförmige basophil gekörnte Zellen (Wanderzellen?).

Eine grössere Anzahl von Forschern hat sich in der Berichtszeit mit den Regenerationsvorgängen innerhalb der Centralorgane beschäftigt. Die Resultate sind nicht eindeutig. Sala (140—144) sah nach aseptischen Läsionen des Gehirns neugeborener uud erwachsener Säuger Regenerationserscheinungen im Achsencylinder der Pyramidenzellen, die er genau beschreibt. Marinesco hat nach ihm analoge Ergebnisse veröffentlicht. Nach aseptischen Rückenmarkswunden entfalten die Fasern der weissen Substanz, wie Rossi (147 bis 149) nachweist, zunächst eine sehr rasche und lebhafte Regenerationsthätigkeit. Sie bilden nackte (zellenlose) Fasern, die aber später wieder zum grossen Theile durch degenerative Vorgänge an den Bindegewebezellen der Narben zerstört werden. Ob die Lücken später durch Gliawucherung ausgefüllt werden und ob auch nachträglich noch Regenerationsprocesse an den Fasern auftreten können, ist noch unbestimmt. Auch nach intracraniellen Opticusdurchschneidungen beobachtete Rossi ähnliche Regenerationsvorgänge am centralen Stumpf, während das peripherische Ende der Opticusfasern stets total degenerirte.

D'Abundo (154. 155) hat neugeborenen Hunden und Katzen mehrere Segmente des Rückenmarkes entfernt und die Wurzeln stark gequetscht. Trotzdem regenerirten sich aus den Spinalganglienzellen die Hinterwurzeln und wuchsen in das Narbengewebe des Rückenmarksdefektes auf den charakteristischen Wegen hinein, bogen auch im Hinterstrange in die Längsrichtung um — wieder ein Beweis für die relative Autonomie der Spinalganglien in ihren Beziehungen zum Centralorgan. Blutgerinnsel und andere Hindernisse auf dem Wege der Regeneration modificiren die Richtung des Wachsthums der regenerirten Hinterwurzeln.

Dustin (160) hatte Gelegenheit das Rückenmark eines Hundes zu untersuchen, dem Philippson mehr als 3 Jahre zuvor das Brustmark total durchschnitten hatte. Dabei fand er, dass weder anatomisch noch physiologisch eine Nervenfaser-Verbindung der beiden Stümpfe des Rückenmarks eingetreten war, wenn auch überall Spuren unvollständiger Regeneration vorhanden waren. Die meisten intracicatriciellen Fasern besassen perivaskulären sympathischen Charakter, ihren Ursprung sucht D. in kleinen Rundzellenknötchen. Die neugebildeten Fasern endigten frei, gewöhnlich mit Endknospen. Um die Frage nach der Ursache der Regeneration im Centralorgan zu beantworten, hat D. eine Reihe von Versuchen an Katzen, Kaninchen, Meerschweinchen und weissen Mäusen angestellt, die zu folgendem Ergebniss führten: Die Regeneration der peripherischen Nerven geht vom centralen Stumpf aus und folgt Wegen, die durch die Anordnung der Narbe und den peripherischen Stumpf erst geschaffen werden („Odogenèse"). Die Forsmann-Ramón y Cajal'sche Theorie vom „Neurotropismus" kann nicht mehr aufrecht erhalten werden, da die bisher erbrachten Beweise ungenügend sind, die einzelnen Autoren sich widersprechen und die eigenen Versuche von D. keinen einzigen Fall einer Anziehung des regenerirend wachsenden Nerven durch Nervengewebe ergaben. Die „Odogenèse" ist eine specielle Eigenheit der Bindegewebezellen peripherischer Nerven, vielleicht chemotaktischer Natur. Die Bildung von Endkeulen und terminalen Auffaserungen, wie sie Perroncito beschrieben hat, zeigt nur eine Störung der Odogenèse an, keine Störung des Attraktionsvermögens. Die Ursache für die Unfähigkeit des Centralnervensystems der Säuger zur Regeneration liegt in der Art der Narbenbildung, die eine Odogenèse erschwert, ferner in der geringeren Wachsthumstendenz der Fasern. Bei der Beurtheilung jeder Regeneration muss die Eigenheit der Ursprungszellen der betreffenden Fasern berücksichtigt werden.

Im Gegensatze zu Dustin hat Ramón y Cajal (150—152) seine Hypothese von der chemotaktischen Wirkung der Endorgane auf den Regenerationsprocess der Nerven, ebenso wie auf den normalen Entwickelungsgang durch neue Versuche an Spinalganglien, Rückenmark und Wurzeln junger Hunde, Katzen und Kaninchen stützen und Dustin's Einwände widerlegen können. Er kommt dabei zu folgenden Ergebnissen: Jeder Achsencylinder oder Neuritenast wächst in gerader Linie, bis er auf mechanische Hindernisse stösst oder dem Einflusse „neurotropischer" oder „neurokladischer" Reize ausgesetzt wird. In diesen Fällen weicht die Faser nicht plötzlich in rechtem oder stumpfem Winkel aus, sondern beschreibt eine Parabel. Die neugebildeten Nervenfasern haben die Neigung, an den Hindernissen sich anzuheften. Die Endknöpfe und Endkeulen der vordringenden Fasern übernehmen gewissermaassen die Rolle eines Sturmbocks zur Ueberwindung der Hindernisse. Form und Grösse der Endverdickungen wechseln (6 Formen werden beschrieben) je nach dem Bedürfniss und je nach dem schnelleren oder langsameren Wachsthum der vordringenden Fasern. Bei überwindbaren Hindernissen oder multiplen neurotropen Reizen lassen die Endverdickungen reiche Endverzweigungen hervorgehen. Der Verzweigung ruhender oder neugebildeter Achsencylinder („excitation divisoria") geht ein „eretismo preformativo", d. h. ein Stadium neurofibrillären Wachsthumsreizes voraus, beides die Folgen chemischer und physikalischer Einflüsse. Die letzteren sind besonders für die Auffaserung der neuen Fibrillen, die ersteren für die Richtung, Verzweigung und „eretismo divisorio“ der neugebildeten Fasern verantwortlich zu machen („quimio neurotropismo“ und „neurodendrismo“ oder „quimio neurocladismo“). Sie sind in allen „edlen“ Geweben (Drüsen, Muskeln, Ganglienzellen u. s. w.) wirksam. Neurodendrische und neurotropische Einflüsse gehen besonders von den Schwann'schen Zellen, den Lemnoblasten der degenerirten Muskelplatten, den Begleitzellen der Spinalganglienzellen, den sensiblen Endapparaten und dem embryonalen Bindegewebe aus. Der Einfluss dieser Gebilde kann sich auf alle neugebildeten Fasern oder nur auf solche von ganz specifischer Funktion erstrecken. Der lokale Charakter des Theilungsreizes (bald central, bald peripherisch wirkend) beweist eine gewisse Selbständigkeit des Achsencylinderplasmas („Neurobione“ als elementare Fibrillenbestandtheile?). Ob es einen negativen Neurotropismus im Sinne von Lugaro, Nageotte, Marinesco giebt, ist zweifelhaft.

Um den Widerspruch zwischen den Angaben von Lugaro (s. d. vor. Bericht) und D'Abundo (siehe oben) bezüglich der Regenerationsfähigkeit hinterer Wurzeln zu lösen, durchschnitt Ramón y Cajal (152) neugeborenen Hunden und Kaninchen die Cauda equina und das Lumbosakralmark, bei anderen legte er eine Reihe flacher Schnitte im Conus medullaris an, um künstliche Entzündung und Zerstörung der Hinterstränge und Dorsalwurzeln herbeizuführen. Wurden die Thiere dann 4—8 Tage nach der Operation getödtet, so ergab die Silberfärbung mit vorhergehender Pyridinbehandlung, dass in Folge von Abwesenheit neurotropischer Substanzen im Rückenmark und durch mechanische Hindernisse gezwungen die regenerirten Hinterwurzeln an der Hinterstranggrenze Halt machen oder umkehren. Unter günstigen Bedingungen (Erhaltung des Neurilemms, Entzündung der Wurzeln ohne Durchschneidung u. s. w.) dringt bei jungen und neugeborenen Thieren ein Theil der regenerirten Wurzelfasern in das Rückenmark ein und steigt im Hinterstrange auf- und abwärts. Unsicher ist es, ob diese Fasern nicht später wieder zu Grunde gehen. Das Eindringen und die Theilung der neuen Fasern geschieht lediglich als Folge des grösseren oder geringeren Widerstandes, ohne Mitwirken anziehender oder abstossender intramedullärer Kräfte. Häufig theilen sich die dorsalen Wurzelfasern, ähnlich wie die peripherischen Aeste der Spinalganglienzellen an der Peripherie des Rückenmarkes in zahlreiche Zweige, von denen einzelne bereits in den subarachnoidalen Räumen aufsplittern. Wie der peripherische Ast, so wird auch der centrale Wurzelast der Spinalganglienzelle zuweilen auch noch innerhalb der Hinterstränge von embryonalem Bindegewebe angezogen.

Mit Ausnahme der grauen Substanz des Rückenmarkes, in der wahre Regenerationserscheinungen beobachtet werden können, die wieder eine Verbindung zwischen den Neuronen vermitteln, können alle Erscheinungen der Regeneration centraler Nervenfasern, die von den Autoren beschrieben worden sind, nach Ramón y Cajal (152) lediglich als provisorische, dem Untergange geweihte, angesehen werden. Die Intensität der Regenerationsversuche entspricht im Allgemeinen der Grösse und Heftigkeit der Läsion und Degeneration (conform mit Bielschowsky, s. d. vor. Bericht). Als wahrscheinliche Ursache für das Misslingen der Regenerationsversuche centraler Fasern nimmt R. y C. das Fehlen specifischer Nährquellen an (katalytischer Kräfte, Assimilations-Diastasen u. s. w.), die das Wachsthum des Axons begünstigen und seinen Verlauf durch die weisse Substanz der Centralorgane bestimmen.

Es ist bekanntlich Nageotte, Marinesco, Minea, Rossi (s. d. vor. Bericht) gelungen, transplantirte Spinalganglien lange Zeit am Leben zu erhalten und in den Zellen seltsame Wachsthumserscheinungen in Form von Fortsätzen, Lappen u. dgl. hervorzurufen. Ramón y Cajal (150) hat es nun unternommen, bei Hunden, Katzen und Kaninchen den Vorgang der Autolyse und der Ueberlebung von Ganglienzellen und Nervenfasern in indifferenter Kochsalzlösung, Blut, Blutserum, Cerebrospinalflüssigkeit, Kammerwasser u. s. w. bei Bluttemperatur 8—48 Stunden lang zu beobachten. Unter günstigen Bedingungen (bestimmte Thierarten, junge Entwickelungsstadien, Asepsis, Wahl günstiger Medien u. s. w.), konnte er sensible Ganglien 48 Stunden am Leben erhalten und Neubildungsprocesse an ihnen beobachten. Centrale Zellen am Leben zu erhalten gelang ihm nie und es ist fraglich, ob die an ihnen beobachteten Veränderungen als vitale angesprochen werden können. Während die markhaltigen peripherischen (Nageotte) und centralen Fasern bei gleichem Vorgehen sehr rasch absterben, widerstehen die marklosen Fasern relativ lange der Autolyse, ebenso die Neurofibrillen der Muskelnerven.

d) Zellenstruktur, Fibrillen, Netze, Verbindungen.

Mayr (164) hat bei Lorenz Versuche über die Veränderungen der Nervenzellen bei Imbibition mit Aqua destillata, Kochsalzlösung, Ringer'scher Flüssigkeit, mit und ohne Zusatz von Arsen, Chinin, Narcoticis der Alkoholreihe in verschiedener Concentration angestellt. Er fand dabei für jede der genannten Flüssigkeiten charakteristische Aenderungen der Form und Färbbarkeit, die je nach der Concentration der Fixirmittel und je nach der Schnittschicht (peripherische oder centrale Theile des Blocks) wechselten. Die Concentration der einwirkenden Lösungen besitzt ebenfalls grossen Einfluss auf Form, Grösse und Inhalt der Zellen. Bei gleichzeitiger Anwendung mehrerer Substanzen bewahren trotz gegenseitiger Beeinflussung doch einige in allen Combinationen ihre Eigenheiten (Beispiel: Arsen helle Färbung, Chinin starke Fällungen u. s. w.).

Rückenmarkstücke, die 5 Minuten in heisse physiologische Kochsalzlösung (55—90° C.) geworfen waren und andere, die intra vitam durch Hitze coagulirt wurden, zeigten nach Lugaro (94. 95) die fibrilläre Zellenstruktur in verschiedener Ausbildung. L. hält das für einen Beweis dafür, dass die Fibrillen im lebenden Nervensystem präexistiren.

Schaffer (173) nimmt jetzt mit Economo und Bielschowsky zwei voneinander unabhängige Netzbildungen innerhalb des Ganglienzellenkörpers an: das eine Netz besteht aus den Fibrillen mit ihren Verzweigungen und Anastomosen, das *Andere ist ein von dem ersten wesensverschiedenes Wabenwerk,* das allerdings mit dem Fibrillennetz innig verschmilzt. Bei der Tay-Sachs'schen Krankheit (amaurotisch-familiäre Idiotie) ist im Wesentlichen nur das Wabenwerk afficirt, während die Fibrillen intakt bleiben. Die Endkeulen der Fibrillen fremder Neuronen stehen mit dem Fibrillennetz der Ganglienzellen in continuirlichem Zusammenhang.

Durch Modifikationen der von Ramón y Cajal, Bethe und Donaggio angegebenen Fibrillenmethoden, deren Beschreibung im Original eingesehen werden muss, gelang es Besta (177) das pericelluläre Golgi-Netz an allen Stellen des Centralorgans nachzuweisen. Bei einzelnen Zellengruppen mehr, bei anderen weniger, erstreckten sich Fortsätze aus dem Netz in's Innere der Zellen, andererseits setzte es sich (conform Bethe) als diffuses interstitielles Netz zwischen die Zellen fort. Die Golgi-Netze sind keine Kunstprodukte. Besta hält sie für gliös (Held). Ihre Funktion ist unbekannt, jedenfalls keine leitende.

Das „Binnennetz“ von Golgi ist nach Besta (48) ganz unabhängig von den Nissl-Körpern, lässt sich durch

Anilinfärbung mit specifischer Beize darstellen, bleibt stets vom Zellenrande entfernt und vom Zellenkern getrennt, oder es sendet nur dünne Fortsätze zur Kernperipherie. Die Netzfäden sind glatt, einförmig, stets gut als solche charakterisirt. Mit dem pericellulären Gewebe besteht keine Verbindung. Alle diese Umstände sprechen gegen die Identität des Netzes mit den Holmgren'schen Kanälchen und dem Trophospongiumapparat und für die auch von Kopsch und Misch getheilte Auffassung Golgi's, dass das Netz einen morphologischen Bestandtheil der Nervenzelle bildet, der dieselbe Existenzberechtigung wie die Fibrillen besitzt. Zur gleichen Ansicht gelangten auch Collin und Lucien (181. 182). Die verschiedenen Formen, unter denen das Netz erscheint, hängen ab von der Grösse und Differenzirung der Neuronen und besitzen viele Uebergangsformen. Auch Marcora (183. 184) betont die Unabhängigkeit des Binnennetzes von den Nissl-Körpern, denen es sich mit seinen Schlingen lediglich anlegt. Legendre (180) dagegen hält an seiner im vorigen Berichte bereits erwähnten Auffassung fest, dass Nissl-Substanz und Binnennetz identisch sind, und dass möglicher Weise die verschiedene Form des Netzes in den verschiedenen Zellen nur der specielle Ausdruck einer Silberreaktion des „Protoplasma supérieur" von Prenant (Kinoplasma oder Ergastoplasma) ist.

Golgi (54) gelang es mit einer eigenen Methode (vgl. Capitel II) in den Pyramidenzellen ein Innennetz darzustellen, das sich von dem bekannten durch die Feinheit und Regelmässigkeit seiner Fäden, durch enge Beziehungen zum Kern, durch seine Form (Netz- und Kreisbildung) und sein Verhältniss zu den Fortsätzen unterscheidet. Eine specielle Deutung steht noch aus. Holmgren's und Ramón y Cajal's Identificirung mit dem Trophospongium könne auch hier keinesfalls zutreffen.

e) *Einzelne Zellenarten, Nervensystem der Evertebraten.*

Das centrale und peripherische Nervensystem der Evertebraten ist in der Berichtszeit wieder der Gegenstand zahlreicher eingehender Untersuchungen gewesen, von denen hier lediglich diejenigen angeführt werden können, deren Resultaten allgemeinere Bedeutung auch für die Vertebraten-Centralorgane zukommt.

Aus den Ergebnissen der umfangreichen Arbeit von Gariaeff (191) über die Suboesophagealganglien von Octopus vulgaris, einem Cephalopoden, sei an dieser Stelle nur das berichtet, was er über die Struktur der Ganglienzellen und der Gliazellen sagt: Alle Zellen sind unipolar, die Neuriten verlieren sich in der Punktsubstanz. Das Zellenplasma besitzt eine homogene, schwer färbbare Aussenschicht und eine körnige, Nissl-Körper enthaltende Innenschicht. Daselbst finden sich auch Pigmenteinschlüsse. Die Zelle wird von einer Hülle umschlossen, deren Hohlräume mit Exoplasma angefüllt sind. Im Endoplasma laufen Saftkanälchen, in die Exoplasma eintritt und so die Communikation mit dem Exoplasma der Peripherie und den Gliagewebehohlräumen vermittelt. Das Gliagewebe, das in die Kanälchen eintritt, bildet keine Wandbekleidung in ihnen. Das innerste Ende des Kanälchens („Wachsthumsconus“) bleibt frei von Bindegewebegebilden. Das Hüllgewebe sowohl, wie das Interstitialgewebe der Glia, besteht aus Zellen und Fasern. Die Punktsubstanz enthält nur Gliafasern, keine Zellen. Die Neurofibrillen bilden intracelluläre Netze und in der Punktsubstanz Geflechte. Die Ganglienzellen werden eingehüllt von einem Glianetz und von einem neurofibrillären Contaktnetz (Held, Semi Meyer). Endknäuel oder Endfüsse waren nicht nachweisbar. Die Punktsubstanz ist also aus dem Syncytium des Exoplasmas, aus Nervenfibrillen und Gliafasern zusammengesetzt, sie enthält nur Geflechte, keine Netze. Das Exoplasma leitet wahrscheinlich, wie die Nervenfibrillen, sensible Erregungen.

Legendre (193) hat seine Studien über die Ganglienzelle von Helix pomatia (Escargot) in einer umfangreichen Arbeit zusammengefasst, deren Lektüre im Original angelegentlichst zu empfehlen ist. Er giebt zunächst die zahlreichen Fehlerquellen bei der Zellenuntersuchung an, bringt dann eine historische Uebersicht der bisher erschienenen Arbeiten über das Nervensystem der Lungenschnecken, ferner eine Topographie der centralen Ganglien und eine Entwickelungsgeschichte. Dann geht er zur Beschreibung der Zelle selbst über, die er mit Methylenblau, Silber, Gold, Osmiumsäure und anderen Methoden untersucht hat. Dabei kam er zu dem Resultate, dass keine Anastomosen zwischen den Zellen existiren, dass es auch keine Endknospen und pericellulären Netze giebt. Die Verbindungen der Nervenelemente finden im Neuropil durch Zellenausläufer statt, ob durch Anastomosen oder freie Endigungen, ist ungewiss. Dendriten und Neuriten lassen sich nicht voneinander trennen. Die Fortsätze besitzen Dornen und Varikositäten. Die Grösse der Zellen hängt weder von der Funktion, noch von den Verbindungen, der Form uud der psychischen Entwickelung des betreffenden Thieres ab. Der Zellenkern ist im Allgemeinen rund, liegt central, seine Grösse entspricht der Zellengrösse, Kerntheilung findet nicht statt. Er hat eine homogene, acidophile Zellenmembran, die für Kern- und Plasmabestandtheile undurchlässig ist, ferner homogenen, nicht färbbaren Saft, schwer sichtbares acidophiles Netzwerk (Kunstprodukt?) schwach acidophile Chromatinkörnchen, membranlose Nucleolen ganz basophil oder mit peripherischer, basophiler und centraler acidophiler Schicht, die zuweilen Vakuolen enthält. Stäbchen- und Krystallbildung konnte L. nie constatiren. Das Zellenplasma ist im

Leben homogen, enthält nur lipochrome Körnchen, keine Centrosomen. Mit verschiedenen Methoden konnten Netze und Körner sichtbar gemacht werden. Das Spongioplasmanetz ist identisch mit dem Neurofibrillennetz. Golgi's und Kopsch's „endocelluläre Netzapparate" waren nie sichtbar. Holmgren's Kanälchen sind pathologisch. Chromatophile und lipochrome Körnchen ähneln denen der Vertebraten. Vielleicht entsprechen osmiophile Körnchen dem von Kopsch bei Vertebraten gefundenen Netz. Sphären, Stäbchen, Parasiten waren nicht sichtbar. Die Zellen besitzen weder netzförmige noch membranöse Hüllen. Die Glia hat grosskernige Zellen mit wenig Plasma und glatte homogene Fasern, sie ist normaler Weise Stützsubstanz, in pathologischen Fällen kann sie erkrankte Ganglienzellen zerstören. Eine isolirende und antitoxische Rolle ist ebenso wie eine nutritive und die Zelltheilung anregende Funktion rein hypothetisch. L. hat weder funktionelle Veränderungen der Ganglienzelle noch sichere Zeichen des Zellentodes feststellen können. Er bekennt sich als Anhänger der Neuronentheorie.

Das sympathische Nervensystem des Krebsdarmes besteht nach Alexandrowicz (206) „aus autonomen nervösen Einrichtungen, die mit dem Centralnervensystem in Verbindung stehen, die Peristaltik in Gang setzen und beherrschen". Es setzt sich aus bipolaren Zellen zusammen, von denen ein receptorischer Fortsatz zum Darmlumen geht, ein zweiter effektorischer ein Geflecht bildet, von dem Fasern zu den intramuskulären Endplexus ziehen. Die Regulirung der automatischen Bewegung besorgt der vom letzten Abdominalganglion kommende Nerv.

Sehr eingehende und an wichtigen Resultaten reiche Studien hat Jonescu (208) über das Gehirn der Honigbiene angestellt. Er verglich das Gehirn der Königin mit dem der Drohnen und der Arbeiterinnen, stellte Plattenmodelle der 3 Gehirne her, studirte unter Ziegler's Leitung den inneren Gehirnbau anatomisch und histologisch und zog auch die Gehirne anderer Hymenopteren und fernerstehender Insektenarten zum Vergleich heran. Das „Gehirn“, d. h. die in der Kopfhöhle liegenden Ganglienmassen mit Ausnahme des Eingeweide-Nervensystems besteht aus zwei über dem Schlunde liegenden Ganglien („Oberschlundganglien“), die bei Bienen mit den „Unterschlundganglien“ sehr eng verbunden sind. Nach Villanes entsteht der Kopf der Insekten durch Verschmelzung von 6 Segmenten mit je 1 Ganglion. Die Ganglien der 3 ersten (präoralen) Segmente bilden das Oberschlundganglion, das der 3 postoralen das Unterschlundganglion. Die ersten Segmente beherbergen das Protocerebrum, dem seitlich die Sehlappen und oben die „Ocellarnerven“ entspringen und die „pilzhutförmige Körper“ beherbergen, angeblich die Intelligenzorgane der Insekten. Die Nervenknoten der zweiten Segmente („Deuterocerebrum“) enthalten die Antennenanschwellungen und Centren für Tast-, Geschmack- und vielleicht auch Gehörempfindungen. Die Nervenknoten der dritten Segmente („Tritocerebrum“) bilden die Wurzeln der Labrofrontalnerven, das vierte Segment die Mandibularnerven, das fünfte die Maxillar- und das sechste die Labialnerven. Alle diese Theile werden in ihrer Zusammensetzung genau geschildert und folgendes Schema der Hirnstruktur wird aufgestellt:

I. Das Oberschlundganglion:

A. Protocerebrum.

a) Protocerebrallappen oder fibrilläre Grundmasse des Protocerebrum.

b) Die pilzhutförmigen Körper.
c) Der Centralkörper oder fächerförmiges Gebilde.
d) Die Kerne der Centralkörper.
e) Ocellarnervenbrücke.
f) Ocellarnerven.
g) Lobus opticus.
   1) Subretinale Nervenbündelschicht.
   2) Aeussere Fibrillärmasse.
   3) Aeussere Kreuzung.
   4) Mittlere Fibrillärmasse.
   5) Mittlere Kreuzung.
   6) Innere Fibrillärmasse.
   7) Innere Kreuzung.

B. Deuterocerebrum.

a) Antennenanschwellungen (= Riechlappen Leydig).
b) Sensible Antennalnerven.
c) Motorische Nerven der Antennen I und II.

C. Tritocerebrum: Labrofrontalnerv.

II. Das Unterschlundganglion:

a) Verbindungsconnektive mit dem Oberschlundganglion.
b) Mandibular-Ganglion.
c) Maxillar-Ganglion.
d) Labial-Ganglion.

Bei der Königin liegt das Gehirn anders im Kopfe als bei der Arbeitsbiene und Drohne und zeigt auch erhebliche Strukturunterschiede, es ist kleiner als die beiden anderen, besonders in Folge der mangelhaften Entwickelung der Sehlappen, der Antennalanschwellungen, während bei den Drohnen mit ihren grossen Augen die Sehlappen und damit das Gehirn am grössten sind. Die innere Sehlappenstruktur ist bei allen drei Formen dieselbe. Die Arbeiterin besitzt die grössten Antennalanschwellungen. Die Ocellarnerven und ihre Centren zeigen keine Differenz in der Ausbildung. Die pilzförmigen Körper, wohl ein umfassendes Associationsorgan für die Verknüpfung verschiedener Sinneseindrücke, sind bei der Drohne und Arbeiterin grösser, als bei der Königin. Wahrscheinlich stehen diese Strukturdifferenzen in enger Beziehung zu den verschiedenen Instinkten und Thätigkeiten der drei Bienenformen.

Boule (202) nimmt bei Lumbricus eine Identität des intercellulären Spongioplasmanetzes und des Neurofibrillennetzes an. Es giebt keine extraganglionäre Entstehung des Neurofibrillennetzes im Sinne von Apáthy, es giebt auch keine Nervenzellen neben Ganglienzellen. Ebenso verwirft B. Binet-Nansens Hypothese von der lediglich nutritiven Rolle der Ganglienzellen. Die Fibrillen innerhalb der Fortsätze sind unabhängig voneinander. Im Neuropil anastomosiren die Fibrillen nicht. Die Riesenfasern („Neurocorde") bestehen aus mehreren ungleich dicken Neurofibrillen, deren Ursprung und Leitungsrichtung noch unsicher sind.

Goldschmidt (198) hatte sämmtliche Bestandtheile des Centralnervensystems von Ascaris lumbricoides mit Ausnahme des Schlundringes beschrieben (vgl. den vorigen Bericht). Jetzt hat er auf Grund von Reconstruktionen lückenloser Serienschnitte von Ascaris megalocephala in einer gross angelegten Arbeit auch von diesem Theile des Centralorgans eine minutiöse Schilderung gegeben. In 3 Tafeln fasst er die Resultate der Reconstruktion zusammen und giebt durch zweckentsprechende Bezeichnungen gleichsam einen vollständigen Plan der Struktur des Nervenringes. „Der Nervenring hat den Charakter eines Plexus, insofern das Wesen eines Netzes, dass alles in letzter Linie mit allem zusammenhängt, gegeben ist. Der Plexus ist aber weder regellos noch diffus, sondern es treten ganz bestimmte, nach Länge, Volumen, Herkunft und Lokalisation festgelegte Bestandtheile miteinander in bestimmte Verbindungen, aus denen sich an bestimmten Stellen bestimmte Einzelfasern zum Austritt ablösen oder von aussen eintreten.“ Es folgt dann die genaue Beschreibung der sensiblen, motorischen und Associationszellen des Ringes.

Sánchez (201) hat in einer gross angelegten und bis in die kleinsten Einzelheiten minutiös durchgeführten Arbeit den gröberen und feineren Bau des Nervensystems bei verschiedenen Hirudoarten (Pontobdella muricata, glossiphonia bioculata, marginata, algira, Hirudo medicinalis, Hoemopis sanguisuga, Limnatis nilotica, Limnatis Dina Blaisei) mit Modifikation der Ramón y Cajal'schen Fibrillenmethode, Anilinfärbungen nach Nissl und Ehrlich, ferner mit den Apáthy'schen Methoden untersucht. An der Hand dieser Präparate werden beschrieben: die Ganglienkette mit ihren Quercommissuren und Längsverbindungen, das sympathische System, insbesondere Leydig's Kopfsympathicus frontal vom Ganglion supra-oesophageum, das Centralnervensystem (Perioesophagealring, intraintestinale Ganglienkette mit ihren Nerven und Nebenganglien). Alle Strukturelemente dieser Theile werden genau geschildert, das Neurilemm und die Neuroglia mit ihren Zellen, die Punktsubstanz, die Nervenzellen mit ihren Ausläufern, die „Substantia plexiformis“ mit ihren centrifugalen und centripetalen Elementen, ferner das Retzius'sche „Medianfasernetz“, das S. nicht für nervös hält, und die „Medianzellen“ (Hermann), die kernlos sind, also nicht als Zellen angesehen werden können, sondern lediglich als Anhäufungen färbbarer Substanz. Es ist unmöglich, im Rahmen eines Referates auch nur andeutungsweise die grosse Fülle der Ergebnisse zu berichten, es sei das Studium des Originals dringend empfohlen.

Die Sinneszellen des Regenwurms besitzen nach Kowalski (203) ein Neurofibrillennetz. Die receptorische Fibrille bewahrt ihre Unabhängigkeit bis zum Kern. Von der Zellenbasis geht ein Fortsatz zur benachbarten Muskulatur, der Andere zu einem subepidermalen Plexus. Ausser den Sinneszellen giebt es Nervenzellen im Epithel, daneben sensible Nervenzellen in tieferen Schichten. Hesse's „Sehzellen" enthalten einen „Phäosome" genannten Körper, der von einem Fibrillennetz eingehüllt ist. Die Sehzellen selbst bedeckt ebenfalls ein dichtes Fibrillennetz, das mit dem ersten anastomosirt. Der „Phäosome" enthält eine Längsfibrille, die wohl das Licht auffängt. Auch die Sympathicuszellen besitzen Fibrillennetze.

f) Granula, Kanälchen, Pigment, Kern, Centrosomen, Krystalle, Zellenkapsel.

Während die lipoiden Einschlüsse der Gliazellen in der grauen Substanz und die der Ependymzellen nach Nageotte (211) rund und von variabler Grösse, in den Gliazellen der weissen Substanz sehr fein und rund sind, nehmen sie innerhalb der Ganglienzellen mehr stäbchenförmige Gestalt an und besitzen im Allgemeinen ganz gleichmässige Dimensionen. Sie liegen stets zwischen den Nissl-Körpern und sind identisch mit Held's Neurosomen. Sie kommen in allen Theilen des Nervensystems vor, und zwar in desto grösserer Zahl, je weniger Markscheiden sich an der gleichen Stelle befinden. Da sie dieselben Reaktionen wie die „Mitochondrien" (Benda) oder „Chondriokonten" (Mewes) geben, so nimmt N. an, dass sie zu diesen gehören.

Ausser diesen Mitochondrien hat Nageotte (213) in den spinalen Ganglienzellen von Kaninchen, Meerschweinchen und jungen Hunden noch „schaumige Körner" (Formol, Bichromat-Essigsäure,

Eisenhämatoxylin) in wechselnder Zahl, Form und Grösse gefunden, die Vacuolen enthalten (daher die Schaum-Form). Im Neuriten kommen sie nicht vor, sondern liegen wie die Mitochondrien zwischen den Nissl-Körpern, oft, besonders in pathologischen Fällen, in Spalten des Zellenplasmas. Gestalt, Grösse und ihr seltenes Vorkommen in den Dendriten unterscheiden sie hinlänglich von den Mitochondrien. Pikrinsäure färbt beide, Methylgrün nur die Schaum-Körner, Osmiumbichromat nur die Mitochondrien, dabei ist aber Vorbehandlung mit Formol nothwendig, da direkte Einwirkung von Osmiumbichromat zu arteficiellen Veränderungen der Mitochondrien führt.

Vergleichende Studien des Pigmentgehaltes der Vorderhornzellen auf der rechten und linken Seite des Rückenmarkes führten Mühlmann (215) zu dem Resultate, dass die stärker arbeitende rechte Seite weniger Pigment besitzt als die schwächer arbeitende linke. Das lipoide Pigment ist demnach nicht als Abnutzungsprodukt aufzufassen, sondern kommt durch eine Ernährungsstörung der Zelle bei verminderter Nahrungszufuhr und durch toxische Wirkungen der Zellenprodukte zu Stande. Das Pigment der Zellen in der Substantia nigra soll gleichen Ursprung besitzen (216).

Bauer (vgl. Capitel VIII) hat das Zellenpigment der Substantia nigra eingehend studirt. Es kommt nur beim Menschen vom 3. Lebensjahre aufwärts vor, giebt weder Hämosiderin-, noch Fett-Reaktion, ist in Alkalien unlöslich, wird durch Pepsin und Trypsin nicht verändert, entfärbt sich durch Chlor (Olmer), wobei eine Umwandlung in mit Silberlösung und Toluidinblau färbbare Körper erfolgt. Mit Silber färbbare Vorstufen des Pigments (Schreiber-Schneider) konnte B. bei

Kindern nicht erhalten. Das Pigment gehört zur Gruppe der Melanine, die nach v. Fürth wahrscheinlich auf Einwirkung eines oxydativen Fermentes, einer Tyrosinase, auf Tyrosin oder andere hydroxylirte Substanzen aromatischer Natur beruhen (demnach 2 Phasen: 1. Tyrosinase, 2. autolytische Fermentbildung). „Das autolytische Ferment hätte eben die cyklischen Spaltungsprodukte des Eiweisses (Tyrosin, Tryptophan u. s. w.) in Freiheit zu setzen, aus welchen unter der Einwirkung gewisser, mehr oder weniger specifischer Oxydasen das Melanin entsteht.“

Ramón y Cajal (217) hat die Kerne der Pyramidenzellen frischer menschlicher Gehirne (Enthaupteter) und verschiedener Säuger mit eigenen und fremden Methoden untersucht. Der Nucleolus ist bei Erwachsenen nur in der Einzahl vorhanden, überzählige Nucleoli kommen im fötalen und jugendlichen Zustande besonders bei kleinen Säugern vor. Der Nucleolus besteht aus einer mehr oder weniger grossen Zahl runder argentophiler, ca. $^1/_4$ μ grosser kreisförmiger Körner [Nuclein?] und einer achromatischen basophilen Grundsubstanz. Die intranucleolären Vacuolen sind Kunstprodukte. Dem Nucleolus angegliedert, oft aber auch von ihm getrennt, sind Levi's „basophile“ Körner. Ramón y Cajal ist mit Levi der Ansicht, dass diese Körner Ueberreste des Chromatin-Apparates sind. Als „accessorischen Körper“ bezeichnet Ramón y Cajal 0.5 μ grosse neutral reagirende oder basophile, durch Silberlösung darstellbare runde Körnchen im Kernplasma, nicht zu verwechseln mit den überzähligen Nucleolis und mit Levi's Körnern. Das Kernplasma enthält ausserdem „neutrophile Körner“ (= „acidophile“ oder „eosinophile“ der Autoren), deren Verhalten gegen Silber und Farbstoffe genau geschildert wird, ferner „hyaline Klumpen“, die sich mit Silberlösung nach Fixation in Formol-Carbamid färben [Kunstprodukte?]. Das Linin-Netz ist gut ausgebildet. Mit Silberfärbung lässt sich ein anderes Netz darstellen, dessen Verhältniss zum Linin-Netze noch nicht geklärt ist. Acidophile „Paranucleoli“ hat Ramón y Cajal nicht gesehen, dagegen kommen Roncoroni's „Stäbchen“ vor.

Die Untersuchungen Collin's (219) an den Kernen der Ganglienzellen (centraler und Spinalganglien-Zellen) von Meerschweinchen bestätigen vielfach ältere Beobachtungen. Das Paranuclein, mit dem das Gerüst des Nucleolus imprägnirt ist, variirt wie der ganze Nucleolus in seiner chemischen Zusammensetzung je nach dem Funktionsstadium der Zelle. Collin unterscheidet 2 Stadien des Kernbildes, ein dunkles mit zahlreichen intranucleären Körnchen (mit Hämalaun dunkelviolett färbbar), die das Liningerüst völlig verdecken, den Nucleolus undeutlich machen, und ein helles Stadium, in dem die Körnerzahl abnimmt, der Kern durchsichtig, bläschenförmig wird und das Liningerüst deutlich hervortritt. Zwischen beiden Stadien giebt es Uebergänge, sie gehen parallel mit bestimmten Zuständen des Zellenplasma. Die dunkelkernigen Zellen sind eosinophil und besitzen gut färbbare Nissl-Körper, die hellkernigen ein schlecht färbbares Plasma und ebenso schlecht färbbare Nissl-Körper. Die Modifikationen des Nucleolus und der intranucleären Körner beweisen, dass der Kern sich an den physiologischen Zellenveränderungen ebenso wie das Zellenprotoplasma betheiligt.

Die Kerne der hellen Zellen in der grauen Rückenmarkssubstanz der Maus sind rund und

7—10mal an Volumen grösser als die elliptischen im dunklen Zustande befindlichen, wie Collin und Verain (218) fanden. Da das Eisenhämatoxylin starke Färbung des Paranucleins bewirkt, das Caryoplasma der dunklen Zellen sich stark mit Eisenhämatoxylin färbt und andererseits ausgeprägte Acidophilie zeigt (Erythrosinfärbung), so lässt sich der Schluss ziehen, dass der dunkle (chromophile) Zustand des Kernes durch die Anwesenheit von diffus zerstreutem Paranuclein bedingt wird. Die chromophilen Zellenveränderungen sind also charakterisirt durch starke Verminderung des Kernvolumens, durch Formveränderung (elliptisch statt kreisförmig) und durch das Erscheinen beträchtlicher Quantitäten von Paranuclein.

g) Funktionelle, toxische, senile, postmortale Veränderungen.

Kowalski (203) hat lange Zeit die Einwirkung niedriger Temperaturen und chemisch differenter Lösungen auf die Färbbarkeit der Neurofibrillen beim Regenwurme studirt und kommt zu folgenden Resultaten: Die Silberimprägnation der Neurofibrillen beim Regenwurme erfordert ein sauer reagirendes Milieu, das entweder durch abnorme Funktion (Ermüdung, Hunger, Kälte) oder durch saure Fixirmittel geschaffen wird. Die Variationen in der Imprägnirbarkeit der einzelnen Theile des Nervensystems sind wahrscheinlich durch die verschiedenen Stadien der funktionellen Thätigkeit verursacht. Kälte bedingt grössere Färbbarkeit der ganzen Zelle. Fibrillen-Verdickungen erscheinen dabei mehr auf der Oberseite als auf der Unterseite des Kernes, der Kern liegt oft excentrisch, ebenso der Nucleolus, daneben enthält der Kern kleine Neben-Kernkörperchen und Krystalloide. Der

Hungerzustand ist weniger geeignet zur Erhöhung der Färbbarkeit. Gliaähnliche und leukocytenartige Neurophagen werden oft um die Zellen herum beobachtet. Die Ermüdung bedingt regelmässigere Fibrillenverdickungen und grössere Lücken im Netzwerke, daneben eine Vergrösserung des Nucleolus. Combinirte Wirkung von Kälte und Hunger ergiebt keine besseren Resultate.

Versuche an lebenden Evertebraten und Controle an gehärtetem und gefärbtem Materiale haben Smallwood und Rogers (195) zu Schlüssen über die Stoffwechselvorgänge während der Ruhe und der Thätigkeit der Nervenzellen geführt, die zum grossen Theil gut zu früheren Beobachtungen stimmen: Innerhalb der Nervenzellen spielen sich zweierlei Vorgänge ab, die Erhaltung der Protoplasmastruktur und die Entfaltung der Nervenenergie. Beide Vorgänge bedingen einen Energie-Verbrauch. Bei Mollusken besteht die Energieersatz-Substanz der Nervenzellen aus Körnchen, die nur zum Theile Pigment enthalten. Das Pigment besitzt gewöhnlich Lipochrom-Charakter, seltener ist es Fett oder fettartig. Die Vorrathskörnchen vermehren sich in der Ruhe und bei guter Ernährung und schwinden bei der Ermüdung, bei Erschöpfung und Hunger. Die in den Zellen gefundenen Vacuolen sind als die Ueberbleibsel der Körnchen nach Anstrengung und Ermüdung zu betrachten, nicht als Lymphräume. In den Vacuolen fanden Sm. u. R. (196) eine körnige Substanz (Nahrungsmaterial für das Protoplasma der Zelle).

h) Peripherische und centrale Faser, Achsencylinder, Nervenmark, Endorgane.

Civalleri (232) hat die Entwickelung der Markscheide im Rückenmarke bei Hühnerembryonen aus verschiedenen Stadien verfolgt und kam zu folgenden Resultaten: In frühesten fetalen Perioden sind die Nervenfasern des Rückenmarkes beim Hühnchen in die Balken des Randschleier-Syncytium eingebettet. Das Nervenmark entwickelt sich aus kleinen Fettkörnchen, die zuerst diffus im Syncytium-Balkenwerke zerstreut liegen, bald darauf aber in eine homogene Substanz eindringen, die jede Faser umhüllt. Diese primäre Markscheide reagirt zuerst wie Fett, erst später erhält sie durch Eindringen von Protagonkörnchen aus den Syncytiumbalken den Charakter des Myelins. Die myelogenen Körnchen entstehen aus dem Protoplasma des Syncytium, der Antheil des Neuroplasma der primitiven Nervenfasern an der Markbildung ist, wenn überhaupt vorhanden, erst sekundär. Die aus dem Syncytium differenzirten Gliazellen behalten die Fähigkeit, myelogene Körnchen zu produciren. Im Anfange ihrer Entwickelung besitzen sie häufig Ringform („Siegelringzellen", „Myelinzellen", „Hüllzellen" der Autoren), erst später erhalten sie ihre definitive Form. Die Markscheiden centraler Fasern besitzen also ausschliesslich ektodermalen Ursprung.

Reich (243) betrachtet jedes zwischen zwei Ranvier'schen Schnürringen gelegene Nervensegment als eine Zelle von specifischem Bau = „Nervenfaserzelle", deren Kern von dem sogen. Schwann'schen Kerne gebildet wird, der also nicht zur Scheide, sondern zum markhaltigen Nerven selbst gehört. Er ist in eine albuminoide netzigwabige Zellensubstanz eingebettet, die 2 Arten von Granulationen enthält, von denen die eine basophile „π-Granulation" dem Protagon Liebreich's gleichsteht, die zweite „μ-Granulation" wie Lecithin in myelinartigen Kugeln auftritt. Die netzförmige

Grundsubstanz wird peripherisch zur innersten Scheide der markhaltigen Faser, der Neurokeratinscheide, sendet ausserdem Fortsätze in das Innere der Faser bis zum Achsencylinder (= Zwischentrichtersubstanz), in den sie continuirlich übergehen. An den Einschnürungen geht die Neurokeratinscheide selbst direkt in den Achsencylinder über. Die Räume zwischen den Zwischentrichterbalken sind mit Nervenmark ausgefüllt. Die Substanz der Nervenfaserzelle hat sich demnach 1) in markartige Bestandtheile (μ- und π-Granulationen und Myelin), 2) in albuminoide (Neurokeratinscheide, Achsencylinder, Netzsubstanz um den Kern, Zwischentrichtersubstanz) differenzirt. Die Neurofibrillen entstehen wahrscheinlich aus dem Protoplasma der Nervenfaserzelle und wachsen nicht von der centralen Ganglienzelle aus (vgl. oben Capitel IIIb).

Nemiloff (244) hat seine im vorigen Berichte erwähnten Untersuchungen über den Bau der markhaltigen Fasern bei Ganoiden und Knochenfischen jetzt auch auf das peripherische Nervensystem der Säuger ausgedehnt. Bei mehreren Arten, insbesondere Affen, Pferden, Katzen und Hunden färbte er mit $^1/_8$proc. Methylenblaulösung bei 34—36° C. (Nachbehandlung mit Ammon. molybd., Paraffinschnitte, Controle durch andere Methoden) die Wurzeln der Spinalnerven, besonders die Cauda equina. Seine Resultate bestätigen die früheren: Die Schwann'sche Zelle hat mit der Schwann'schen Scheide nichts zu thun, sondern ist die Markscheidenzelle oder Markzelle (vgl. oben Reich). Bei Säugern entspricht jedem interannulären Segment eine Zelle. Der Zellenkörper sendet zahlreiche und weit verzweigte Fortsätze in das Innere der Markscheide und bildet so ein schwammiges Protoplasmagerüst, das an dem Zwischenringe der

Ranvier'schen Einschnürung endet, die Innenseite des Neurilemms und die Aussenseite des Achsencylinders (mit dem übrigens keine Verbindung besteht) mit einer dichteren Lage überzieht. Jedes interannuläre Segment entspricht etwa einer Fettzelle von Accipenser. Die Vacuolen des Plasma sind mit Myelin ausgefüllt. Keratinscheide und Zwischentrichter sind lediglich Trabekeln des schwammigen Skeletts. Ihre Variationen erklären sich aus verschiedenen funktionellen Zuständen. An den Schnürringen ist das Markscheidengerüst völlig unterbrochen (gegen Hatai u. A.), die Innen- und Aussenschicht fliessen zusammen und bilden den Abschluss der Markzelle gegen die Nachbarzelle. An der Bildung der „Zwischenringe" betheiligt sich nur die Schwann'sche Scheide. Der Zwischenring ist eine hohle Verdickung der Schwann'schen Scheide, durch Spaltung in zwei Blätter bedingt. Nageotte's „Stachelreifen" (vgl. weiter unten) kommen durch Zerreissung des Zwischenringes und unvollkommene Gerüst-Färbung zu Stande. Die Achsencylinderfibrillen anastomosiren nicht miteinander (gegen Schiefferdecker und Walter).

Eine Reihe von ergebnissreichen Untersuchungen über die Struktur der Nervenfaser hat Nageotte angestellt (233—240). Er studirte frische Nervenfasern in indifferenten Medien und kam bezüglich der Ranvier'schen Einschnürungen zu folgenden Resultaten: Die Markscheide buchtet sich am Ende eines jeden Segments vor und legt sich dem intraannulären Theile des Achsencylinders mit scharfer Kante an. Diese intraannuläre Strecke des Axons ist rein cylindrisch, nie bikonisch. Die regelmässige, nahezu geometrische Form der Markscheide wird durch die Oberflächenspannung der zahlreichen dünnen, auch im lebenden Nerven wahrscheinlich voneinander getrennten Flüssigkeitsschichten bedingt, aus denen die Markscheide sich aufbaut (Markscheide = „flüssiger Krystall"). Das eigentliche Myelin ist wahrscheinlich während des Lebens in einem anderen Lipoid gelöst. Genaue Messungen ergaben bei Vorderwurzelfasern des Kaninchens, die in physiologischer Kochsalzlösung isolirt wurden, dass, wenn die Dicke des Achsencylinderconus der Vorderhornzelle an der Peripherie mit 1 bezeichnet wird, die des intraspinalen Achsencylinderantheiles der Wurzelfaser 30, die des interannulären Achsencylinderantheiles des peripherischen Nerven 160 und an den Ranvier'schen Einschnürungen 10 beträgt. Die grosse interannuläre Breite wird wahrscheinlich durch ein Oedem bedingt, das beim Tode der Faser auftritt und später vergeht, so dass der Achsencylinder dann durchweg das Kaliber des annulären Antheiles besitzt. Der lebende Nerv besitzt weder periaxiale Hohlräume, noch Spalten, sondern die Markscheide haftet fest am Achsencylinder. Die Bedeutung der Volumen- und Umfangs-Vergrösserung interannulärer Segmente ist noch unbekannt [elektrische Induktionsvorgänge zwischen Mark und Neurofibrillen, sowie zwischen den einzelnen Markschichten?]. Das Nervenmark besteht aus einem protoplasmatischen und einem deuteroplasmatischen Antheile. Das Protoplasma bildet im peripherischen Nerven ein System ausstrahlender Lamellen, in der centralen Faser ein unregelmässiges Bälkchennetz, das am Achsencylinder und an der Peripherie der Markscheide festsitzt. Im hyalinen Protoplasma zwischen den Blättern, bez. Bälkchen liegen die „Chondriosomen" und „Chondriomiten", der geformte Antheil des Cytoplasma der Markscheide.

Das Deuteroplasma, „flüssiger Krystall", das eigentliche Myelin besteht aus 6—7 concentrischen Schichten, die sich in der Höhe der Ranvier'schen Einschnürungen mit ebenso vielen Reihen von Stacheln am Achsencylinder befestigen. Das Neurokeratinnetz von Kühne und Ewald ist arteficiell bedingt durch die Fixationsmittel und enthält sowohl die protoplasmatischen Antheile der Markscheide, wie die deuteroplasmatischen (das Myelin). Die einzelnen Schichten des Myelins können sich zwar voneinander entfernen, aber sie schwellen nicht an (es giebt keine eigentliche „Schwellung" des Myelins). Die Kuhnt'sche Membran der Schmidt-Lantermann'schen Incisuren enthält 1) die Querreihen der von Rezzonico-Golgi beschriebenen Fädchen (gut färbbar mit Argentum nitricum und besonders mit Säurefuchsin) und 2) Körnchen, die bei Fixation mit Kalibichromat sich ebenfalls mit Säurefuchsin gut färben. Die Bedeutung der Incisuren ist ganz unbekannt. Die verschiedenen Antheile der Ranvier'schen Einschnürungen und der Schwann'schen Scheide lassen sich nur durch 4 verschiedene Färbemethoden abgrenzen: „Stachelringe" um den intraannulären Theil des Achsencylinders, im peripherischen Nerven mehr differenzirt als im centralen, die Neurofibrillen, im Bereiche der Einschnürung nur genähert, nicht verschmolzen, ferner die Scheide des Achsencylinders (Neurilemma internum Boveri, Innenscheide Mönckeberg und Bethe, Achsencylinderscheide oder -Rinde Schiefferdecker), die Schwann'sche Scheide, die an den Einschnürungen ein Diaphragma mit ganz enger Oeffnung für den Achsencylinder bildet und continuirlich über die Einschnürungen herüberzieht. Die Achsencylinderscheide ist mit alkohollöslichem Lipoid imprägnirt und wird dadurch undurchlässig für Hämatein. Zwischen Achsencylinder und dem von der Schwann'schen Scheide gebildeten Diaphragma befindet sich argentophile Substanz, die auch auf die intraannulären Verdickungen der Achsencylinderscheide übergeht (Längsarme des Ranvier'schen Silberkreuzes). Die Schwann'sche Zelle bedeckt mit dünner Plasmaschicht das ganze interannuläre Segment. Das Plasma verdickt sich perinucleär und an beiden Enden des Segments, hier ein protoplasmatisches Randnetz bildend. Die 4—5 Balken dieses Netzes scheinen an den Einschnürungen in die des Nachbarsegmentes direkt überzugehen (Nemiloff). Nemiloff's ringförmige Verdickungen an der Basis der Schmidt-Lantermann'schen Incisuren werden bestätigt. Die Schwann'sche Zelle enthält ausser Körnchen und Fetttröpfchen [nicht Myelin!] sehr feine, längsgestellte Mitochondrien in den dickeren Plasmaschichten. N. schliesst aus diesen Ergebnissen, dass die Markscheide aus wahrem Protoplasma besteht (Carnoy, Gedölst u. A.), das zahlreiche Mitochondrien und in seinen Maschen als Deutoplasma die lipoide „Myelin"-Substanz enthält. Das Protoplasma ist nicht an die Schwann'sche Zelle, sondern an den Achsencylinder, also an das Neuron selbst gebunden.

Auch unabhängig von den Markscheiden treten nach Nageotte (211) lipoide Substanzen im Nervensystem als Körnchen bis zu 1 μ Grösse auf (gut färbbar mit Regaud's Eisenhämatoxylin). Sie sind in Alkohol leicht löslich, nehmen *Sudan III* an und reduciren nicht Osmiumsäure. Ihre Gestalt ist unregelmässig rund, sie verbinden sich oft zu Sternhaufen oder Ketten, bilden auch ein dem

Golgi'schen ähnliches Netz. In der Hirnrinde täuschen sie oft Querschnitte markhaltiger Fasern vor. Ob sie dem Golgi-Netz oder den Protoplasmafortsätzen der Gliazellen angehören, ist noch unsicher. Auch in der Pia und auf dem Ependym lassen sie sich nachweisen. Ihre Bedeutung ist unsicher (Isolirung markloser Faserverzweigungen?). Später hat dann Nageotte (212) diese Körner am erwachsenen Kaninchen-Rückenmark nach Vorbehandlung mit 15proc. Formol und Flemming'scher Lösung (Säurefuchsin oder Eisenhämatoxylin) näher studirt. Sie liegen um die Gefässe und grossen Ganglienzellen herum haufenweise oder isolirt innerhalb hyaliner Fädchen oder Bänder, die den freien Raum zwischen Gefässen, bez. Ganglienzellen und dem umgebenden Gewebe überbrücken. An den verdickten Fadenenden gehen sie in das Plasma der perivasculären Gliazellen über. N. hält sie für identisch mit Held's Neurosomenhaufen innerhalb der Held-Auerbach'schen „Endfüsse". Bei der Retraktion der Ganglienzellen von ihrer Umgebung löst sich zuweilen auch eine continuirliche Membran („Achsencylinderendfläche" Held) von der Zellperipherie los, an der die Endkegel der Gliafasern haften. Es drängt sich also zwischen die Berührungsstellen zweier Neuronen ebenso wie an der motorischen Endplatte ein fremdartiges Protoplasma ein.

Nageotte (233) hat wie in der Ganglienzelle später auch im Nervenmark stäbchen- und körnchenförmige Mitochondrien aufgefunden. Innerhalb der Markscheiden bilden sie Netze, Schleier, Trichter und Scheidewände, liegen in den Spalten der Markscheide und besitzen gewisse Beziehungen zum Neurokeratinnetz. Bei direkter Fixation in Bichromat-Essigsäure färben sie sich neben den Insertionsstellen der Ependymgeisseln, den Körnchen des Kernes, den basophilen Nucleoli der Ganglienzellen und einigen Neurogliafasern. Bei vorausgehender Formol-Fixirung dagegen färben sich nur die Mitochondrien der anderen Elemente und das Neurokeratinnetz, während die Mitochondrien der Markscheide ungefärbt bleiben. Chrom-Osmiumsäure färbt sie ebenfalls nicht.

Hängt man die Nerven von Froschschenkelpräparaten in verschieden starke Lösungen von Chloralhydrat, Aethylurethan und Phenylurethan in Locke'sche Lösung hinein und lässt dann so starke constante Ströme hindurchtreten, dass am normalen Nerven die von Bethe schon früher beschriebenen Veränderungen des Polarisationsbildes (Aufhebung, bez. Herabsetzung der primären Färbbarkeit an der Anode, Verstärkung an der Kathode) eintreten, so wird diese Polarisationserscheinung verhindert oder je nach der Stärke der Lösung, besser je nach dem Grade der Erregbarkeits-Herabsetzung mehr oder weniger ungünstig beeinflusst. Erregbarkeit und Polarisationsbild erscheinen nach dem Aufhören der Wirkung des Narcoticum wieder — ein Beweis für die physiologische Natur des Bildes. Seemann hatte behauptet, die Polarisationserscheinungen hätten mit dem Materiale des thierischen lebenden Gewebes als solchem nichts zu thun, wären nur durch elektive chemische Veränderungen der Elektroden bedingt. Gegen diese Anschauung führt nun Bethe (248. 249) an: Das Polarisationsbild der narkotisirten Nerven entspricht dem Grade der Unerregbarkeit. Salze, die den Nerven irreversibel aber ohne stärkere Veränderung der Struktur schädigen, verhindern bei vollkommener Unerregbarkeit die Ausbildung des Polarisationsbildes (isotonische Fluornatriumlösungen, Ringer-Lösung, in der KCl durch KCN ersetzt ist). Ammoniakdämpfe, die gerade noch Unerregbarkeit bedingen, verhindern das Polarisationsbild. Nerven, die 3—5 Minuten auf 45° erwärmt werden, geben noch das Polarisationsbild, während in Ringer'scher Lösung bis auf 46—47° erwärmte es nicht zeigen. Quere Durchströmung normaler Nerven giebt keine Veränderung der Färbbarkeit des Achsencylinders. Bei gleichzeitiger Quer- und Längsdurchströmung tritt nur an dem längs durchströmten Nerven eine Veränderung der Färbbarkeit auf.

Von den Grundforderungen, die Herrick (254) für die Annahme von Homologieen im peripherischen Nervensystem der Vertebraten aufstellt, seien hier nur die wichtigsten aufgezählt, die anderen müssen im Original eingesehen werden. Vollkommene segmentale oder seriale Homologie („Homodynamie") besteht nur dort, wo nicht nur dieselben Wurzeln, sondern auch dieselben funktionellen Componenten sich an der Zusammensetzung des Nerven betheiligen. Im Allgemeinen soll der homologe Nerv zwar ähnliche segmentale Beziehungen, ähnliche Componenten und ähnliche peripherische Vertheilungen besitzen, es ist aber wohl denkbar, dass eine der Componenten im Laufe der Entwickelung sich mehr differencirt, und das steht der Homologie nicht im Wege (Beispiel: die allgemeine visceral-sensorische Componente des Facialis niederer Vertebraten wird zum Geschmacksnerven bei den höheren). Bleiben die peripherischen nicht nervösen Endorgane, zu denen ein Nerv in Beziehung tritt, dieselben (Ischiadicus), so bleibt die Homologie trotz Wanderung der Nervenwurzeln erhalten. Ist ein peripherischer Nerv die Fortsetzung eines ganz bestimmten Segmentalnerven, so ist seine

Homologie nur gesichert, wenn er seine Fasern nur von diesem Eigensegment bezieht. Mischen sich ihm Fasern aus anderen Segmentalnerven bei, so ist die Homologie unvollkommen, wenn auch der Lauf des Nerven völlig mit dem eines anderen übereinstimmt. Beispiel: N. ophthalmicus trigemini der Selachier und Ganoiden ist ein Gemisch aus Trigeminus und Nervus profundus, der bei niedersten Vertebraten selbständig frontal vom Trigeminus entspringt, ebenso verbindet sich der Geschmacksnerv des Facialis und der Lateralisnerv mit dem Quintus. Diese Zusammensetzung muss auch in den Bezeichnungen der Nerven zum Ausdruck kommen. Manche gleichnamige Nerven sind nicht homolog, weil sie bei verschiedenen Klassen verschieden zusammengesetzt sind (Beispiel: Der Ramus mandibularis trigemini enthält somatisch-sensible und motorische Fasern, daneben aber zuweilen Geschmacksfasern aus dem Facialis, die Chorda tympani. Die R. mandibulares der verschiedenen Vertebraten sind also nicht homolog). Vor jeder Homologisirung ist folglich eine genaue Kenntniss der Zusammensetzung eines jeden Nerven bei jeder Art nothwendig. Die gleichen Principien kommen für die Homologisirung centraler Bahnen und Kerne in Betracht.

Eine grosse Reihe von Arbeiten, von denen eine Anzahl als ausserhalb des Berichtes liegend nicht aufgezählt worden ist, beschäftigt sich wieder mit der Struktur der sensiblen und motorischen Nervenendapparate. Dogiel (260) fand, dass die Kapselschichten der Vater-Pacini'schen Körperchen aus dichten Netzen feinster elastischer Fädchen bestehen, dass ferner die intercapsulären Räume mit einander durch feinste runde oder ovale Oeffnungen communiciren. Die Kerne der Kapseln gehören

Bindegewebezellen, nicht Endothelzellen an. Jedes Körperchen wird gewöhnlich von einer kleinen Arterie und Vene, selten von mehreren versorgt und besitzt reichliche Capillarverzweigung (contra Michailow). D. glaubt, dass die Körperchen zur Perception verschiedener Druckempfindungen bestimmt sind, nicht, wie Michailow meint, als Registratoren des Blutdruckes wirken. Aehnlich wie die Kapsel der Pacini'schen Körperchen ist auch die Hülle der Herbst'schen Körper in der Schnabelhaut und Mundschleimhaut der Hausente, sowie der wilden Ente aufgebaut.

Van de Velde (256) hat unter Leitung von Boeke an Bielschowsky-Präparaten die verschiedenen sensiblen Endorgane der Haut studirt. Bei den Grandry'schen Körperchen des Entenschnabels vermuthet er einen gewissen Zusammenhang zwischen den Endfibrillen der Nerven und den Tastscheiben, wenn auch ein direkter Uebergang von Fibrillen in die Tastzellen nicht nachgewiesen werden konnte. Ferner sah er ein wirkliches peripherisches und centrales Netz innerhalb der Tastscheibe. Bei den Herbst'schen Körperchen fand er einen perifibrillären Mantel, der senkrecht zu den Axonen laufende, in die Grenzlinien der Perifibrillärsubstanz übergehende Schleifen enthält und eine birnenförmige Kuppel bildet, die ein mit den Nervenendigungen zusammenhängendes Netzwerk birgt. Weder Schleifen noch Netzwerk sollen nervöser Natur sein. Die Schlängelung des Achsencylinders in den Vater-Pacini'schen Körperchen ist ein Kunstprodukt. Der fibrilläre Achsencylinder geht im Innenkolben in ein feinstes Netz über. Das pericorpusculäre Netz dieser Körperchen besteht aus elastischen Fasern (Michailow).

Die Meissner'schen Körperchen lassen sich nicht so scharf in einzelne Gruppen trennen, wie Dogiel glaubt. Es besteht kein Zusammenhang zwischen Netzen und Zellen. Die Golgi-Mazzoni'schen Körperchen im Tastballen der Katze haben einen Innen- und einen Aussenkolben. Der Achsencylinder endigt im Innenkolben als Knopf, in einzelnen Fällen schleifenförmige Auftheilung der Fibrillen. Das Centrum des Knopfes besteht aus Perifibrillärsubstanz. Auch hier besteht keine Verbindung von Zellen und Nervenenden. Die subepithelialen Netze von Nervenfasern mit varicösen Ausläufern in das Rete Malpighi, intraepitheliale Nervenendigungen (fibrilläre Ringe mit perifibrillärer Substanz in den Hohlräumen, am Ende der Aestchen ebenfalls Ringe oder ringförmige Netze) werden beschrieben. Auch bei den Merkel'schen Tastscheiben wurde kein Uebergang der Tastzellen in die Tastscheiben gefunden. V. beschreibt auch die Innervation der kleinen Haare und der Tasthaare. Die Frage, ob die Endnetze extracellulär liegen oder ein direkter Uebergang in das intracelluläre Netz stattfindet, ist noch nicht geklärt.

Da sich in den Tastzellen der Grandry'schen Körperchen des Entenschnabels die Fibrillen mit denselben Farbstoffen wie in den Epithelzellen der Haut färben, da ferner Intercellularbrücken zwischen den Tastzellen vorhanden sind und die Tastscheibe den Tastzellen nur anliegt, so besitzen nach Nowik (263) die Tastzellen wahrscheinlich Epithel-Charakter.

Botezat (265) hat seine früheren Studien über sensible Nervenendapparate in den Hornpapillen der Vögel am hinteren Theil des Gaumens und am hinteren Zungenende weiter geführt. Ein papilläres Fadennetz, hervorgegangen aus markhaltigen Nerven, breitet sich bis zur äussersten Spitze der Papille aus. Ausserdem kommen Merkel'sche Tastkörperchen in der Papillencutis vor mit den bekannten zwei Arten von Nervenendausbreitungen: markhaltigen mit Endnetzen der Tastmenisci an den Tastzellen und varikösen marklosen, die lockere pericelluläre Netze um die ersteren bilden. B. stellt dann einen Vergleich aller eingekapselten und uneingekapselten Nervenendapparate in der Haut und den Schleimhäuten an. Er hält die Merkel'schen Körperchen lediglich für Tastsinnesapparate und vergleicht sie den serösen Drüsenzellen: Unter dem Einflusse mechanischer Einwirkungen sondern die Tastzellen ein Sekret ab, das auf die Nervenendigungen reizend einwirkt. Auch andere Neuroepithelzellen sieht B. als Drüsenzellen an. Die nicht eingekapselten (freien) Apparate: Bäumchen, Schlingen, Knäuel, Golgi-Mazzoni'sche und Pacini'sche Körper percipiren nach B. Zerrungen und gleitende Bewegungen auf der Oberfläche. Die Intraepithelialnerven mit ihren knopfförmigen Endigungen besitzen wahrscheinlich Beziehungen zum Temperatursinn.

Eine umfangreiche Arbeit widmet Botezat (264) dann dem feineren Bau, der Funktion und der Phylogenese der Geschmacksknospen bei Vögeln. „Die Geschmacksorgane der Vögel sind Endknospen". Sie finden sich in der Rachengegend, in geringer Zahl in vorderen Theilen der Mundhöhle, nicht in der vorderen Zungengegend und im vorderen harten Gaumen. Sie sind ellipsoid, spindelförmig oder cylindrisch je nach der Zahl der specifischen Elemente. Die umgebenden, Epithelzapfen bildenden Hüllzellen sind als Degenerationsprodukte zu betrachten. Die Geschmacksorgane bestehen wie überall aus Geschmackszellen mit

Sinnesstiftchen („Sinnesdrüsenzellen"), aus Stützzellen und Basalzellen. Die zu den Knospen gelangenden markhaltigen Nerven bilden „perigemmale, intragemmale und subgemmale" variköse Netze. Nur das subgemmale Netz scheint Geschmacksnervenenden zu enthalten, die anderen zwei Gefühlsnervenendigungen. Es lassen sich selbständige „Solitärknospen" von „Drüsenknospen" sondern, die mit den Ausführgängen der Schleimdrüsen eng verknüpft sind. Die letzteren sind wahrscheinlich Vorläufer für die Entstehung der Organe höheren Geschmacksinnes bei den Säugern. In der Vertebratenreihe lässt sich (conform mit Herrick) eine allmähliche Wanderung der Endknospen von der äusseren Haut zur Mundhöhle constatiren, entsprechend dem Uebergang vom Wasserleben zum Landleben, ferner eine Concentration der zunächst in allen Theilen der Mundhöhle vorhandenen Knospen auf die hinteren Theile der Zunge, die Rachenhöhle, den weichen Gaumen (in der Jugend auch auf die hinteren Theile des harten Gaumens und die Papillae fungiformes) bei höheren Säugern.

Kolmer (255) konnte in den Hautsinnesknospen von Axolotl, Triton cristatus, Proteus, Salamandra, Petromyzon, Lota, Alburnus lucidus, ferner in den Geschmacksknospen der Säuger, im Riechepithel von Siredon, Axolotl, Petromyzon, Triton und Säugern Stützfibrillen nachweisen, wenn auch im Uebrigen der Plasmabau ausserordentlich variabel ist. Diese für die Stützzellen des Sinnesepithels charakteristischen Fibrillen sind homogen. Kolmer ist (gegen Botezat und Schiefferdecker) der Ansicht, dass die Erregung des Nervenendes bei den Sinneszellen nicht durch Sekretion einer nervenreizenden Substanz, sondern durch mechanische Einflüsse zu Stande kommt, und dass gerade die Stützzellen zwischen den Sinneszellen den letzteren eine gewisse Bewegungsfreiheit gestatten, zumal intercelluläre Brückenstrukturen zwischen Sinneszellen und ihrer Umgebung fehlen.

Schon im vorigen Berichte konnten bemerkenswerthe Resultate von Boeke über die Struktur motorischer Endplatten bei Amphioxus berichtet werden. In der vorliegenden Arbeit (268) hat er nun diese Studien auf die höheren Vertebraten (besonders Fledermaus) ausgedehnt (Methode vgl. Capitel II). Die Entwickelung der motorischen Endplatten geht in der Weise vor sich, dass sich nach dem Einwachsen des motorischen Nerven in das Myotom zunächst Nervennetze zwischen dem Muskelgewebe regulär ausbreiten, später rosenkranzförmige Verdickungen aus Fibrillennetzen (lokale Oberflächenvergrösserung), die bei späterem Wachsthum sich mehr oder weniger von den Fasern emancipiren, d. h. collateral werden und durch doppelten Stiel mit der Hauptfaser verbunden bleiben. Später Kernansammlung, Vermehrung des körnigen Sarkoplasma, plattenförmige von Endnetzen und Endösen begrenzte Ausbreitung. Verschiedene Variationen dieser Plattenbildung durch sekundäres Auswachsen von Netzen und Oesen. Auch nach der völligen Ausbildung der motorischen Endplatten gehen weitere Veränderungen des Neurofibrillengefüges vor sich, Anastomosenbildung zwischen 2 Arten des Endgeweihes der Faser, durch ungleiches Wachsthum einzelner Theile des Neurofibrillennetzes bedingt. Von der Platte gehen dann die schon im vorigen Berichte erwähnten ultraterminalen marklosen Nervenfasern aus, die zur Nachbarfaser treten, dort eine Platte bilden oder sich zwischen den Muskelfasern verlieren. Aus dem oben geschilderten Entwickelungsgang ist die Bildung dieser ultraterminalen Fasern leicht verständlich. Die Form der ausgebildeten motorischen Endplatte besitzt folgende Eigenthümlichkeiten: Sie liegt hypolemmal, das heisst unter dem Sarkolemm (contra Sihler). Von den Platten gehen periterminale Fibrillen in die Muskelfibrillen hinein und verbinden sich direkt mit der contraktilen Substanz (vgl. den vorigen Bericht), in dem sie ein äusserst zartes periterminales Netz zwischen den Muskelfibrillen bilden. Solche Netze setzen sich auch an ringförmigen Verbreiterungen im Verlaufe der Nervenäste an. Ausser den Hauptfasern werden auch marklose accessorische Nervenfasern der motorischen Platte und eine zweite (ganz kleine Netze und Endringe bildende) Art hypolemmaler Nervenplatten geschildert. Ob auch diese motorisch, speciell sympathisch sind, lässt sich noch nicht sicher entscheiden.

i) Neuroglia.

Held (271) vertheidigt in seiner gross angelegten Monographie über die Neuroglia marginalis zunächst seine Annahme von dem Bestehen einer Membrana limitans Gliae marginalis. Der Membrana limitans Gliae perivascularis liegt eine zweite „Membrana limitans accessoria“ an, die Bindegewebecharakter besitzt. „Die äusseren Haftfasern des perivaskulären Zellennetzes können den Begriff der geschlossenen Gliagrenzhaut nicht modificiren.“ Sie gehören zur Intima piae und zur kernfreien Membrana limitans accessoria. Die Gliagrenzhaut ist undurchlässig für corpusculäre Elemente. Die His'schen perivaskulären und epicerebralen Räume sind arteficiell (Folge einer Zerstörung der Grenzschicht der Glia), die Obersteiner'schen „pericellulären" Räume ebenfalls durch Vernichtung der pericellulären Glia und ihrer Golgi-Netze entstanden. Die Gliafüsse heften sich nicht direkt der Gefässwand (Golgi), sondern der Limitans glia an, auf dieser liegt erst die Intima piae respect. die Limitans accessoria und dann erst folgt die Advene titia der Hirngefässe. An den Bindegewebezellen der Subarachnoidalräume, der Virchow-Robin'schen Scheidenräume und der Intima piae perivascularis konnte Held häufig Diplosomen mit Geisseln sehen, die er als „bewegliche Zellenflossen" auffasst, die die Diffusionsvorgänge des Gehirns begünstigen und beschleunigen.

Die Grenzschicht der Glia besteht aus Gliakammern und Gliafüssen mit zahlreichen Uebergangsformen. Auch die Gliazellen selbst zeigen häufig Kammerbildung. Die Protoplasmagranula werden aus den Gliazellen nicht allein durch Abstossung in die intramarginale Lymphflüssigkeit entfernt oder aus ihr aufgenommen, sondern es kann unter gewissen Bedingungen auch eine Mobilisirung der ganzen körnchenhaltigen Gliazelle und Auswanderung aus dem Bezirk der Hirnsubstanz in seine extramarginalen Lymphwege stattfinden. Ausser diesen „gliogenen" Körnchenzellen unterscheidet H. noch bindegewebige. Durch Abstossung von Protoplasmatheilchen oder seiner Substanzen reduciren sich die Körnchenzellen zu Lymphocyten. Ueber den Transport der Abbauprodukte der Ganglienzellen durch die Gliazellen zum adventitiellen Lymphraum bestätigt H. Alzheimers Resultate. Ob neben diesem gliösen *intra*plasmatischen Stoffwechselweg auch ein *inter*cellulärer besteht, ist noch fraglich. Die Limitans gliae ist nur einseitig passirbar für die aus dem Gliagewebe gelösten und mit

Substanzen beladenen Wanderzellen, nicht aber umgekehrt.

Von Fieandt (82) bestätigt die Resultate von Hardesty und Held über den syncytialen Bau des Gliagewebes. Die Gliafasern liegen entweder an der Oberfläche oder im Innern der Balken des protoplasmatischen Gliareticulums und der Gliazellen. Es ist möglich, dass die Gliafasern auf gewissen Strecken nackt verlaufen. F. bestätigt auch Held's Grenzmembranen gegenüber den mesodermalen Bildungen. Die pericellulären und diffusen Golgi-Netze sind (conform Held) wahrscheinlich gliös. Im Gliareticulum der grauen Substanz beobachtete F. körnige Gebilde, die er „Gliosomen" nennt.

Paladino (274) weist an der Hand von Präparaten des Lobus electricus vom Torpedo wieder auf die intimen Beziehungen der Glia und ihrer Netze zu den Nervenzellen hin und glaubt, dass ein grosser Theil der bisher beschriebenen intercellulären und pericellulären Fibrillennetze Gliastrukturen sind.

Im vorigen Berichte ist eine Beobachtung von Cerletti erwähnt worden, dass gewisse Kerne der Hirn- und Rückenmarkgefässe mit dem Unna-Pappenheim'schen Methylgrün-Pyronin-Gemisch statt grün, wie die anderen mesodermalen und ektodermalen Elemente, sich carminroth färben (Membran, Chromatinkörner und Kernkörper carminroth, Karyoplasma diffus roth). Cerletti (278) nennt diese Kerne „pyroninophil" und kommt, bezüglich ihres Vorkommens und ihrer Bedeutung, zu folgenden Schlüssen: Im normalen Nervengewebe giebt es Adventitialkerne mit besonderen physikalisch-chemischen Eigenschaften, die sich wahrscheinlich in regressivem Zustande befinden. Daneben sind normaler Weise noch Kerne mit vakuolärer Degeneration vorhanden. Die mannigfachen Formen regressiver Veränderungen der Adventitialkerne in pathologischen Fällen gehören nicht in den Rahmen dieses Berichtes.

k) Hüllen, Gefässe.

Nach Aitkin (285) versorgt die Arteria cerebri media nur einen kleinen Theil des vorderen Abschnittes des Nucleus caudatus, ausserdem Theile des Linsenkerns und der inneren Kapsel. Die Art. cerebri anterior versorgt gleichfalls den Kopf des Nucleus caudatus, Globus pallidus, Putamen, innere und äussere Kapsel; die Arteria cerebri posterior vorzugsweise den Thalamus.

Die Arbeit Beevor's (284) enthält die Resultate ausserordentlich interessanter Studien über die Vertheilung der Blutgefässe im Gehirn. Es wurden die verschiedenen Zweige der in das Gehirn eindringenden Gefässe einzeln mit verschiedenen Farben injicirt. Die gewonnenen Präparate sind in einer Reihe sehr instruktiver Tafeln wiedergegeben. Jedenfalls liegt hier eine Untersuchung vor, die uns distinkter, feiner die Vertheilung der einzelnen Blutgefässzweige hinsichtlich ihrer Versorgung bestimmter Hirnpartien lehrt, als wir sie bisher gekannt haben. Dadurch hat die Arbeit nicht allein ein descriptiv-anatomisches Interesse, sondern auch ein grosses Interesse für den Diagnostiker. Die Resultate sind kurz folgende:

Gebiet.	*Arterie.*
Regio subthalamica	A. communic. post.
Corp. mammillare	cerebr. post.
Pes peduncul. frontal	communicans post.
Pes peduncul. caudal	cerebr. post. + choroid. ant.
Capsul. intern. ant.	cerebr. ant.+cerebr.med.

Capsul. intern. post. front.	communicans post.
Capsul. intern. post. caud.	choroidea ant.
Capsul. intern. post. dorsal.	cerebri med.
Regio retro-lenticular. Radiatio optica front.	choroidea ant.
Caput nucl. caudat.	cerebr. ant. et med.
Cauda nucl. caudat.	cerebr. post. et choroidea ant.
Nucl. lenticular. (Putamen)	cerebr. med. et ant.
Nucl. lenticul. (Glob. pallid.)	cerebr. ant. (vorne) + choroidea ant. (Mitte) zuweilen communic. post. und cerebr. ant.
Thal. opticus	cerebr. post. + communic. post.
Plexus choroideus	choroidea ant. + cerebr. post.
Membrana choroidea	choroidea ant.
Fornix	cerebr. post. (event. cerebr. ant.).
Sept. pellucid.	cerebr. ant.
Commissur. ant. med.	cerebr. ant.
Commissur. ant. lateral	cerebr. med.
Commissur. ant. posterolateral	choroidea ant.
Gyr. front. I (oft + $^1/_2$ Gyr. front. II) Gyr. supracallos. + Gyr. fornicat. bis z. Lob. quadratus + Lob. parietal. superior	cerebr. ant.
Region zwisch. Sulcus frontal. superior, Mittellinie längs der hinteren Hälfte des Gyrus parietalis superior, Mitte oder oberer Rand der 3. Temporalwindung, Occipitalpol (ev. $^1/_4$—$^1/_2$ Zoll davor)	cerebr. med.
Mediale Oberfläche d. Schläfen- und Hinterhauptlappens mit Ausnahme des Vorderendes d. Temporallappens und des Uncus (choroidea ant.!), vordere mediale Grenze am Sulcus parietooccipi-	cerebr. post.

talis, unten mittlere oder obere Grenze der unteren Schläfenwindung

Die Radiatio optica wird vorne von der Choroidea anterior, hinten von der Cerebri media und posterior versorgt, Genu, Rostrum und Corpus corporis callosi von der Cerebri anterior, das Splenium corporis callosi von der Cerebri posterior, das Tapetum von der Cerebri media + anterior, weniger von der posterior.

Bluntschli (288) untersuchte an Schädeln und Gehirnen von Affen das Verhältniss zwischen Schädelinnenfläche und Relief der Hirnwindungen. Der Schädel wird in seiner Gestalt durch das Gehirn bestimmt, auch Lage und Gestaltung der Diploebälkchen spricht für diesen Einfluss, während die Muskulatur am Schädel auf die Schädelform sicherlich keinen Einfluss ausübt. Weiter enthält die Arbeit Angaben über die Venensinus an der Schädeloberfläche und über die oberen Hirnvenen der Primaten. Hinsichtlich der Gestaltung der orbitalen Fläche der vorderen Schädelhöhle, die ohne Windungsrelief ist, schliesst sich Bluntschli der Anschauung von Landau an, dass wohl die Orbita mit ihrem Inhalt hier bestimmend ist für die Gestaltung der Schädelhöhle.

Waljaschko (289) hat zur Feststellung einiger für die Chirurgie wichtiger topographischer Verhältnisse am Schädel und Gehirn Fixationen des Gehirns in situ ausgeführt. Die Feststellungen, die sich in einem Referate nicht wiedergeben lassen, erstreckten sich auf die Lage des unteren Seitenrandes des Gehirns am Schädel, die Lage der Schläfenwindungen und einiger anderer Windungen im Schädel und auf die Feststellung der Lage einiger wichtiger Gefässe. Gute Abbildungen sind der Arbeit beigegeben.

Landau (290) vergleicht das Relief der Basis und der Seiten- und oberen Theile der vorderen

Schädelgrube mit der Configuration der Hirnfläche in den entsprechenden Theilen. Auffallend ist, dass die Basis der vorderen Schädelgrube im Gegensatze zur Seite und zum Dache das Hirnrelief nicht abspiegelt, sondern ganz flach ist. Hier dürften die Orbita und ihr Inhalt der bestimmende Theil sein, nicht die Hirnoberfläche. Landau giebt bei dieser Gelegenheit eine einfache und sinnreiche Methode an, sich aus dem Gehirn die Innenfläche des Schädels und umgekehrt zu construiren: Man fertigt vom Diapositiv (nicht vom Negativ) der photographischen Platte einen Abzug und erhält so sehr einfach ein Bild der correspondirenden Oberfläche.

IV. Vorderhirn.

a) Allgemeines, Hirnfurchen und Windungen.

Ref. Prof. Heinrich Vogt.

291) Stieda, Hirnfurchen u. Hirnwindungen. Biol. Centr.-Bl. XXX. 17. 18. p. 580. 611.

292) Holl, Die Entwickelung der Bogenwindung an der hinteren Insel des Menschen- u. Affengehirns. Sitz.-Ber. d. Akad. d. Wiss. Wien. Math. Kl. CXVIII. Abth. 3. 1909.

293) Haller, Die Mantelgebiete des Grosshirns von den Nagern aufsteigend bis zum Menschen. Arch. f. mikrosk. Anat. LXXVI. 2. 1910.

294) Holl, Zur vergleichenden Homologie der „vorderen Insel“ des menschlichen Gehirns. Sitz.-Ber. d. Akad. d. Wiss. Wien 1909.

295) Holl, Ueber bisher unbekannte Bildungen im hintersten Inselgebiet des Menschen- u. Affengehirns. Sitz.-Ber. d. Akad. d. Wiss. Wien. CXVIII. Abth. 3. 1909.

296) Levi, Giuseppe, Cenni sulla costituzione e sullo sviluppo dell' Uncus dell' Ippocampo nell' Uomo. Arch. di Anat. e di Embr. VIII. 4. 1909.

297) Landau, Beitrag zur Kenntniss des Katzengehirns. Hirnfurchung beim Neugeborenen. Morphol. Jahrb. XL. 4. 1909.

298) Bolk, Die Furchen an den Grosshirnen eines Thorakopagen. Folia neurobiol. IV. 3. 1910.

299) Bolk, L., Beiträge zur Affenanatomie. 7) Das Gehirn von Gorilla. 1 Taf. u. 39 Fig. Ztschr. f. Morphol. u. Anthropol. XII. 1. p. 141. 1909.

300) Rawitz, Bernhard, Das Centralnervensystem der Cetaceen. 3) Die Furchen u. Windungen des Grosshirns von Balaenoptera rostrata Fabr. 2 Taf. u. 2 Fig. Arch. f. mikrosk. Anat. LXXV. 2. p. 225. 1910.

301) Sergi, Quirino, Contributo allo studio delle omologie dei solchi cerebrali nei felidi e nei canidi. Osservazioni su due cervelli di Ghepardo asiatico (Cynailurus jubatus). Monit. Zool. Ital. XIX. 11. p. 270. 1908.

302) Sergi, Contributo allo studio dei solchi e dei giri cerebrali nell gato domestico. Riv. Labor. di Anat. norm. Univ. di Roma XIV. 3. p. 213. 1909. [Dem *Ref.* nicht zugänglich.]

303) Sergi, Sergio, Sul limite posteriore del lobo parietale e sui solchi occipitali esterni nel cervello dell uomo. Atti della Soc. rom. di Antropol. XIV. 1. 1908.

304) Sergi, Sergio, Variazioni dei solchi dell' insula nel cervello umano. Atti della Soc. rom. di Antropol. XV. 3. 1908.

305) Sergi, Sergio, Variazioni di sviluppo del lobo frontale nell' uomo. Atti della Soc. rom. di Antropol. XV. 3. 1908.

306) Holl, Die erste äussere Uebergangswindung des Ateles-Gehirns. Sitz.-Ber. d. Akad. d. Wiss. Wien. CXVIII. 3. 1909.

307) Bolk, Beitr. zur Affenanatomie. 7) Das Gehirn von Gorilla. Ztschr. f. Morphol. u. Anthropol. XII. 1. 1909.

308) Feliciangeli, Guido, Experimenteller Beitrag zur Kenntniss der Funktion des Stirnlappens des Hundehirns. Folia neurobiol. IV. 5. 1910. Ref. von Dr. *Paul Röthig.*

309) Fayolle, Le développement de l'encéphale chez les enfants du premier âge. Clinique VIII. 3. p. 65 1910. [Dem *Ref.* nicht zugänglich.]

310) Ducceschi, V., Zone olfactive cérébrale et centres respiratoires bulbaires. Arch. ital. de Biol. LIII. 2. 1910. Ref. von Dr. *Paul Röthig*.

311) Smith, G. Elliot, The tuberculum olfactorium. 2 Fig. Anatom. Anzeiger XXXIV. 9—11. p. 200. 1909.

Das Tuberculum olfactorium = parolfactorium Edinger besitzt wahrscheinlich ausschliesslich olfaktorische Funktion und ist mit dem Bulbus olfactorius durch einen direkten, in der Formatio bulbaris entspringenden Faserzug verbunden.

312) Zuckerkandl, E., Ueber die Wechselbeziehung in der Ausbildung des *Jacobson*-Organs u. des Riechlappens. Anatom. Hefte Wiesbaden 1910. [Dem *Ref.* nicht zugänglich.]

313) Smith, G. Elliot, The term „archipallium" — a disclaimer. Anatom. Anzeiger XXXV. 17. p. 429. 1909.

Elliot Smith wendet sich gegen die Bezeichnung „Archipallium", da wir in den Worten „Hippocampus" und „Formatio hippocampalis" ausreichende Benennungen besitzen. Er lehnt die Autorschaft für das seiner Meinung nach am besten aus der Nomenclatur zu streichende Wort „Archipallium" ab. Röthig (Charlottenburg).

Stieda (291) bespricht die Arbeiten von Kohlbrugge (324) und Näcke (329) und wendet sich gegen die in Näcke's Arbeit implicite enthaltene Ansicht, dass der Windungsreichthum eine gewisse Grundlage für die Intelligenz des Menschen darstellt.

Holl's Untersuchung (292) über die Inselrinde stützt sich auf eine grosse Zahl von menschlichen und thierischen Gehirnen. Als die Urwindung der Inseloberfläche wird von H. nicht der Sulcus centralis, sondern eine weiter nach rückwärts liegende Furche angesehen. Diese primäre Furche stellt auch beim Menschen einen in der Fötalzeit charakteristischer Weise auftretenden, aber ziemlich undeutlichen Zustand dar, der bald durch das Eintreten der Centralwindung der Insel verwischt wird. H. schliesst sich ferner der Ansicht Turner's an, dass die Insel der Primaten in die Tiefe verlagerte Theile des Carnivorengehirns darstelle, und zwar entspräche sie dem ganzen „vom unteren Ende des Vorderschenkels der ersten Bogenwindung bis zur Fissura praesylvia reichenden Gebiet". Die Arbeit versucht (das muss bemerkt werden) dabei aber allein auf Grund äusserer, nicht auch mikroskopischer Daten eine derartige Homologisirung.

Haller (293) stellt fussend auf frühere eigene und neuere Untersuchungen den „Werdegang des Grosshirnpallium" dar. Das dorsale Pallium gliedert sich nach ihm in 4 Gebiete, das Stirn-, Fornical-, Dorsooccipital- und Inselgebiet. Das Dorsooccipitalgebiet zerfällt später in 3 Abschnitte, das Temporalgebiet betheiligt sich an der Inselbildung. Das Stirngebiet entwickelt sich relativ selbständig, ohne in andere Gebiete überzugreifen. Das Inselgebiet erleidet, neben dem Dorsooccipitalabschnitte die stärksten Umwandlungen. Im übrigen Theile der Arbeit polemisirt H. gegen Brodmann.

Holl (294. 295) setzt in einer Reihe von Untersuchungen seine Studien über das Inselgebiet des Menschen- und Affenhirns fort. Es zeigt sich, dass zwischen Inselrand und Schläfenlappenrand beim Menschen zuweilen eine schmale Windung, der Gyrus postremus insulae, liegt, der der Insel zugerechnet werden muss. Dieser Gyrus kann auch nur in Rudimenten vorhanden sein. Ob er gänzlich fehlen kann, lässt sich nicht sicher sagen. Es ist unwahrscheinlich, dass dieses vorkommt. Die hintere Insel wird in ihrer Höhe zuweilen von einer schiefen Furche, dem Sulcus obliquus durchsetzt: dieser theilt die hintere Insel in einen vorderen unteren und hinteren oberen Abschnitt. Die

Bedeutung dieser genannten Gebilde ist fraglich; an Gehirnen höherer Affen und auch gelegentlich bei anderen Affen werden sie angetroffen. Durch diese Feststellungen lässt sich vielleicht eine schärfere Abgrenzung der hinteren Inselgegend erreichen, als sie bisher vorhanden ist.

Levi (296) bestätigt die Angaben von Retzius und Elliot Smith, wonach der Uncus des Hippocampus sich bildet aus zwei scharf getrennten Abschnitten, einem vorderen, dem Subiculum und einem hinteren, der eigentlichen Ammonsformation. Am Uncus nun zeigt der charakteristische Bildungsmodus des Ammonshorns einige besondere Abweichungen. Diese selbst werden im Einzelnen beschrieben, ihre Wiedergabe würde hier zu weit führen. Die Studien sind an gut conservirtem menschlichen Foetusmateriale angestellt und stellen eine wichtige Bereicherung unserer Kenntnisse dar.

Landau (297) hat eine Serie neugeborener Katzen auf die Ausbildung der Hirnoberfläche hin untersucht und nachweisen können, dass eine Reihe von Furchen, und zwar namentlich die Fissurae sylvii, splenialis, cruciata, suprasylvia anterior, coronalis, lateralis sich noch nicht als fertig gebildet erweisen. In den ersten Stadien des extrauterinen Lebens scheinen aufzutreten: Fissura diagonalis, ectosylvia posterior, suprasylvia posterior; erst in noch späteren Abschnitten des Lebens werden angelegt: Fissura postsplenialis, suprasplenialis, genualis, mediolateralis.

Sergi hat (303. 304. 305) auf Grund sehr gewissenhafter Messungen und Berechnungen die Variationen der Inselwindungen studirt. Ferner hat S. die Ausdehnung des Stirnlappens und die

Configuration der äusseren Oberfläche des Hinterhauptlappens untersucht. Die Resultate lassen sich nicht in Kürze wiedergeben.

Nach Holl (306) stellt die äussere Uebergangswindung der Atelesgehirne bei vollständiger Ausbildung einen Bogen dar oberhalb des Gyrus angularis und vor dem medialen Aste des Sulc. occip. transversus. Eine Reihe von Variationen, die H. im Einzelnen beschreibt, sind denkbar und kommen recht häufig vor. Im Allgemeinen ist der Bau des Atelesgehirnes etwas complicirter als der anderer Affen einschliesslich der Anthropoiden. Die von Zuckerkandl als äussere Uebergangswindung beim Atelesgehirn beschriebene Windung stellt nur in einem Theile der Fälle wirklich eine solche dar, in anderen Fällen handelt es sich um andere Bildungen, die mit der Uebergangswindung nicht identisch sind.

Bolk (299) widmet dem Gorillagehirn eine eingehende Studie. Von allen Affengehirnen ist das des Gorilla auch in seinem principiellen Aufbau dem des Menschen am ähnlichsten.

Bolk (298) hat ferner die Hemisphären eines Thorakopagen eingehend studirt: Als Hauptergebniss ist zu constatiren, dass zwar manches Individuelle, aber vor Allem manches Uebereinstimmende zwischen diesen 4 Abschnitten vorhanden war. Das Uebereinstimmende ist dabei zwischen den gekreuzten (ungleichseitigen) Hemisphären vorhanden: Heterolaterale Homologie. Also es entspricht je die linke Hälfte des einen Gehirns der rechten des anderen. Die Furchung selbst war eine vorwiegend sagittale. Gute Abbildungen veranschaulichen die Studie.

Feliciangeli (308) giebt folgende Beschreibung der vorderen Theile des Hundehirns:

„Nehmen wir den Sulcus cruciatus zum Ausgangspunkte der Beschreibung des vorderen Hundehirns, so ist gleich zu bemerken, dass er den Gyrus sigmoideus anterior vom Gyrus sigmoideus posterior trennt, die sich auf die seitliche untere Grenze des Sulcus cruciatus fortsetzen, indem sie miteinander eine Schleife bilden. Der Sulcus coronalis begrenzt nach unten die durch die Vereinigung des Gyrus sigmoideus anterior mit dem Gyrus sigmoideus posterior gebildete Schleife und trennt sie vom Gyrus coronalis, der sich unmittelbar unter der Fissura coronalis befindet, und durch die ideale Verlängerung des Sulcus cruciatus in zwei gleiche Theile getrennt werden würde; vom vorderen Gyrus ectosylvius ist er durch die vordere Scissura suprasylvia getrennt. Die Fissura coronalis trennt auch den vorderen Gyrus sigmoideus von dem zusammengesetzten Gyrus (Gyrus compositus), der senkrecht zu ihm verläuft. Der Sulcus praecruciatus theilt den vorderen Gyrus sigmoideus in zwei Theile, während die Scissura praesylvia mit ihrem krummlinigen Verlaufe auf der unteren Fläche der Hemisphäre zuerst von hinten nach vorne und von innen nach aussen vorrückt, dann sich biegt, um von unten nach oben und von hinten nach vorne zu verlaufen, und über die obere Fläche der Hemisphäre hinzieht. Hier trennt sie den vorderen Gyrus sigmoideus vom Gyrus prorea (der dem Sulcus interhemisphaericus folgt), vom Gyrus orbitalis und weiter unten vom Gyrus subprorea. Seinerseits trennt der Sulcus prorea den Gyrus prorea vom Gyrus orbitalis, der durch den Sulcus interorbitalis in zwei Theile getheilt wird und vom Lobus olfactorius durch den Sulcus rhinalis getrennt ist. Der Lobus olfactorius wird seinerseits in zwei Theile getheilt durch den Sulcus intraolfactorius und setzt sich nach hinten unmerklich in den Gyrus uncinatus fort."

b) Anthropologisches.

Ref. Prof. H. Vogt.

314) Brodmann, Ueber das Vorkommen der Affenspalte bei verschiedenen Menschenrassen (Herero, Hottentotten, Javaner). Sitz.-Ber. Fol. Neurol. 2. p. 753. 1909.

315) Mall, On several anatomical caracters of the human brain, said to vary according to race and sex,

with especial reference to the weight of the frontal lobe. Amer. Journ. of Anat. IX. Nr. 1. 1909.

316) Murphy, Note on the sulcus lunatus in negro and white brains and its relation to the area striata. Anat. Rec. IV. p. 115. 1909.

317) Arkin, Ueber Rasseneigenthümlichkeiten der Grosshirnrinde des Menschen. Korsak. Journ. 1909.

318) Landau, Ueber die Furchen an der Medianseite des Grosshirns bei den Esthen. Ztschr. f. Morphol. u. Anthropol. XIII. p. 57. 1910. Dem Ref. nicht zugängl.

319) Sergi Sergio, Osservazioni su due cervelli di Ovambo ed uno di Ottentotta. Atti della Soc. di rom. Antropol. XIV. 2. 1908.

320) Sergi Sergio, Un cervello di un indigeno di Tabora. Atti della Soc. rom. di Antropol. XIV. 3. 1908.

321) Sergi Sergio, Due cervelli di Sudanesi. Atti della Soc. rom. di Antropol. XIV. 3. 1908.

322) Henneberg, Messung der Oberflächenausdehnung der Grosshirnrinde. Journ. f. Psych. u. Neurol. XVII. 3 u. 4. 1910.

323) Boule et Anthony, L'encéphale de l'homme fossile de la chapelle aux Saints. Compt. rend. Ac. Sc. CL. Nr. 22. p. 1458. 1909.

324) Kohlbrugge, J. H. F., Die Gehirnfurchen malayischer Völker, verglichen mit denen der Australier und Europäer. Ein Beitrag zur Evolutionslehre. 8. Amsterdam 1909. Müller. LI u. 120 S. mit 17 Tafeln. (Verhandl. d. K. akad. von Wetenschappen to Amsterdam. 2. Secti. teel 15. 1. 1909.) Dem Ref. nicht zugängl.

Nach Brodmann (314) lässt die laterale Oberfläche des Occipitallappens beim Gehirn anderer Menschenrassen eine weitgehende Homologisirung mit dem Zustand bei Affen, namentlich beim Orang Utang zu, während bekanntlich das Europäerhirn in diesen Theilen sehr verschieden gebaut ist. Unter 10 Hererogehirnen fand sich 7mal, unter 6 Javanern 5mal, unter 10 Hottentottengehirnen 3mal genau wie beim Orang Utang eine deutliche transversale, tiefe Furche, von hinten durch ein Operculum occipitale bedeckt. Die Homologie mit der Affenspalte ist zweifellos.

Nach Murphy (316) sind die Beziehungen des Sulcus lunatus zur Sehrinde nicht so constant wie die der Fissura calcarina und retrocalcarina. Meist aber begrenzt er von lateral her das corticale Sehgebiet nach vorn. Die schwarze Rasse hat eine ausgesprochene Tendenz zu ausgeprägterer Anlage des Sulcus lunatus. Doch stellt dieses Moment kein constantes Vorkommniss dar.

Arkin (317) hat einige Gehirne von Chinesen, die er nicht wesentlich vom europäischen Typus abweichend fand, untersucht. A. glaubt auf Grund seiner Studien, dass die Hirnoberfläche principiell bei allen Menschenrassen gleichartig gebaut sei (Windungstypus), dass die bestehenden Unterschiede sich nur auf Details zweiten Grades beziehen und nur geringe Aenderungen der Configuration, Vermehrung der Windungen u. s. w. darstellen.

Sergi Sergio (319. 320 u. 321) hat in drei Arbeiten Beiträge zur Anthropologie des Gehirns gegeben. Am Sudanesengehirn fanden sich mannigfache Abweichungen in Form von Windungsanastomosen u. dergl., sie waren den von Kohlbrugge, Waldeyer u. A. an niedrigen Menschenhirnen mehrfach beschriebenen ähnlich. Die Verhältnisse des untersuchten Hottentotten- und Unyanyembe-Gehirns sind ähnlicher Art; alle Arbeiten sind mit guten Abbildungen versehen.

Henneberg (322) stellte Messungen der Oberflächenausdehnung des Gehirns an und fand, dass das Frauengehirn eine wesentlich geringere Ausdehnung zeigte als das männliche; das Kindergehirn steht in seinen relativen Werthen hinter dem des Erwachsenen nur wenig zurück. Von anderen Menschenrassen ergaben Javaner und Hottentotten fast dieselben Zahlen wie Europäer, eine wesentlich niedrigere Zahl liess sich nur beim

Herero nachweisen. Unter pathologischen Bedingungen vermindert sich die Gesammtoberfläche ziemlich rasch (Paralyse u. s. w.).

Boule und Anthony (323) haben die innere Schädeloberfläche des fossilen Menschen von La Chapelle-aux-Saints untersucht und daraus Schlüsse über die Gestaltung des Gehirns gezogen. Es ergab sich ein leichtes Ueberwiegen des linken Gehirns, ebenso wie beim Neanderthal-Menschen. Es müssen also auch diese Menschen schon rechtshändig gewesen sein. Die einzelnen Windungen liessen sich ziemlich gut verfolgen, die Sylvische Furche scheint ziemlich primitiv in ihren Aesten entwickelt gewesen zu sein. Die drei Stirnwindungen waren auffallend deutlich.

Nach den älteren Arbeiten von Huschke und Parker oder den neueren von Spitzka und von Bean möchte es scheinen, dass die Hirnfurchung, namentlich auch die grössere oder geringere Entwickelung des Frontallappens sehr deutliche Unterschiede aufweist, je nachdem man ein männliches, ein weibliches oder ein Negergehirn studirt. F. Mall (315) hat in einer Reihe ausserordentlich interessanter Untersuchungen ermittelt, wie weit dem wirkliche Verhältnisse zu Grunde liegen. Namentlich hat er dadurch, dass er oder seine Mitarbeiter über die Anderen wohl bekannte Herkunft langer Gehirnreihen, die sie studirten, gar nichts wussten, die persönliche Voreingenommenheit ausgeschaltet. Das Material war ein beträchtliches, so dass sich schon Unterschiede hätten zeigen müssen, wenn sie vorhanden waren. Es wurde aber gar nichts gefunden, was für die Richtigkeit der vielfach angenommenen, in der Einleitung citirten Ansichten spricht. Auch die Angabe von Spitzka, s. vor. Bericht, dass in der grösseren oder geringeren Ausdehnung des Balkensagittalschnittes ein sehr sicheres Maass für die Stirnlappenentwickelung gefunden werde, scheint M. sehr zweifelhaft. Er hat u. A. viele Negergehirne von leichtem Gewichte mit einem grösseren Balkensagittalschnitt gefunden, als sie das höchste von Spitzka beschriebene Gehirn hatte. Wenn man ein in Formol erhärtetes Gehirn durch die Centralfurche bis auf die Basis abbricht, bekommt man, wie Vergleiche zwischen rechts und links zeigen, sehr gleichmässige Präparate, die dann auch im Vorderstück den gut abgetrennten Stirnlappen enthalten. Bei Frauen und Männern und auch bei Negern beträgt der Stirnlappen etwa 43 % des Gehirngewichtes. Will man den Windungsreichthum vergleichen, so darf man nicht beliebige Gehirne nehmen, wie das von Parker u. A. geschah, sondern muss, wie das schon Schwalbe betonte, Gehirne von gleichartigen Schädeln, also etwa von dolichocephalen unter sich vergleichen. Die Negerschädel sind meist dolichocephal. Das Gehirn zeigt eine gewisse Abplattung des Stirnlappens und das ist doch so charakteristisch, dass M. bei einer Untersuchung ihm unbekannter Gehirne in 75% die Negergehirne herausfand. Bei einer analogen Untersuchung, wo die Gehirne mit reicher Furchung von denen mit mehr fötalem Typus gesondert wurden, zeigte sich, dass bei Negern und Weissen etwa gleich viele Gehirne von jedem Typus vorkommen. Auch der besonders reichen Furchenentwickelung bei Genialen steht M. sehr skeptisch gegenüber. Gehirne von dem „Gausstyp“ sind bei amerikanischen Negern nicht so selten! Am eigenen Material und an den 100 Gehirnen des Retzius'schen Atlasses wurde die Frage verfolgt, wie weit dem weiblichen Gehirne ein besonderer

Furchungstyp entspräche. Auch hier war das Resultat ein durchaus zweifelhaftes. Alle Gehirne variiren sehr, aber es wird noch ein sehr viel grösseres Material herbeizuschaffen sein, ehe man so kühne Schlüsse macht, wie das bisher geschah.

Ref. E. ist im Wesentlichen der gleichen Meinung, aber da die vergleichende Anatomie der Mammalier unzweideutig ein Zunehmen des Stirnlappens mit der Intelligenz nachweist, ist die Hoffnung aufrecht zu halten, dass wir auch bei den höchsten Mammaliern Methoden finden, die uns bessere Einsicht gestatten. Vor Allem wird es wichtig sein Gehirne von Menschen mit einseitiger Begabung zu studiren. Die M.'sche Arbeit schafft tabula rasa aber nicht damit wir aufhören, sondern damit wir besser weiter arbeiten an dem Studium der Hirnoberfläche.

c) *Individuelles. Künstler- und Gelehrtengehirne.*

Ref. Prof. H. Vogt.

325) von Bechterew und Weinberg, Das Gehirn des Chemikers Mendelejew. Leipzig 1909.

326) Horsley, Brain of C. Babbage. Phil. Trans. Soc. London. Biol. Pap. V. 200.

327) Prati, Un caso di interruzione della scissura di Rolando in un nanocefalo sordomuto. Arch. di Anthropol. crim. XXX. p. 493. 1909.

328) Näcke, Beiträge zur Morphologie der Hirnoberfläche. Arch. f. Psych. XL. 2. p. 610—657. 1909.

329) Näcke, Die Gehirnoberfläche von Paralytikern. Ein Atlas mit 49 Abbildungen nach Zeichnungen. Leipzig 1909.

330) Wilson, A critical description of the brain of a degenerate. Proc. Roy. Soc. of Medec. July 1909.

331) Tapihaut, Le cerveau de l'assassin Gagny. Rev. de l'Ecole Anthropol. de Paris. T. 19. p. 344. 1909. Dem Ref. nicht zugängl.

v. Bechterew und Weinberg (325) untersuchten das Gehirn von Mendelejew. Es wog 1571 g. Es sind an dem Gehirn Besonderheiten vorhanden gewesen, die die Autoren bezeichnen als eine besonders starke Ausbildung der Sprachregion und der Parietalregion der linken Hemisphäre. Die Autoren bringen Windungsentfaltung und Intellekt in einen nahen inneren Zusammenhang.

Horsley (326) widmet dem Gehirn des englischen Philosophen Babbage eine Studie. Die Configuration wird im Einzelnen beschrieben und durch eine Reihe von Abbildungen erläutert. Hervorstechend war die Ausbildung der „representation of locutory and graphic functions“, was sich namentlich durch die starke Entwickelung der frontalen und occipitotemporalen Abschnitte an beiden Hemisphären kundgiebt. Das Gewicht betrug 1871 (Todesjahr von Babbage) 1406 g; seit jener Zeit war es in Alkohol aufbewahrt worden.

Prati (327) beschreibt eine Missbildung in der Furchenanlage an einem Gehirn, das von einem nanocephalen taubstummen Zwerg stammt. Es handelt sich um die Unterbrechung der Rolando'schen Furche, die, wie namentlich Retzius betonte, selten ist und ein gewisses principielles Interesse beansprucht. Unterbrechungen der genannten Furche finden sich fast nur bei schwer in der ganzen Anlage gestörten Gehirnen, bei anderen selten. Das vorliegende Gehirn war makroskopisch im übrigen normal gebildet.

Näcke (328) giebt auf Grund der Untersuchung von 112 Paralytiker- und 60 „normalen“ männlichen Gehirnen (nur 1 Gehirn war weiblich) Mittheilungen über einzelne bisher weniger beachtete Bildungen, Trichter- und Taschenbildungen, Niveaudifferenzen der Gyri; ferner wendet er sich den Asymmetrica, Parallelfurchen u. s. w. zu. Er sucht besonders das Verhalten einiger kleinerer meist variabler Windungen festzustellen. Der Versuch aus derartigen Einzelbildungen „Stigmata“ abzuleiten, ist im Ganzen verfehlt; der Autor schätzt den Werth der Oberflächenbildungen fraglos viel zu hoch ein.

In einem sehr vornehm ausgestatteten Werke, zu dem Flechsig ein Vorwort verfasst hat, sucht

Näcke (329) durch das Studium und die Analyse einer grösseren Zahl Oberflächen von paralytischen Gehirnen nachzuweisen, dass Bildungsanomalien in der Anlage der Furchen und Windungen sich hier besonders zahlreich finden. Es sollen also derartige Anomalien die krankhafte Anlage, die das paralytische Gehirn besitzt, charakterisiren. (Es ist schon möglich, namentlich nach den Studien über die juvenile Paralyse müssen wir das annehmen, dass auch Anlagemomente als Ursache für die Paralyse neben erworbenen Schädigungen eine Rolle spielen, niemals kann es sich aber um derartige Momente handeln, wie sie N. aufzufinden sich bemüht. Es erscheint dem *Ref.* zweifelhaft, ob die Rückkehr zu den rein descriptiven Betrachtungen der Hirnoberfläche unsere anatomischen und pathologischen Anschauungen zu fördern vermag.)

d) Bau der Grosshirnrinde.

Ref. K. Brodmann.

332) Bolton, J. Shaw, A contribution of the localisation of cerebral function, based on the clinico-pathological study of mental disease. Brain XXXIII. p. 26. 1910.

333) Brodmann, K., Vergleichende Lokalisationslehre der Grosshirnrinde in ihren Principien dargestellt auf Grund des Zellenbaues. Leipzig 1909. 324 S.

334) Brodmann, K., Feinere Anatomie des Grosshirns. *Lewandowsky's* Handbuch der Neurologie p. 206. 1910.

335) Flores, A., Die Myeloarchitektonik u. die Myelogenie des Cortex cerebri beim Igel (Erinaceus europaeus). Journ. f. Psychol. u. Neurol. XVII. p. 215. 1911.

336) Haller, B., Die phyletische Stellung der Grosshirnrinde der Insektivoren. Jenaische Ztschr. f. Naturw. XLV. p. 279. 1909.

337) Haller, B., Die Mantelgebiete des Grosshirns von den Nagern aufsteigend bis zum Menschen. Arch. f. mikroskop. Anat. LXXVI. p. 305. 1910.

338) Haller, B., Zur Ontogenie der Grosshirnrinde der Säugethiere. Anatom. Anzeiger XXXVII. p. 282. 1910.

339) Knauer, A., Die Myeloarchitektonik der *Broca'*-schen Region (Vortrag). Neurol. Centr.-Bl. p. 1240. 1909.

340) Marinesco, G., Rapports des cellules de *Betz* avec les mouvements volontaires. Nouv. Iconogr. de la Salp. Nr. 4. p. 1. 1910.
Die Betz'schen Riesenpyramiden sind die einzigen und direkten cortikalen Ursprungszellen der Willkürbewegungen.

341) Marinesco, G., Recherches sur la cyto-architectonie de l'écorce cérébrale. Revue gén. des Sc. XXI. I. part. p. 816. II. part. p. 852. 1910.

342) Marinesco, G., et M. Goldstein, Sur l'architectonie de l'écorce de l'hippocampe et son rapport avec l'olfaction. L'Encephale Nr. 1. p. 1. 1911.

343) Marinesco, G., Quelques recherches de paliométrie. Revue neurol. Nr. 5. p. 1. 1911.

344) Mott, F. W., E. Schuster u. W. D. Halliburton, Cortical lamination and localisation in the brain of the *Marmoset*. Proceed. Roy. Soc. LXXXII. p. 124. 1910.

345) Ranke, O., Ueber experimentelle Störung von Differenzirungsvorgängen im Centralnervensystem. Centr.-Bl. f. allg. Pathol. XXI. p. 385. 1910.

346) Ranke, O., Beiträge zur Kenntniss der normalen u. pathologischen Hirnrindenbildung. Beitr. z. allg. Pathol. XLVII. 1909.

347) Roncoroni, L., La citoarchitettura corticale. Arch. di Antropol. crim. Psich., med. leg. e Sc. affini XXX. 1. 2. p. 173. 1909.

348) Roncoroni, Luigi, Sul tipo fondamentale di stratificazione della corteccia cerebrale. 2 Fig. Anatom. Anzeiger XXXIV. 2. p. 58. 1909.
Prioritäts-Anspruch betr. der Hirnrinden-Schichtung gegenüber Brodmann.

349) Smith, G. Elliot, On the impossibility of instituting exact homologies between the sulci called „calcarine" in various primates. Anatom. Anzeiger XXXVI. p. 486. 1910. (Diskussion mit *Brodmann*.)

350) Vogt, O., Die myeloarchitektonische Felderung des menschlichen Stirnhirns. Journ. f. Psychol. u. Neurol. XV. 1910.

351) Vogt, O., Quelques considérations générales sur la myélo-architecture du lobe frontal. Revue neurol. Nr. 7. p. 405. 1910.

352) Vogt, O., La nouvelle division myéloarchitecturale de l'écorce cérébrale et ses rapports avec la physiologie et la psychologie. Journ. f. Psychol. u. Neurol. XVII. Erg.-H. p. 369. 1910—1911.

353) Vries, Ernst de, Bemerkungen zur Ontogenie u. vergleichenden Anatomie des Claustrums. Folia neurobiol. IV. p. 481. 1910.

Gleich wie in den Vorjahren bezieht sich auch in der letzten Berichtszeit die Mehrzahl der Arbeiten über den Bau der Grosshirnrinde auf Fragen der histologischen Lokalisation, also theils auf die strukturelle Oberflächengliederung der Gesammtrinde bei einzelnen Thieren, theils auf vergleichende Untersuchungen über die specielle topische Gestaltung von Strukturbezirken bei verschiedenen Sippen der Säugethierreihe. Es lässt sich diesmal mit Befriedigung feststellen, dass die letzten Jahre eine wesentliche Förderung unserer Grundanschauungen über den organologischen Aufbau der Grosshirnrinde gebracht haben, und wenn auch noch nicht in allen Einzelheiten Uebereinstimmung besteht, so sieht man doch aus den vorliegenden Arbeiten, dass wir in principiellen Fragen der Rindenorganisation einer Einigung näher sind als kurz zuvor. Als ganz besonders erfreulich darf es begrüsst werden, dass auf dem Gebiete der Rindenlokalisation eine gewisse Einheitlichkeit des Arbeitsplanes und der Arbeitsrichtung sich anzubahnen beginnt, und dass damit der bedauerlichen Zersplitterung der Arbeitskräfte mehr und mehr vorgebeugt wird.

Brodmann (333. 334) giebt neben vielen neuen Einzelbefunden eine zusammenfassende und systematische Darstellung seiner früheren Untersuchungsergebnisse über die histologische Lokalisation. Das Endziel seiner rindenanatomischen Bestrebungen ist die Schaffung einer auf anatomische Merkmale gegründeten vergleichenden Organlehre der Grosshirnoberfläche, wie sie zuerst Theodor Meynert in der Idee vorgeschwebt hatte. Diesem Ziele ist er im vorliegenden Buche wieder näher gekommen und hofft damit auch für viele physiologische und klinische Problemstellungen eine festere Grundlage geschaffen zu haben.

Als lokalisatorische Einheit fasst Br. nicht die nervöse Einzelzelle oder die einzelne Rindenschicht, sondern den Gesammtquerschnitt der Rinde auf. Es gilt auf Grund der Querschnittsstruktur anatomische Rindenfelder (Areae anatomicae), die in sich einheitlich, unter sich verschiedenartig gebaut sind, festzustellen und als flächenhaft ausgedehnte, regionär umschriebene Zonen gegeneinander abzugrenzen.

Eine solche Oberflächengliederung hat Br., ausser für den Menschen, die niederen Affen und die Halbaffen, die schon im vorigen Berichte besprochen sind, nunmehr auch für eine grössere Anzahl von Thieren niederer Säugethier-Ordnungen durchgeführt und damit die Grundlage zu einer vergleichenden Cortextopographie gegeben.

Das Buch Br.'s ist in 3 Abschnitte gegliedert. Der 1. Abschnitt, *„vergleichende Cytoarchitektonik"*, behandelt die Zellenschichtung des Rindenquerschnittes und ihre Modifikationen in der Säugethierreihe. Der 2. Abschnitt, *„vergleichend-topographische Lokalisation"*, ist der Feldereintheilung der Rindenoberfläche auf Grund von cytoarchitektonischen Differenzen bei verschiedenen Thieren gewidmet. Der 3. (synthetische) Abschnitt giebt den *Versuch einer morphologischen, physiologischen und pathologischen Cortexorganologie.*

Im *1. Abschnitte* werden in besonderen Capiteln besprochen: 1) die celluläre Grundschichtung, 2) die regionären Variationen der Rindenschichtung und 3) Besonderheiten der Cytoarchitektonik bei verschiedenen Thieren.

1) Die celluläre Grundschichtung ist nach Br., wie schon im vorigen Berichte dargelegt, die Sechsschichtung. In der Embryonalentwickelung ist allerdings die erste Rindenanlage *ungeschichtet*, bez. minderschichtig (W. His). Vom 6. bis 8. fötalen Monate bildet sich durch Differenzirung fast über die ganze Oberfläche der Hemisphäre (ausgenommen gewisse zum Archipallium gehörige sogen. heterogenetische Abschnitte, die von Anbeginn an eine andere Entwickelung der Rindentektonik einschlagen) eine einheitliche sechsschichtige Querschnittsstruktur aus, der sogen. *tektogenetische Grundtypus* der neopallialen Mammalierrinde. Die 6 Hauptschichten derselben sind: 1) Lamina zonalis, 2) L. granularis externa, 3) L. pyramidalis, 4) L. granularis interna, 5) L. ganglionaris, 6) L. multiformis.

Dieser sechsschichtige Zustand ist nicht in allen Rindengebieten ein dauernder, sondern stellt für manche Regionen nur eine mehr oder weniger rasch vorübergehende ontogenetische Entwickelungsphase dar. Er währt nicht an allen Stellen der Rinde gleich lange und setzt auch nicht überall zu gleicher Zeit ein, vielmehr haben manche Abschnitte, wie wir es auch von der Markreifung wissen, eine beschleunigte Entwickelung, eilen der übrigen Rinde in der Ausbildung ihrer Tektonik voraus, während andere erst später aus dem primitiven Vorstadium in das der Sechsschichtung eintreten. Stellenweise ist das sechsschichtige Stadium im tektonischen Differenzirungsprocesse zeitlich so sehr zusammengedrängt, dass es nur ganz vorübergehend und daher vielfach kaum nachweisbar ist (ontogenetische Acceleration, Haeckel); an anderen Stellen kommt es sogar zu einer völligen Unterschlagung von charakteristischen Bildungsformen, bez. von Organtheilen durch extreme ontogenetische Acceleration, also zu defektiven Homologien im Sinne Gegenbaurs.

2) Im Laufe der weiteren Fötalentwickelung entstehen durch sekundäre Umgestaltung (Differenzirung) der tektogenetischen Grundschichtung allmählich zahlreiche örtliche Modifikationen im Rindenbau, die entweder mit linear scharfen, oder mit fliessenden Grenzen ineinander übergehen können. Die regionären Unterschiede betreffen theils die histologischen Elemente als solche, nämlich Grösse, Gestalt, Form, innere Struktur der Ganglienzellen selbst, theils das Verhalten der Schichtung, die Zellendichtigkeit in den Schichten, namentlich aber die Zahl und besondere Umgestaltung der Einzelschichten, theils schliesslich die Gesammtbreite der Rinde und die relativen Breitenverhältnisse der Hauptschichten untereinander. Alle Rindenformationen, die aus dem sechsschichtigen Grundtypus hervorgegangen und durch Umwandlung desselben entstanden sind, werden als *homogenetische Typen* (räumlich etwa zusammenfallend mit dem Isocortex O. Vogt's) zusammengefasst und davon nach der speciellen Schichtenumbildung zwei Hauptvariationen unterschieden:

1) *Homotypische Formationen:* das sind Variationen mit erhaltener Sechsschichtung, also solche Typen, die *zeitlebens* die 6 Grundschichten der Fetalanlage bewahren und späterhin nur unbedeutende Veränderungen ihrer Tektonik erfahren. Die Variationen betreffen hier nur: 1) die Rinden-

und Schichtenbreite, 2) die Zellengrösse, Zellenform und 3) den Zellenreichthum, nicht aber die Schichtenzahl. Durch diese mehr sekundären Merkmale unterscheiden sich (trotz der Uebereinstimmung im Grundplane der Sechsschichtung) die homotypischen Formationen dennoch so weit voneinander, dass es speciell beim Menschen möglich ist, mehrere Hauptregionen (temporale, parietale, frontale Hauptregion) voneinander abzugrenzen, von denen jede wieder aus einer Anzahl von Einzelfeldern mit bestimmten strukturellen Eigenthümlichkeiten besteht. Sie nehmen beim Menschen die weit überwiegende Fläche der Gesammtrinde ein, während sie bei niederen Mammaliern theilweise sehr schwach entwickelt und bei manchen kleineren Thieren kaum nachweisbar sind.

2) *Heterotypische Formationen:* das sind extreme Variationen des Grundtypus mit abgeänderter Schichtenzahl; diese verlieren die ursprünglich vorhandene Sechsschichtung während der Ontogenie und bieten dann im erwachsenen Gehirn eine völlig veränderte Tektonik dar. Es kommen hierbei zwei wesentlich verschiedene Differenzirungsvorgänge in Betracht: a) *Schichtenvermehrung.* Sie kann ihrerseits wiederum theils durch wirkliche Spaltung einer ursprünglich einheitlichen Grundschicht entstehen, theils durch Abgruppirung von Zellen innerhalb einer Grundschicht und so durch wirkliche Neubildung von Unterschichten. Das Erstere trifft beispielsweise zu beim *Calcarinatypus* (histologische Sehrinde), der durch eine Spaltung, bez. Dreitheilung der ursprünglich einfach angelegten inneren Körnerschicht, also durch Schichtenvermehrung, entsteht, ferner bei der *Inselrinde,* wo die 6. oder multiforme Schicht durch Abspaltung des Claustrum eine Mehrtheilung erfährt; das Letztere findet statt

beim Riesenpyramidentypus, bei dem durch Entwickelung der Betz'schen Riesenzellen innerhalb der 5. Schicht eine neue Unterschicht, eben die Riesenpyramidenschicht, ausgebildet wird. b) *Schichtenverminderung.* Sie kommt ebenfalls auf doppelte Weise zu Stande, entweder durch völlige Auflösung, bez. Rückbildung einer ursprünglich angelegten Grundschicht, oder durch Verschmelzung zweier oder mehrerer Grundschichten zu einer einheitlichen Zellenlage. Ein Beispiel für den ersteren Vorgang ist wiederum der *Riesenpyramidentypus* (motorische Rinde der Autoren), der hauptsächlich durch Auflösung der ursprünglich angelegten inneren Körnerschicht (neben der Entwickelung von Riesenpyramiden), also durch eine Schichtenverminderung, ausgezeichnet ist. Der letztere Vorgang findet sich bei den *retrosplenialen Typen,* wo die 2. und 3. Schicht extrem rückgebildet sind.

Den homogenetischen Formationen stehen die *heterogenetischen Typen* (im Wesentlichen übereinstimmend mit dem Allocortex O. Vogt's) gegenüber, die eine Sechsschichtung auch in der ontogenetischen Entwickelung nicht erkennen lassen, vielmehr von allem Anfange an eine abweichende Rindentektonik zeigen. Sie besitzen beim Menschen nur eine relativ geringe Ausdehnung, sind zweifellos theilweise rückgebildet und auch von geringer physiologischer Bedeutung; bei manchen niederen, namentlich makrosmatischen Säugern dagegen sind sie sehr mächtig ausgebildet, reich differenzirt und umfassen nahezu die Hälfte der ganzen Rindenfläche. Es sind 3 heterogenetische Unterformen zu unterscheiden: a) *Cortex primitivus,* Rindenbildungen ohne eigentliche Schichtung und ohne ein deutlich gesondertes Marklager (Bulbus olfactorius, Tuberculum olfactorium, Substantia perfor. ant., Nucl.

amygdalae). b) *Cortex rudimentarius,* Rindengebiete mit Ausbildung nur einiger Schichten, zumeist der 1. und 6. und einem deutlich getrennten Marklager (Cornu Ammonis, Fascia dentata, Subiculum, Induseum griseum, Septum pellucidum, Area praeterminalis). c) *Cortex striatus,* Rindentypen, die zwar nicht die Sechsschichtung in ihrer Gesammtanlage, wohl aber mehrere von den Grundschichten (meist 1., 5. und 6.) deutlich ausgebildet und theilweise durch sekundäre Weiterdifferenzirung zu einer reichen Gliederung entfaltet haben, z. B. Praesubiculum, Area entorhinalis, Area perirhinalis, Area praepyriformis, Area subgenualis).

Da die erwähnten differenzirenden Umbildungen der cortikalen Tektonik vielfach mit örtlich enger Begrenzung sich vollziehen, so dass mehr oder weniger scharfe Trennungslinien von den benachbarten Strukturformationen entstehen, ist es möglich, die einzelnen Typen räumlich gegeneinander abzugrenzen. Man gelangt so zu einer felderartigen Gliederung der Rindenfläche in zahlreiche räumlich geschiedene Einzelbezirke von specifischer Bauart, mit anderen Worten, zu einer Abtrennung histologischer Centren oder einer *Landkartentopographie* der Grosshirnoberfläche.

Neben den Einzelfeldern (*Areae cytoarchitectonicae*) lassen sich grössere Strukturbezirke unterscheiden, die aus einer Mehrheit durch gemeinsame tektonische Merkmale ausgezeichneter Feldern zusammengesetzt sind (Hauptzonen oder *Regiones cytoarchitectonicae*). Es sind dies Gruppen von Rindentypen, die durch ihre Uebereinstimmung in manchen Grundeigenschaften der cellulären Tektonik ohne Weiteres als zusammengehörig erscheinen. Br. unterscheidet vorläufig: 1) Regio praecentralis, 2) Regio postcentralis, 3) Regio frontalis (mit der

Subregio subfrontalis), 4) Regio insularis (mit einer granulären und einer agranulären Subregion), 5) Regio parietalis, 6) Regio occipitalis, 7) Regio temporalis mit der Subregio supratemporalis multistriata, 8) Regio cingularis mit der granulären Subregio postcingularis und der agranulären Subregio praecingularis, 9) Regio retrosplenialis. Dazu kommen als heterogenetische Bezirke: 10) Regio hippocampica, 11) Regio olfactoria. Es ist praktisch von grösster Bedeutung, dass gerade jene Typen, die eine extreme Schichtendifferenzirung zeigen (heterogenetische und heterotypische Typen), in der Mehrzahl (wenigstens beim Menschen) mit Rindenbezirken zusammenfallen oder sich mehr oder weniger vollkommen decken, denen nach den heutigen Kenntnissen auch physiologisch eine besondere Bedeutung beigemessen werden muss. Wo dieses Verhalten cytoarchitektonisch nicht zutrifft, sind derartige physiologische Vorzugsgebiete in der Regel durch extreme myeloarchitektonische Differenzirung ausgezeichnet, wie z. B. die Subregio supratemporalis durch einen multistriären Faserbau (O. Vogt) und die Subregio frontalis inferior durch unitostriären Fasertypus (O. Vogt und Knauer).

Im 3. Capitel werden unter den *Besonderheiten der Cytoarchitektonik* zunächst allgemeinere Verschiedenheiten im cellulären Rindenbau verschiedener Thiere und Thiergruppen besprochen; als solche kommen in erster Linie Unterschiede in der Rindenbreite, dem Zellenreichthum und der Zellengrösse in Betracht. Die *Rindenbreite* zeigt bei Thier wie Mensch in sehr weiten Grenzen gesetzmässige örtliche Verschiedenheiten; für vergleichende Messungen dürfen daher stets nur identische, bez. homologe Stellen verwendet werden. Die relative Rindendicke hängt nicht von der systematischen Stellung des Thieres, weit eher vielmehr von der Körpergrösse seines Trägers, bez. vom Hirnvolumen ab. Von 2 Arten einer Familie besitzt im Allgemeinen [mit Ausnahmen!] die kleinere Form (geringeres Hirngewicht) auch eine geringere absolute Rindenbreite, aber andererseits grössere relative Rindenbreite. Die Annahme von Kaes, dass die schmälere Rinde die höher entwickelte sei, ist unzutreffend, ebenso aber auch die umgekehrte Behauptung anderer Autoren. Aehnliches gilt von der *Zellengrösse,* wie besonders das Beispiel der Riesenpyramiden (Betz) zeigt. Es bestehen bezüglich der Zellengrösse sehr verwickelte Beziehungen, die in ein generelles Gesetz für die ganze Rindenfläche eines Thieres oder für alle Säugethiere nicht unterzubringen sind; es scheinen sehr verschiedene Faktoren für die Grösse bestimmter cortikaler Zellenarten maassgebend zu sein, namentlich die Zahl der intracortikalen Verknüpfungen. In's Physiologische übersetzt: die Differenzirtheit ihrer Aufgabe; bei motorischen Zellen also die Feinheit der Coordination und Association, sowie die motorische Kraft, die sie zu leisten haben.

Bezüglich des *Zellenreichthums* ist zu beachten, dass die regionären Unterschiede in ein und demselben Gehirn zumeist bedeutend grösser sind (z. B. zwischen der Regio praecentralis und dem Calcarinatypus des Menschen) als die Unterschiede zwischen homologen Typen verschiedener, auch weit im System auseinanderstehender Thiere, was bei vergleichenden Zählungen sehr zu berücksichtigen ist. Erkennbare Gesetzmässigkeiten lassen sich im Zellenreichthume nirgends nachweisen, weder lässt sich generell sagen, dass die niederen Thiere die zellenreichere Rinde besitzen (Nissl), noch auch umgekehrt, dass die niedrig stehende (minderwerthige)

Rinde die zellenarme sei (Kaes). Auch hierbei scheinen viele physiologische und andere Faktoren mitzuspielen, wie Körpergrösse des Thieres, Ausdehnung eines Funktionsbereiches, namentlich aber die Differenzirtheit der Gesammtaufgabe eines Innervationsgebietes, wiederum also der Reichthum der intracerebralen Verkettung.

Neben den genannten allgemeinen Unterschieden kommen sehr zahlreiche specielle tektonische Eigenthümlichkeiten bei jeder grösseren Thiergruppe, ja sogar bei jeder Species vor. Diese betreffen entweder Modifikationen einer oder mehrerer einzelner Grundschichten, oder aber Umwandlungen am Grundtypus als Ganzem. Diese können so stark sein, dass es möglich wird, aus der Eigenart des Zellenbaues, die ein bestimmtes Rindenfeld aufweist, die Sippe, der der Träger des Gehirns angehört, zu erkennen. Es lassen sich in dieser Hinsicht 2 Arten homologer Rindentypen unterscheiden: a) monomorphe Typen, die in der ganzen Säugethierklasse den gleichen Grundcharakter bewahren (die Mehrzahl der homotypischen Formationen), b) polymorphe Typen, bei denen die tektonische Grundform durch sekundäre Differenzirung derart abgeändert wird, dass trotz der Homologie eine neue tektonische Formation zu Stande kommt. Zahlreiche Beispiele hierfür liegen bereits vor, insbesondere bez. der Ausbildung des Riesenpyramidentypus und Calcarinatypus, welch' letzterer sich uni-, bi-, tri- oder multigranulär entwickeln kann.

Der 2. Abschnitt behandelt die *Principien der vergleichenden Feldereintheilung*. Auf Grund specieller Hirnkarten wird die Feldereintheilung beim Menschen, bei den niederen Affen (Cercopithecinae und Hapalidae), Halbaffen, Pteropus, Wickelbär, Kaninchen, Ziesel und Igel im Einzelnen beschrieben, von zahlreichen anderen Thieren werden topographische Einzelheiten erwähnt. Das Gesammtergebniss ist, dass im Princip bei allen Säugethieren (soweit untersucht) eine weitgehende principielle Uebereinstimmung bezüglich der topographischen Cortexlokalisation besteht, dass aber trotz aller Aehnlichkeit in den Grundzügen in zahlreichen Punkten schon unter den nächstverwandten Gattungen erhebliche Abweichungen vorkommen.

Die *Uebereinstimmung der Feldergliederung* äussert sich hauptsächlich in 3 Punkten: 1) in der *Aehnlichkeit der topischen Gesammtanlage,* die darin besteht, dass bei allen Mammaliern die Rindenoberfläche in eine Anzahl umschriebener Strukturzonen von differentem Bau zerfällt, die neben und hintereinander angeordnet sind und die Form von Segmenten, bez. Segmentfragmenten besitzen; 2) durch die *Constanz von Hauptregionen;* 3) durch das *Persistiren von Einzelfeldern* durch die ganze Säugethierreihe. Absolut constante Bezirke sind: Die Area gigantopyramidalis und frontalis agranularis (Regio praecentralis), Theile der Regio insularis, die Regio retrosplenialis, die Area striata (mit starken Modifikationen und vereinzelten Ausnahmen), die Area praegenualis, die Area entorhinalis und perirhinalis, das Praesubiculum und zum Theil die Regio hippocampica und die Regio olfactoria.

Die *Verschiedenheiten der cortikalen Feldergliederung* bei verschiedenen Thieren äussern sich entweder in unwesentlichen Variationen, wie Differenzen in der Grösse, Gestalt und Lage von Strukturbezirken (Regionen und Areae) oder aber in wesentlichen Abweichungen, die auf specifischen tektonischen Weiterdifferenzirungen von ganzen Rindenterritorien beruhen und einerseits zur Anlage neuer Felder oder andererseits zur Rückbildung und Verschmelzung von Feldern und Feldergruppen führen können. Wichtig ist hieran, um das Principielle wenigstens anzudeuten, der sichere Nachweis sowohl cortikaler Neuerwerbungen, wie regressiver Umbildungen also echter cataplastischer Organe (Haeckel) und nicht minder bedeutungsvoll der Nachweis constanter und inconstanter Differenzirungsprodukte im Cortex cerebri. In der Constanz von Merkmalen kommt eine gleichartige Entwickelungsrichtung, sei es im Sinne phylogenetischer Verwandtschaft, sei es einer reinen Convergenzerscheinung zum Ausdrucke, während die Inconstanz eine morphologische und damit natürlich auch funktionelle Specialisirung der Einzelgehirne verschiedener Arten und Familien erkennen lässt.

Als constante, durch die ganze Säugethierreihe verfolgbare homogenetische Hauptregionen werden die (agranuläre) Regio praecentralis, die Regio postcentralis und parietalis, sowie gewisse Theile der Regio insularis und cingularis bezeichnet; darunter sind von Einzelfeldern manche wieder absolut constant und mit vereinzelten Ausnahmen überall nachweisbar, wenn auch stark modificirt, wie die Area gigantopyramidalis, die Area striata (Calcarinatypus), andere namentlich beim Menschen hoch entwickelte und specifisch differenzirte dagegen höchst inconstant und, wie beispielsweise die Regio subfrontalis und die Regio supratemporalis, schon bei den nächst niederen Primaten nicht mehr sicher nachweisbar. Die zunehmende Verkleinerung des eigentlichen Stirnhirns (Reg. front.) in der Säugethierreihe abwärts und das völlige Fehlen desselben bei vielen Gattungen (z. B. kleine Rodentiern, Insektivoren, Chiropteren) wird durch die vergleichende Feldertopographie einwandfrei erwiesen. Die heterogenetischen Hauptzonen sind (weil phylogenetisch älter) durchweg recht constant und besonders die Regio hippocampica, die Area ento- und perirhinalis, sowie Theile der Regio ectosplenialis, allerdings vielfach mit weitgehenden Abweichungen und sekundären Differenzirungen in ihrer besonderen Ausgestaltung, durch die ganze Mammalierreihe sicher identificirbar. Bezüglich aller der verschiedenartigen vergleichend-anatomischen Einzelangaben in der speciellen Feldergliederung der einzelnen Thiergruppen muss auf das Original verwiesen werden.

Der *3. Abschnitt* bringt den Versuch einer Synthese des mitgetheilten Thatsachenmateriales und damit gleichzeitig die Grundlegung zu einer morphologischen, physiologischen und pathologischen Cortexorganologie. Organologisch muss demnach die Grosshirnrinde als ein Organsystem von höchst zusammengesetzter Art betrachtet werden, in dem die histologische Specifikation sowohl der Zahl der Differenzirungsprodukte, wie der Schärfe ihrer Abgrenzung nach soweit getrieben ist, wie in keinem anderen Systeme. Der Nachweis, dass bei allen Mammaliern an bestimmten Orten der Hemisphärenoberfläche constant auch bestimmte gewebliche Differenzirungen, d. h. durch ihre innere Schichtungsstruktur wohl charakterisirte Bezirke sich wiederfinden, bildet den Ausgangspunkt für eine neu zu begründende Homologielehre und damit auch für eine vergleichende Funktionenlehre der Grosshirnoberfläche. Es sind mit Gegenbaur zu unterscheiden complette und incomplette Homologien und unter den letzteren defektive und augmentative, sowie imitatorische Homologien (Fürbringer), für die einzelne Beispiele angeführt sind. Auch für die anthropologische Forschung erhalten diese lokalisatorischen Thatsachen Bedeutung, indem sich z. B. gewisse Unterschiede in der topischen Gestaltung der Area striata (sowie der Furchenbildung) zwischen Europäern und fremden Rassen ergeben haben.

Für die Physiologie und klinische Pathologie ist es wichtig, dass sogar in der speciellen Lokalisation einzelner „Centren“ eine befriedigende Uebereinstimmung mit den neueren anatomisch lokalisatorischen Befunden besteht. Die Histopathologie wird mit Nutzen die Kenntniss der normalen Rindentopographie heranziehen und in Zukunft neben dem *„Zell-Aequivalentbild“* Nissl's das nicht minder wichtige *„tektonische Aequivalentbild“* einer bestimmten Region berücksichtigen müssen, wenn sie vor diagnostischen Irrthümern bewahrt bleiben will.

Marinesco (341. 342) giebt, gestützt auf die topographische Feldereintheilung Brodmann's eine im Ganzen recht eingehende und verdienstliche Analyse des Zellenbaues der menschlichen Grosshirnrinde nach Nissl-Präparaten. Seine Darstellung lehnt sich an die cytoarchitektonischen Hirnkarten des *Ref.* an und beschreibt, indem er dessen Lokalisation in der Hauptsache adoptirt, der Reihe nach — mit einigen Auslassungen — die einzelnen Rindentypen hinsichtlich ihrer hauptsächlichsten Schichtungsmerkmale. Der Beschreibung sind halbschematische Zeichnungen zu Grunde gelegt. In vielen Punkten, namentlich von manchen wichtigeren Zonen, wie der Regio rolandica (Feld 1, 2, 3, 4, 6) und der Regio occipitalis (Typus 17 u. 18) bringt M. eine Bestätigung bekannter Thatsachen und wiederholt die Angaben älterer Autoren (Ramón y Cajal, Schlapp, Campbell, Brodmann, E. Smith u. A.). Von anderen Typen werden neue tektonische Einzelheiten beim Menschen erwähnt, die allerdings zum Theil (was M. entgangen zu sein scheint) vom *Ref.* bei den

Affen und Halbaffen bereits in gleicher Weise geschildert und durch Mikrophotographien belegt sind.

Hinsichtlich einiger Felder kommt M. zu einer vom *Ref.* abweichenden Auffassung der speciellen Tektonik; so polemisirt er gegen dessen Gliederung der I. Temporalwindung, speciell die strukturelle Dreitheilung der temporalen Querwindungen (sog. Hörsphäre). Hierbei sind ihm aber zweifellos wichtige unterscheidende Merkmale, namentlich die Verschiedenheiten der Zellendichtigkeit und mehr noch die wesentlichen myeloarchitektonischen Differenzen entgangen. Andere Abweichungen z. B. hinsichtlich präcingulärer Typen erklären sich durch irrthümliche Homologisirung. Bezüglich aller Einzelheiten muss auf die Arbeit selbst verwiesen werden, die als erste Einführung in das Studium der Histotopographie der Grosshirnrinde volle Beachtung und Anerkennung verdient.

Specielle mikrometrische Messungen der Grosshirnrinde und ihrer Schichtungsverhältnisse sind im grössten Maassstabe von Bolton (332), der sich schon früher um die Lokalisationslehre, namentlich durch die erste exakte Bestimmung eines anatomischen Rindenfeldes, der area striata, verdient gemacht hat, und von Marinesco (343) ausgeführt worden.

Bolton (332) knüpft an ältere eigene rindenlokalisatorische Untersuchungen sowie diejenigen von Flechsig, Campbell, Brodmann, Gordon Holmes an. Er ist bestrebt, die nicht immer unerheblichen Differenzen zwischen den Angaben der verschiedenen Autoren, namentlich von Campbell und Brodmann lediglich auf individuelle Variationen in der speciellen Ausbildung der histologischen Zonen an den Einzelgehirnen zurückzuführen, was nach Ansicht des *Ref.* zweifellos nur sehr mit Einschränkung zutrifft.

Seine neuen Untersuchungen, deren Ergebnisse in zahlreichen umfänglichen Tabellen und anschaulichen Diagrammen niedergelegt sind, beziehen sich auf die Breitenverhältnisse der Rindenschichten beim Menschen unter normalen und pathologischen Bedingungen. Er hat an 37 Gehirnen — 3 Feten, 2 Todtgeborene, 4 normale Erwachsene und 25 verschiedene Fälle geistiger Erkrankung — mikrometrische Messungen angestellt. Diese erstrecken sich in jedem der untersuchten Fälle auf 4 regionäre Rindentypen, die Bolton in Anlehnung an ältere Arbeiten lokalisatorisch bestimmt: 1) die *visuo-sensory area* (Area striata oder Calcarinatypus des *Ref.*), 2) die *visuo-psychic area* (Ar. occipit. u. praeoccipit), 3) die *prefrontal region* oder „higher psychic" zone und 4) die *precentral region* (sc. psychomotor area), die mit der Area gigantopyramidalis des *Ref.* identisch ist. Alle anderen Rindengebiete bleiben unberücksichtigt. An jedem Typus unterscheidet und misst B. getrennt die Kuppe der Windung (Apex), den Winkel (Angulus), die Seite oder Lippe (Labium) und den Grund der Furche (Fundus). Bezüglich der Schichtung des Rindenquerschnittes hält er, trotz aller durch die Entwickelungsgeschichte und vergleichende Anatomie gelieferten neueren Feststellungen an seiner alten Eintheilung in 5 Schichten fest und unterscheidet demnach: 1) die äussere Faserschicht (= I. oder Zonalschicht des *Ref.*), 2) die äussere Zellen- oder Pyramidenschicht (= II. und III. Schicht des *Ref.*), 3) die mittlere Zellen- oder Körnerschicht (= IV.), 4) die innere Faserschicht oder den inneren Baillarger'schen Streif, der in manchen Gegenden die Betz'schen

Zellen oder die Meynert'schen Solitärzellen birgt (= V.), 5) die innere Zellen- oder polymorphe Schicht (= VI.). Die sehr charakteristische äussere Körnerschicht (= II. des *Ref.*) zählt B. nicht als besondere Grundschicht, wirft sie vielmehr mit der Pyramidenschicht zusammen, obwohl seine eigenen Mikrophotogramme von jugendlichen Kindern jene Schicht sehr deutlich als gesonderte Lage hervortreten lassen. So muss er natürlich zu einer Divergenz auch in den Messungsresultaten kommen. Die zahlenmässigen Feststellungen im Einzelnen können hier nicht wiedergegeben werden.

Ein grosser Theil der Ausführungen B's. ist theoretischen Erörterungen über die funktionelle Bedeutung der einzelnen Rindentypen und Rindenschichten gewidmet. Die Grosshirnrinde zerfällt nach ihren Hauptfunktionen in 2 Hauptregionen: eine praerolandische, die controlirende und ausführende Verrichtungen versieht, und eine postrolandische, die receptorischen und umarbeitenden Funktionen dient. Von den Zellenschichten ist die äussere oder Pyramidenschicht die Grundlage für die Associationsprocesse, die mittlere Schicht das Substrat für die Aufnahme und unmittelbare Umsetzung sensorischer Eindrücke. — Es dürfte fraglich sein, ob man berechtigt ist, aus der verschiedenen Stärke der Schichten allein — ohne ihre feinere histologische Struktur und vor Allem ihre fasersystematischen Beziehungen aufs genauste zu berücksichtigen und zu kennen, derartige weitgehende physiologische Schlüsse zu ziehen.

Marinesco (343) beschreibt unter dem Namen „*Paliometrie*" ebenfalls Untersuchungen über die Rinden- und Schichtenbreite beim Menschen, theils an frischem, theils an fixirtem Gehirnmaterial. Der Einfluss von Fixationsmitteln ist beträchtlich, jedoch für alle Rindengebiete gleich, so dass man innerhalb eines bestimmten Zeitraumes über die ganze Oberfläche eine gleich grosse Schrumpfung oder Quellung, d. h. Zu- oder Abnahme der Rindendicke nach Fixirung erwarten darf (gegen Kaes). M. hat bei Härtung mit Formol-Müller 75 Tage lang eine Quellung bis zu 30% — maximal von 3 auf 4 mm für einzelne Typen festgestellt. (Sollte es sich da nicht um ein Undeutlicherwerden der Rinden-Markgrenze unter der Einwirkung der Fixirungsmittel, also um eine *scheinbare* Rindenverbreiterung handeln? Da die Bestimmungen makroskopisch an uneingebettetem Material gemacht wurden, ist eine solche Möglichkeit, namentlich bei Formolhärtung, nicht auszuschliessen. *Ref.*)

An eingebettetem Material (Zellenpräparate, Mikrometer) hat M. zunächst das Wachsthum der menschlichen Rinde in verschiedenen Altersstadien, vom 3. Monate bis 7 Jahre, sodann, unter Zugrundelegung der Hirnkarten des *Ref.*, die regionäre Verschiedenheit der Rindenbreite an 10 Gehirnen von Erwachsenen sehr sorgfältig bestimmt und tabellarisch verarbeitet. Es verdient Anerkennung, dass Marinesco, wie übrigens auch Bolton, im Gegensatze zu früheren Arbeiten dieser Art, sich bei seinen Messungen genau an die heute unterscheidbaren cytoarchitektonischen Differenzen im Rindenbau gehalten und die zahlreichen differenten regionären Typen einzeln für sich untersucht hat. Seine Ergebnisse bilden zusammen mit denen von Bolton eine werthvolle Grundlage für pathotopographische Rindenmessungen, zumal da sie sich auf ein grösseres Vergleichsmaterial stützen und auch individuelle Variationen berücksichtigen. Die von M. gefundenen Tabellen stimmen nicht nur in grossen Zügen, sondern, wie M. selbst hervorhebt, auch in den Einzelfeststellungen mit den älteren Messungsergebnissen von Brodmann (s. vorigen Bericht) überein. Die Angaben von Kaes über die Wachsthumsvorgänge der Rinde und die Rindendicke des fertigen Gehirns (s. vorigen Bericht) werden als irrthümlich zurückgewiesen und seine Zahlen als viel zu hoch bezeichnet.

Die Myeloarchitektonik der Grosshirnrinde des Menschen hat in der Berichtszeit gleichfalls eingehende topographische Bearbeitungen erfahren. Nach O. Vogt (350—352) (Knauer (339) und Flores (335) schliessen sich ihm an) stehen die Markfaserschichten in gesetzmässiger Beziehung zu den Schichten des cytoarchitektonischen Grundtypus, wie auch schon Mauss und Zunino (s. vorigen Bericht) angenommen hatten. Jeder Hauptzellenschicht entspricht eine bestimmte Hauptfaserschicht oder eine Anzahl von Faser-Unterschichten. Es ist folgendes Verhalten der myeloarchitektonischen Schichten zu den Zellenschichten gesetzmässig zu beobachten:

Zellenschichten (Brodmann)		*Faserschichten* (O. Vogt)
I. Lamina zonalis	1.	Lamina tangentialis.
		1^0 Pars afibrosa (supratangentialis) lam. tang.
		1 a Pars superficialis lam. tang.
		1 b Pars intermedia lam. tang.
		1 c Pars profunda lam. tang.
II. L. granul. ext.	2.	Lamina dysfibrosa.
III. L. pyramidalis	3.	Lamina supraastriata.
		3 a Pars superficialis lam. suprastriatae
		3 a^1 Stria Kaes-Bechterewi
		3 a^2 Pars typica
		3 b Pars profunda lam. suprastr.
IV. L. granul. int.	4.	Stria Baillargeri externa.
V. L. ganglionaris	5 a.	Lamina interstriata.
	5 b.	Stria Baillargeri interna.

VI. L. multiformis 6. Lamina infrastriata
6a[1] Sublamina substriata.
6a[2] Sublamina limitans externa.
6b[1] Sublamina limitans interna.
6b[2] Zona corticalis albi gyrorum.

Die specielle Gestaltung dieser Markfaserschichten ist nicht in allen Theilen der Hirnoberfläche die gleiche, sie weist vielmehr, gleich der Zellenschichtung, grosse örtliche Unterschiede auf, die vielfach nach Lage und Ausdehnung mit den cytoarchitektonischen Feldern und Regionen sich decken. Diese beruhen theils auf specifischen Umwandlungen von Einzelschichten, theils auf Veränderungen des Gesammtstrukturbildes, im Sinne einer Schichtenvermehrung oder Schichtenverminderung, ähnlich wie im Zellenbilde, theils aber handelt es sich nur um allgemeinere Unterschiede von Rindenbreite, Faserreichthum, Faserkaliber und Faserlänge.

Die hauptsächlichen tektonischen Variationen kommen nach O. Vogt an der Lamina zonalis (Schicht 1), den Striae Baillargeri (Schicht 4 und 5) und an den Radii oder Markstrahlen vor.

Nach der speciellen Ausbildung der Lamina zonalis, (2, 3 oder 4 Unterschichten in derselben) unterscheidet O. Vogt 3 Haupttypen, nämlich einen Typus bizonalis, trizonalis und quadrizonalis.

Nach dem Verhalten der Baillarger'schen *Streifen* sind ebenfalls 4 Grundformen zu trennen:

a) *Typus bistriatus:* in dem 2 deutliche Striae B. als isolirte Querstreifen (Schicht 4 u. 5b) mit einer faserarmen Zwischenschicht (5a) ausgeprägt sind.

b) *Typus unitostriatus:* es besteht statt der beiden Striae B. ein breiter dunkler Querstreifen, da die Schichten 4 u. 5b durch eine dichte Querfaserung in 5a zur Verschmelzung gebracht sind.

c) *Typus unistriatus:* nur die äussere Stria B. (4) tritt hervor, 5b verschmilzt mit der darunter gelegenen 6. Schicht durch dichte Faseransammlung.

d) *Typus astriatus:* es fehlen beide Querstreifen, da sowohl in der Schicht 5a wie in 6a eine Faservermehrung eintritt und dadurch sowohl 4 mit 5b wie 5 mit 6 zusammenfliessen.

Nach der *Länge der Radii* wird unterschieden:

a) ein *Typus mediradiatus* (euradiatus): wenn die Markstrahlen bis etwa zur Mitte der Rindendicke reichen und annähernd zwischen 3a und 3b enden.

b) ein *Typus infraradiatus:* die Radii ziehen nur bis zum innersten Querstreif (5b).

c) ein *Typus supraradiatus:* die Radii durchdringen die ganze Rindenbreite und enden zumeist erst in der äussersten Schicht (1) als geschlossene Faserbündel.

Auf Grund dieser (und mehrerer anderer) tektonischen Hauptmodifikationen und ihrer Combination ergiebt sich eine lokalisatorische Gliederung der Grosshirnoberfläche nach Feldern und Regionen, ähnlich der cytoarchitektonischen Eintheilung, allerdings mit dem sehr beachtenswerthen Unterschiede, dass speciell beim Menschen die myeloarchitektonische Differenzirung fast durchgehends viel weiter gesteigert ist, so dass manche cytoarchitektonischen Einheiten — d. h. im Zellenbilde nicht weiter theilbare Felder — ihrer Faserstruktur nach in eine Mehrheit wohlgesonderter Unterfelder differenzirt sind. O. Vogt hat das menschliche Stirnhirn systematisch in dieser Richtung durchforscht und 66 myeloarchitektonische Einzelfelder unterschieden an Stelle der 17 Zellenareae von Brodmann (6 von Campbell, 12 von Smith). Die Einzelfelder lassen sich nach ihrer tektonischen Verwandtschaft auch myeloarchitektonisch in grössere Gruppen (Regio, Subregio, Divisio, Subdivisio) zusammenfassen, ähnlich der Eintheilung Brodmann's in celluläre Hauptzonen.

Das Stirnhirn (Pars frontalis corticis pallii O. Vogt) zerfällt derart in 6 myeloarchitektonische Hauptgebiete: 1) Regio unistriata grossofibrosa;

2) Regio unistriata tenuifibrosa; 3) Regio unistriata infraradiata; 4) Regio propeunistriata; 5) Regio bistriata; 6) Regio unitostriata.

Die wichtigsten sind 1 und 6. Die Reg. unistriata grossofibrosa (1) deckt sich ziemlich genau mit der präcentralen Hauptregion Brodmann's (motorische Region) und zerfällt wieder in 10 Einzelfelder. Die Reg. unitostriata (6), mit 10 Einzelfeldern, entspricht im Ganzen der subfrontalen Hauptregion nach Brodmann und E. Smith (im Gegensatz zu Campbell's Eintheilung, der diese Gegend zum präcentralen Typus rechnet). Dieser ganze einheitlich gebaute Bezirk umfasst nach O. Vogt und Knauer *die ganze III. Stirnwindung, ausgenommen die hintere Hälfte der Pars opercularis,* die bistriären Bau zeigt und demnach strukturell eher zu F_2 gehört; sie greift basalwärts weit auf die Orbitalfläche über, häufig sogar über den sulcus orbitalis hinaus bis nahe zum sulcus olfactorius und ist gerade hier durch ganz extrem differenzirte Felder, denen man ihrem Baue nach ohne Weiteres auch eine besondere Funktion zuschreiben muss, charakterisirt. Diese rein anatomischen Feststellungen sind von der grössten Bedeutung für die Hirnpathologie und dürften namentlich auf die genauere lokalisatorische Bestimmung der motorischen Aphasie von Einfluss werden.

Knauer (339) hat an 14 Hemisphären die individuellen Variationen der Vogt'schen Regio unitostriata (Myeloarchitektonik von F_3) in Bezug auf Zahl, Grösse, Tektonik und Lagebeziehung der Felder zu den typischen Furchen eingehend untersucht und Folgendes festgestellt: 1) Es besteht grosse Constanz der Hauptmerkmale in allen Fällen; 2) *generelle Unterschiede in der myeloarchitekto-*

nischen Organisation von F_3 zwischen linker und rechter Hemisphäre sind nicht nachweisbar; 3) grobmorphologisch scheint dagegen die rechte Hemisphäre von der typischen Furchengestaltung von F_3 in Folge von Zusammenfluss der charakteristischen Furchen (Eberstaller, Cunningham, Retzius) häufiger abzuweichen als die linke; 4) der Fasergehalt, namentlich an interstriären Fasern, variirt in den einzelnen Areae individuell erheblich; 5) individuelle Grössenunterschiede der Einzelfelder können sehr beträchtlich sein; 6) häufig lassen sich sogar ausser den 11 regulären Feldern in F_3 noch weitere Unterfelder abtrennen (in 1 Falle sogar 5); 7) die wechselnde Tiefe und Gestaltung der Furchen beeinflusst die Feldertopographie oft im Umkreise von mehreren Windungen, was bei Herden in F_3 sehr zu beachten ist. Nur unter Berücksichtigung des inneren Baues einer Windung, bez. Furche lässt sich deren Homologie feststellen.

Vergleichende rindenlokalisatorische Bearbeitungen erfuhren von einzelnen Thieren die Krallenaffen und Insektivoren, von verschiedenen Rindengebieten der Mandelkern und das Claustrum. Hierbei wurden vorwiegend die cytoarchitektonischen Verhältnisse, theilweise aber auch von einzelnen Autoren (Flores (335), de Vries (353), Vōlsch [siehe auch III c]) die Markfaserstruktur berücksichtigt.

Die topische Rindendifferenzirung der furchenarmen Krallenaffen (Hapale) ist von 2 Seiten (Mott, Schuster und Halliburton (344) einerseits und von Brodmann (333) andererseits) cytoarchitektonisch bearbeitet worden. Bei aller Uebereinstimmung in den Grundzügen bestehen — wie im vorigen Bericht auch bezüglich der Lemuriden, die von den gleichen Autoren bearbeitet worden waren, hervorgehoben ist — auch hier nicht unwesentliche Unterschiede in den Einzelergebnissen. Die ersteren haben sich nur an einige besonders hervorstechende und leichter abzugrenzende Hauptstrukturen gehalten und die übrige Rinde als undifferenzirte Zwischengebiete bei Seite gelassen. Sie unterscheiden demgemäss im Ganzen nur 7 abgrenzbare Felder (Area Motor A u. B, Postcentral, Temporal, Visual, Olfactory, Limbic). Brodmann dagegen entwirft eine lückenlose Felderkarte von der ganzen Hemisphärenoberfläche und unterscheidet 28 Strukturzonen, die im Einzelnen mit den entsprechenden Feldern bei anderen Thieren in Beziehung gebracht und (versuchsweise) homologisirt werden. Bezüglich Lage und Abgrenzung von Einzelfeldern, z. B. der bedeutungsvollen Motor area, kommen Mott und Schuster (wie sie im Nachwort selber hervorheben) zu Abweichungen von der älteren Darstellung Brodmann's, die der Aufklärung bedürfen.

Von der Igelrinde ist eine weitgehende topische Differenzirung durch Brodmann (333) auf Grund des Zellenbaues, und durch Flores (335) (in Anlehnung an B.) auf Grund des Faserbaues festgestellt worden. Beide geben topographische Hirnkarten vom Igel, die sich auch in Einzelheiten völlig decken, derart, dass jedem cytoarchitektonischen Feld oder Typus, nach Lage, Grösse und Beziehung zur Umgebung ziemlich genau ein myeloarchitektonisches Feld entspricht. Beachtenswerth ist es, dass sich beim Igel — wie beim Menschen — manche Regionen myeloarchitektonisch feiner gliedern lassen, als es cytoarchitektonisch möglich ist. Demgemäss konnte Flores einige Felder mehr abgrenzen als B., beispielsweise von der Area parietalis eine deutliche Area postcentralis trennen, statt einer einheitlichen

Inselregion 2 differente Inselfelder unterscheiden und im Tuberculum olfactorium statt der 3 Abschnitte B.'s 4 Faserzonen differenziren. So kommt er zu 38 Strukturfeldern, die sämmtlich durch überaus sorgfältig ausgeführte und überzeugende Zeichnungen belegt sind, während *Ref.* nur 29 cytoarchitektonische Typen (allerdings unter Weglassung einiger rudimentärer Formationen) beschrieben und in seiner Hirnkarte lokalisirt hat.

Flores (335) hat ausserdem die Markreifung der Igelrinde an einer Serie verschiedenaltriger Stadien topographisch aufs genaueste untersucht und giebt auch hier exakte myelogenetische Hirnkarten von den verschiedenen Stadien. Für die Bewerthung der Myelogenie als (physiologische) lokalisatorische Methode ist von grösster Bedeutung, dass es grosse myelogenetische Zonen giebt, die sich topisch in keiner Weise mit den tektonischen Feldern des erwachsenan Gehirns in Uebereinstimmung bringen lassen; es zeigt sich vielmehr, dass viele different gebaute Felder gleichzeitig mit der Markreifung beginnen, dass also innerhalb ein und derselben myelogenetischen Zone sich späterhin mehrere cyto- und myeloarchitektonische Felder und sogar Hauptregionen entwickeln, wie es ähnlich O. Vogt für den Menschen schon früher gezeigt hatte. Andererseits zeigt die Myelogenie schon in frühesten Stadien eine gewisse Abhängigkeit von der Tektonik, namentlich vom Faserreichthum und Faserkaliber der betr. Region, insofern als ein Bezirk im Allgemeinen um so früher — mit vereinzelten Ausnahmen, wie der Area ectorhinalis und retrolimbica — die ersten Markfasern erhält, je faserreicher er im fertigen Gehirn ist. Das gleiche gilt bezüglich der Faserschichten des Rindenquerschnittes.

Im Gegensatze zu den vorigen Autoren und in Uebereinstimmung mit Watson unterscheidet Haller (336) bei den Insektivoren ganz wenige differente Felder in der Grosshirnrinde, nämlich folgende 4 bez. 5 Strukturzonen: im dorsalen Pallium ein äusseres und ein inneres Längsfeld und im ventralen Mantel oder der sog. Pyriformisrinde gleichfalls zwei über einander gelegene Längsgebiete, von denen das dorsale wieder in 2 Zonen zerfällt. Er ordnet die Insektivoren ihrer Rindendifferenzirung nach zwischen den Makro- und Mikrochiropteren ein.

Bezüglich der Rindenschichtung hält Haller (337. 338) in einer ausführlichen Polemik gegen Brodmann an seiner schon im vorigen Bericht besprochenen Auffassung fest, nämlich, dass die Urrinde dreischichtig sei und dass nur den höheren Thieren eine Sechsschichtung zukomme. Er behauptet diese primitive Schichtung auf Grund eigener Beobachtungen für die Mikrochiropteren und Didelphys und stellt sie vermuthungsweise auch für die übrigen Marsupialier und die Monotremen auf, bei denen jedoch *Ref.* schon vor Jahren gleichfalls eine typische Sechsschichtung nachgewiesen und beschrieben hat (s. vorigen Bericht). (Kappers hat sie auch bei Edentaten gesehen.)

Aus der ursprünglichen und primitiven Dreischichtung leiten sich nach H. allmählich durch topische Differenzirung 4 bez. 5 differente Urrindengebiete ab, die oben von den Insektivoren beschrieben sind, und sich ihrerseits, in der phyletischen Reihe aufsteigend, wieder in weitere Untergebiete spalten. So unterscheidet Haller bei höheren Säugern

1) das Frontalgebiet,
2) das Fornikalgebiet,

3) das Laterooccipitalgebiet, mit
   a) Subregio gyri genicularis,
   b) Subregio gyri mediani,
   c) Subregio occipitalis,
4) das Inselgebiet,
   a) Subregio gyri arcuati,
   b) Subregio gyri intercalaris,
5) das Pyriformisgebiet mit dem oben genannten dorsalen und ventralen Längsfelde.

Ueber die Schichteneintheilung, insbesondere seine dreischichtige Urrinde, lässt sich auf Grund der vorliegenden Arbeiten mit H. eine Einigung schlechterdings nicht erzielen, einfach deshalb nicht, weil das, was er als Rinde abbildet, gar nicht Rinde ist, sondern die ganze Hemisphärenwand darstellt. Er fasst in seinen Figuren alles was nach aussen vom Ventrikel liegt, also periventrikuläres Grau (Matrix), die sogen. Zwischenschicht von His oder das subcortikale Marklager mit sammt der noch völlig ungeschichtet angelegten Rindenplatte zusammen als Rindenanlage auf und zählt jeden dieser Theile der gesammten Hemisphärenwand als eine besondere Schicht der „Rinde".

de Vries (353) hat die Ausbildung des Claustrums entwickelungsgeschichtlich und vergleichend-anatomisch an einer grossen Reihe von Säugethieren untersucht. Bezüglich der Schichtenbezeichnung und Eintheilung schliesst er sich an Brodmann an, dagegen kommt er zu einer von diesem abweichenden morphogenetischen Auffassung des Claustrums. Während nach Brodmann (333) das Claustrum eine während der Ontogenie abgespaltene Rindenschicht darstellt, nämlich eine durch Einwachsen der Capsula externa entstandene innere Lage der innersten oder VI. Schicht der Inselrinde, bestreitet de Vries einen solchen Zusammenhang. Das Claustrum ist zwar nach der

Herkunft seiner Zellen (aus der Matrix) mit der Rinde gleichwerthig und wenigstens beim Menschen vom Streifenhügel ganz unabhängig, aber es hängt andererseits auch zu keiner Zeit der menschlichen Embryonalentwickelung mit der Rinde zusammen, sondern ist ein von dieser unabhängiges Palliumgebilde. „Ob das Claustrum phylogenetisch einer einzelnen Schicht der Rinde homolog ist, oder die ganze Dicke der Rinde darbietet, und welche Beziehungen das Claustrum zum Rhinencephalon hat", bleibt nach de Vries unentschieden. Mit der Inselrinde selbst hat das Claustrum nichts zu thun. Den Beweis für diese Auffassung sieht de Vries darin, „dass das Claustrum schon in den frühesten Stadien seiner embryonalen Entwickelung aus ruhenden Ganglienzellen besteht und von der Rinde durch eine Schicht sich bewegender Neuroblasten überall getrennt ist".

Das Claustrum findet sich nach de Vries fast (!) bei allen Säugethieren vor. Bei den höheren Ordnungen (Primaten, Prosimiern, Ungulaten, Cetaceen, Carnivoren) ist die Homologie des Claustrum überall eine sichere, bei den niederen (Rodentiern, Insektivoren, Chiropteren, Marsupialiern) dagegen weniger deutlich, theilweise zweifelhaft (Brodmann hat es bei allen untersuchten Thieren sicher nachweisen können [Monotremen?]). Die niederen Säuger bieten in jeder Hinsicht primitivere Verhältnisse. Das Claustrum entsteht nach de Vries „durch eine vollständige Weiterentwickelung derjenigen Zone der innersten Rindenschicht, die auf der lateralen Hemisphärenwand direkt an das Rhinencephalon grenzt" (Uebergangszone) und die ventralwärts in die Area praepyriformis Brodmann's übergeht. „Die tiefste Schicht dieser Uebergangszone ist es, die sich zum

Claustrum differenzirt" (eine Auffassung, die sich sehr derjenigen des *Ref.* nähert). Die Uebergangszone ist nicht bei allen Thieren gleich deutlich entwickelt, es scheint, als ob sie bei den höheren Säugern, wo das Claustrum nicht oder kaum mehr mit ihr zusammenhängt, sich rückgebildet hat; auch bei der Fledermaus ist sie nicht scharf charakterisirt. Sehr verschieden ist bei verschiedenen Thieren die Ausdehnung des Claustrum in dorsoventraler Richtung; bei stärkerem Wachsthum findet es den nöthigen Raum entweder nach unten im Rhinencephalon (Beutelthiere) oder nach oben im Markkörper des Neopallium (höhere Säugethiere). Die primitivsten Verhältnisse finden sich beim Maulwurfe; von einem selbständigen Claustrum ist hier noch gar nicht die Rede. Auch bei der Maus ist im Gegensatze zum Meerschweinchen ein wohldifferenzirtes Claustrum nicht vorhanden.

Entwickelungsgeschichtlichen Fragen wendet O. Ranke (345. 346) sich zu. In der ersten Arbeit beschäftigt er sich mit der normalen und pathologischen Rindenbildung. Er geht aus von den frühfetalen Stadien (4. Monat), mit denen W. His seine Untersuchungen über die Entwickelung des menschlichen Gehirns abgeschlossen hat. Um diese Zeit ist die Hirnrinde nach R. „nicht allein im Allgemeinen weniger differenzirt, sondern sie ist in manchen Einzelheiten complicirter gebaut als die Rinde des Erwachsenen". Dies gilt insbesondere von dem sogen. „Randschleier" (W. His) oder der äussersten, dicht unter der Lamina limitans externa gelegenen Schicht der Palliumwand. Sie weist im 4. fetalen Monat 4 Schichten auf: einen schmalen kernfreien Randstreifen, darunter eine dichte Zellenschicht, die mit der superficiellen Körnerschicht des Kleinhirns identisch ist, dann als 3. Schicht eine Lage von locker stehenden, ungewöhnlich grossen Embryonalzellen und zu innerst den eigentlichen Hauptheil des Randschleiers, der die spätere Molekularschicht (Lamina zonalis) bildet und nur spärliche zerstreute Gliazellen aufweist.

Die zweite Schicht oder superficielle Körnerschicht findet sich constant bei allen gyrencephalen Säugethieren, sie ist am mächtigsten beim Menschen zwischen dem 4. und 5. Fetalmonat; bis zum 7. Monat wird sie bereits grösstentheils zurückgebildet und bleibt nur noch in einigen Rindengebieten nachweisbar; beim reifen Neugeborenen ist sie bis auf vereinzelte Zellen ganz geschwunden. Die „Körner“ betheiligen sich ausschliesslich an der Produktion der Gliazellen, Nervenzellen entstehen nicht aus ihnen, ebensowenig bilden sie Fibrillen. Zu Entwickelungsstörungen oder zu entzündlichen Processen (Lues hereditaria) scheint die Schicht keine Beziehung zu haben. Das Verschwinden der Zellen der äusseren Körnerschicht erklärt R. durch ihr Wandern nach der Tiefe, also in umgekehrter Richtung wie die Neuroblasten der ventrikulären Matrix.

Die 3. Lage des Randschleiers setzt sich aus den Ramón y Cajal'schen Fetalzellen oder den transitorischen Embryonalzellen, wie sie von Kölliker und Retzius auch genannt wurden, zusammen. Sie sind sichere Nervenzellen und stehen — wie auch *Ref.* schon vor Jahren beschrieben hat — mit der Fibrillenbildung in Beziehung (Fibrilloblasten Brodmann's). Schon früh, zu einer Zeit, wo andere Nervenzellen der Rinde noch kaum differenzirt sind, treten an ihnen regressive Veränderungen auf, sie verlieren im Laufe der Entwickelung allmählich den Zellencharakter, rücken von der Peripherie ab und sind schliesslich beim Erwachsenen überhaupt (ausser im Gyrus hippocampi) nicht mehr nachweisbar. Was aus ihnen wird, ist eine offene Frage. Bei Entwickelungsstörungen und anderen Krankheitszuständen (Lues congenita, juvenile Paralyse, Idiotie, genuine Epilepsie) hat R. gesehen, dass „Elemente mit allen Charakteren der Fetalzellen, weit über die sonstige Zeit ihres Verschwindens hinaus, in mehr oder weniger grosser Zahl ihre celluläre Natur beibehalten".

Den „Status verrucosus corticis simplex", d. h. pilz- und warzenförmige Wucherungen der Rindenoberfläche, hat R. beim Menschen vom 4. bis 6. Monate nachgewiesen; im Gyrus hippocampi ist der Wärzchenzustand nach R. dauernd [was *Ref.* bestreiten muss], durch excessive Proliferation desselben entsteht unter pathologischen Verhältnissen der „Status verrucosus deformis".

Gleichfalls vom 4. bis 7. Monate finden sich eigenartige Proliferationsbezirke von Zellenmaterial innerhalb der Matrix, die theils um die Gefässe angeordnet sind, theils eine Beziehung zu Gefässen vermissen lassen, die sogen. „vaskulären und ventrikulären Keimbezirke" Ranke's. Aus ihnen sollen zum Theil die Herde der tuberösen Sklerose entstehen.

In einer zweiten Arbeit behandelt Ranke (345) die Frage der experimentellen Erzeugung von Entwickelungsstörungen im Centralorgane, speciell an der grauen Substanz des Pallium. Er hat die Fischer'schen Scharlachöl-Experimente an jugendlichen Thieren wiederholt. Als Versuchsthiere dienten neugeborene Kaninchen, Katzen und Hunde. Injicirt wurde (nach B. Fischer) in die Gegend des *„indifferenten Keimmaterials"*, das im Centralnervensystem die Grosshirnventrikel und die Oberfläche des Kleinhirns bekleidet („ventrikuläre Matrix" des Grosshirns, *superficielle Keimschicht* des Kleinhirns) mit dem Ergebnisse, dass das „Scharlachöl" das indifferente Keimmaterial im Kleinhirn neugeborener Thiere zu abnormer Proliferation, in Form von lokal gewucherten „Zellhaufen" und „Buckelbildungen" innerhalb der äusseren Keimzellenlage veranlasst. Entzündliche Veränderungen (sei es der Pia, sei es der Hirnrinde selbst) fehlten. Die Befunde entsprechen theilweise den als Ausdruck einer abnormen Proliferation gedeuteten Verhältnissen in pathologischen menschlichen Fetalgehirnen und dürften zur Erklärung verschiedenartiger Bilder gestörter Entwickelung der grauen Substanz im reifen Gehirn, wie der ventrikulären Heterotopien und der grosszelligen Herde bei tuberöser Sklerose herangezogen werden. Ob zur Erklärung der experimentellen Ergebnisse die „Attraxin-Theorie" Fischer's oder die Annahme einer „specifischen Wirkung" des Scharlachöls auf die nervöse Substanz (Schreiber und Wengler) zutreffender ist, lässt R. unentschieden.

e) Faseranatomie; Striatum, Missbildungen.

Ref. Prof. H. Vogt.

354) Quensel, Ueber den Stabkranz des menschlichen Gehirns. Folia neurobiol. IV. 4. 1910.

355) Munk, Zur Anatomie und Physiologie der Sehsphäre. Sitz.-Ber. Preuss. Akad. Wiss. p. 996. 1910.

356) Rhein, John H. W., An anatomical Study of the Fasciculus occipito-frontalis and the Tapetum. Trans-act. of the Amer. neurol. Assoc. 1911.

357) Grinstein, Zur Frage der Leitungsbahnen d. Corpus striatum. Korsak. Ztschr. f. Neurol. u. Psychiatr. V u. VI. 1910.

358) Derselbe, Dasselbe. Inaug.-Diss. Moskau 1910.

359) Blumenau, Zur Casuistik der Gehirnhaemorrhagie und zur Frage der Fasern d. Corpus striatum.

Korsak. Ztschr. f. Neurol. u. Psychiatr. V. u. VI. Moskau 1910.

360) Curran, A new association fiber trakt in the cerebrum. Journ. Comp. Neurol. a. Psychiatr. XIX. 6. 1909.

361) Häberlin, Topographie der Hirnventrikel. Anatom. Anz. XXXIV. Erg.-H. p. 182. 1909.

362) Häberlin, Carl, Zur Topographie der Hirnventrikel. 7 Fig. Arch. f. Anat. u. Physiol. [Anat. Abth.] p. 75. 1909.

363) Levi-Valensi et Roy, Etude d'un cerveau sans commissures. Bull. et Mem. Soc. Anat. LXXXV. Ser. 7. T. 12 Nr. 6. Paris 1909.

364) Levi-Valensi, Le corps calleux. Paris 1908. Steinheil. Dem Ref. nicht zugängl.

365) Pighini, Un caso di microc. para. Riv. sper. di fren. XXXV. p. 122. 1909.

366) Ernst, Missbildungen des Gehirns u. s. w. Im Handbuch von *Schwalbe*. II. Jena 1909.

367) Messner, Das Centralnervensystem eines Dicephalus monanchenos vom Kalb. 1909.

368) Völsch, Zur vergl. Anatomie des Mandelkerns und seiner Nachbargebiete. II. Theil. Arch. f. Mikroskop. Anat. LXXVI. p. 375. 1910.

369) Löwenstein, Zur Kenntniss der Faserung des Hinterhaupts- und Schläfenlappens (Sehstrahlung, unteres Längsbündel, Türk'sches Bündel) nebst klinischen Bemerkungen über Tumoren des rechten Schläfelappens. Züricher Arbeiten Heft 5. 1910.

370) Röthig, Paul, Riechbahnen, Septum und Thalamus bei Didelphys marsupialis. Abhandl. d. Senckenberg. Naturforschend. Gesellsch. XXXI. 1. 1909.

371) Marchand, Felix, Ueber die normale Entwickelung und den Mangel des Balkens im menschlichen Gehirn. Abhandl. d. mathem.-phys. Kl. d. Kgl. Sächs. Gesellsch. d. Wissenschaften. Nr. VIII. Leipzig 1909.

372) de Vries, Ernst, Das Corpus striatum der Säugethiere. Anatom. Anz. XXXVII. Nr. 15 u. 16. 1910. Gleicher Text im Neurol. Centr.-Bl. Ref. Dr. Paul Röthig.

373) Leyboff, Moses, Cyto-architektonische Studien über den Nucleus caudatus. Inaug.-Diss. Berlin. März 1911.

Die Untersuchungen Quensel's (354) stützen sich auf eine Reihe genau beobachteter Fälle aus der menschlichen Pathologie. Es ergab sich, dass in einer Reihe der Fälle der Stabkranz der Centralwindungen suprakapsulär mit unterbrochen war und es waren entsprechend die zugehörigen Thalamuskerne degenerirt, der ventrolaterale (ventr. a. u. c.), der schalenförmige Körper (ventr. b.), das Centr. médian (medialis b.). Ausserordentlich stark degenerirt war der dorsolaterale Kern mit Ausnahme der dorsalsten Schicht. „Es bestätigt sich weiter, dass bei Herderkrankung des Operculum Rolandi und Unterbrechung des Stabkranzes zum unteren Theile der Centralwindungen der vordere Theil des ventrolateralen Kernes (des sog. Nucl. centralis anterior), conform den Angaben von Monakow's degenerirt. In dem betreffenden Falle war übrigens auch das Operculum frontale theilweise mit zerstört, und der Herd schob sich unter demselben in den Stabkranzring hinein. Es lehrt aber die Vergleichung mit anderen Fällen, dass für die Degeneration des vorderen Theiles des ventrolateralen Kernes nur die Affektion der Centralwindungen in Betracht kommen kann. Sekundär, und zwar erheblich degenerirt, war auch in diesem Falle der entsprechende Abschnitt des dorsolateralen Kernes.“ Bei Herden im Stirnhirn oder Stirnhirnstabkranz, d. h. auch im vorderen Schenkel der inneren Kapsel, degeneriren dagegen regelmässig Theile des einheitlichen vorderen lateralen Kernes und zwar degeneriren immer ganz bestimmte Theile eng angeschlossen an die entsprechenden Segmente der inneren Kapsel. Es beweist das eine Zusammengehörigkeit systematischer und regionärer Art zwischen Thalamuskernen und bestimmten Theilen des Stirnhirns. Der Hauptkern des Stirnantheils im Thalamus ist der vordere laterale Kern. Notizen allgemeiner Art über das sogenannte occipitofrontale Bündel beschliessen die Arbeit.

Bei niederen Thieren ist nach Munk (355) die Sehsphäre ganz in der Area striata gegeben: Hier werden auf diesen Stufen wohl alle Verrichtungen geleistet. Auf höheren Stufen (Affe, Mensch) wird aber die Ausbildung eine vielseitigere, dieses zeigt sich anatomisch durch das Hinzutreten der Area occipitalis und praeoccipitalis. Diese nehmen auch an den Leistungen der Sehrinde Theil, Lichtempfindung und Gesichtswahrnehmung bleiben aber der Sehrinde im engeren Sinne vorbehalten. Die feinere Ausgestaltung nach oben zu zeigt sich auch darin, dass ausser den Sehnervenfasern sicherlich auch Gefühlsnervenfasern in der Sinnesrinde und so auch in der Sehrinde endigen.

Die Existenz eines durchgehenden Faserzugs aus dem Tapetum des Occipitalpoles bis in den Stirnlappen wird bekanntlich immer noch bestritten, höchstens in den Fällen von Balkenmangel, wo in dieser Art verlaufende Fasern eben als Reste des Balkens selbst existiren, wird sie zugegeben. Die Degenerationen aber, die J. H. W. Rhein (356) in einem Falle von occipitaler Hämorrhagie mit Zerstörung des Tapetum bis in die Stirnlappen hinein gefunden und an mikroskopischen Schnitten controlirt hat, sprechen doch wieder in dem Sinne, dass ein Fasciculus occipito-frontalis besteht.

Zerstörung verschiedener Theile des Corpus str. bei Hunden (12 Fälle) und Kaninchen (5 Fälle), Marchifärbung, hat experimentell Grinstein (357) ausgeführt. Die Degenerationserscheinungen beweisen das Vorhandensein von Fasern, die im N. caudatus entspringen und im Glob. pallidus enden. Keine Anhaltepunkte für Annahme der unmittelbaren Fasern von N. caudatus zum Thalamus via Glob. pallidus.

Die Verbindung des Corpus str. mit Thalamus und Corpus Luisii kann als festgestellt betrachtet werden (durch die Ansa lenticularis). Die Verbindung des Corpus str. mit Subst. nigra ist wahrscheinlich, jedoch nicht einwandsfrei bewiesen. Die Verbindung mit N. ruber ist unwahrscheinlich.

Blumenau (359) beschreibt eine Hämorrhagie im Seitenventrikel und Nucl. lenticul. Tod nach 12 Tagen. Färbung nach Marchi. Hinterer Theil d. Capsula interna und Thalamus unbetroffen. Degenerirt erwiesen sich Fasc. lenticularis (Forel); f. f. strio-Luysianae (Dejerine) und Ansae lenticulares. Der Befund bestätigt die von Ramón y Cajal bestrittene Meinung, dass der Fasc. lenticularis im Nucl. lenticularis entspringt.

Curran (360) beschreibt als Fasciculus occipito-frontalis inferior einen Faserzug, der vom Hinterhaupt zum Stirnlappen durch die Tiefe des Temporallappens hindurchzieht, er kreuzt das Claustrum an seiner unteren Seite und ebenso berührt er den Linsenkern von unten her.

Häberlin (361) hat auf Edinger's Anregung die Hirnventrikel mit Bleisalzlösung gefüllt und dann das nicht eröffnete Organ mit Röntgenstrahlen photographirt. An diesen, zum ersten Male völlig ohne Druck hergestellten Ventrikelfüllungen zeigte sich, dass bei Erwachsenen und Kindern ein Hinterhorn und ein Unterhorn des Seitenventrikels meist nur angedeutet sind. Die Gehirnwände liegen vielmehr ganz wie die Wände des Oesophagus und der Scheide hier dicht aufeinander; es sind immer nur Spuren der Bleisalzlösung in die erwähnten Ventrikeltheile eingedrungen. Durch Injektion von Quecksilber aber liess sich leicht das bekannte typische Bild des Hohlraumausgusses auch mit Röntgenstrahlen darstellen. Die von H. erhaltenen Abbildungen gestatten auch viel genauer als dieses bisher möglich war, die Lage der Ventrikel zum übrigen Gehirn, sowie zu den Theilen des Schädels zu erkennen.

Levi-Valensi u. Roy (363) theilen einen Fall von Balkenmangel, der auf Sagittal- und Frontalschnitten studirt ist, mit. Der Fall zeigt im Innern der Hemisphäre eine rudimentäre Balkenanlage und Balkengliederung. Der Balken war also angelegt, aber er trat nicht auf die andere Seite über. Als Grund wird eine durch fetale Erkrankung bedingte Veränderung der medialen Hemisphärenwand angenommen.

Bien (126) hat je eine Doppelmissbildung vom Schwein und vom Meerschweinchen beschrieben. Die beiden Fälle waren sich weitgehend ähnlich. Im einen Falle war von der Akusticusgegend, im anderen von der Vagusgegend an oralwärts nur ein einheitlicher Organismus vorhanden. Die Einzelheiten der interessanten Arbeit eignen sich nicht für ein Referat, ein genaues Studium dieser Gebilde allein kann uns aber allmählich über den Mechanismus ihres Zustandekommens und damit über die Gesetzmässigkeiten überhaupt aufklären, die solchen Bildungen zu Grunde liegen.

Pighini's Fall (365) von rein primärer Mikrocephalie reiht sich ganz den mehrfach bekannten Fällen dieser Art an, es handelt sich um eine allgemeine erhebliche und in allen Lappen ziemlich gleichmässige Verkleinerung des Grosshirns. Der Fall hat ein vorwiegend teratologisches Interesse.

Ernst (366) giebt eine zusammenfassende Darstellung der Missbildungen des Centralnervensystems. Dieselbe basirt durchaus auf den neueren Arbeiten und giebt wohl zum ersten Male auch eine eingehende Darstellung der höher differenzirten Missbildungen. Sie baut in diesem Theile, auch hinsichtlich der Zusammenfassung der Ergebnisse durchaus auf die Arbeiten von Monakow's und seiner Schüler auf.

Messner (367) beschreibt in einem recht interessanten Beitrag zur vergleichenden Pathologie ein Kalb mit zwei Köpfen und einem Rumpfe. Die Vereinigung erfolgte in der Höhe des Atlas, der 4 Gelenkflächen hatte. Das linke Gehirn zeigte geringe Unregelmässigkeiten seiner Furchung, ebenso das rechte; beide Gehirne waren sich gleich. An der Verschmelzungsstelle war das obere Halsmark eine Stelle weit auffallend dick, hier zogen Faserzüge von einem Gehirn über die Verschmelzungsstelle hinweg zum andern. In der Verschmelzungsgegend selbst waren mannigfache Veränderungen des oberen Hals- und Medullartheils, die Theile lagen vielfach wirr durcheinander, doch ordneten sie sich unterhalb dieser Gegend rasch in eine normale Einstellung. Die Centralkanäle zeigten hier mehrfach Erweiterungen und Veränderungen ihrer Wände.

Die Arbeit von Völsch (368) erstreckt sich auf Untersuchungen über den Mandelkern und seine Nachbargebilde, die er an Carnivoren, Halbaffen und Affengehirnen studirt hat. Die Arbeit stellt eine sehr gründliche Studie und eine werthvolle Bereicherung unserer anatomischen Kenntnisse dar. Der Lobus pyriformis der niederen Säuger, dem der Gyrus hippocampi der höheren Säuger entspricht, wird lateralwärts von der Fissura rhinalis lateralis begrenzt. Die Ausdehnung des Lobus pyriformis nach hinten ist sehr schwer genau zu bestimmen, nach vorn geht er überall in die Frontalhirntheile über. Ein Zusammenhang mit der Ammonsrinde ist in den distalen Abschnitten unzweifelhaft. Weite Abschnitte dieses Lappens sind durch eine sehr eigenartige Zellenarchitektonik ausgezeichnet. Beim Frettchen liessen sich 5 verschiedene Regionen unterscheiden, die V. bezeichnet als: 1) die prärhinencephale Rinde, 2) die fissurale Rinde, 3) die olfaktive Rinde, 4) die intermediäre Rinde, 5) die mediale Rinde. Am ausgedehntesten ist der dritte olfaktive Abschnitt. Dieser und der ihm folgende vierte werden als die wichtigsten Theile bezeichnet. Weiterhin erstreckt sich die Arbeit auf das Studium des Ammonshorns. Am Mandelkern werden eine Reihe von Unterkernen unterschieden, meist 6 und zwar: 1) ein lateraler, mittelgross zelliger Kern, 2) ein centraler, grosszelliger Kern, 3) ein medialer, mittelgrosszelliger Kern, 4) der Rindenantheil des Mandelkerns, 5) ein kleinzelliger medialer sublentikulärer Kern, endlich 6) ein lateraler, accessorischer Kern. Es bestehen zwischen den höheren und niederen Ordnungen in diesen Kernen weitgehende Homologien;

die bei den niederen Säugern nicht so scharf gegen das Striatum abgegrenzten Abschnitte entsprechen dem wesentlichen Theile des Mandelkerns der Primaten und gehören nicht zum Corpus striatum. V. untersucht nun weiterhin die Entwickelung dieser Gebilde. Es handelt sich dabei um Drehungen und Verlagerungen von Zellengruppen, wodurch die Genese dieser Gebilde ziemlich complicirt wird. Hinsichtlich der Verbindung sagt V.: „Nach den Ergebnissen halte ich den Mandelkern z. Th. (Rindenantheil und kleinzelligen Kern) für den Ursprungsort direkter Rindenfasern zur Stria, z. Th. aber für eine Durchgangsstätte und Unterbrechungsstation von Fasern, welche aus der Regio olfactiva zur Stria terminalis ziehen". Theile des Claustrum stehen anatomisch und funktionell dem Mandelkern nahe.

Nach Löwenstein (369) bilden Stratum sag. ext. und int. keine einheitlichen Faserzüge; ausser den sie durchsetzenden Commissurenfasern sind daran betheiligt: Stabkranzfasern des Occipitallappens, die optischen Projektionsfasern, lange wie kurze Associationsfasern. Die Lagerung dieser Systeme lässt sich z. Th. genau verfolgen. Das Türk'sche Bündel entspringt aus den caudalen Abschnitten der Gyri temp. inf. und med., aus Theilen des Gyr. temp. sup., vielleicht aus parietalen und occipitalen Abschnitten. Der Stabkranz des corp. genic. int. zieht zu T_1, zu frontalen Abschnitten von T_2 und T_3, ferner zur temporalen Uebergangswindung. Die klinischen Ergebnisse sind hier nicht zu referiren.

Die Untersuchungen von Schellenberg (127) beziehen sich auf mehrere interessante Fälle bei Thieren (Schwein, Kalb); es sind auf Serien faseranatomisch Hydrocephalie, Cyclopie und ähnliche

Fälle studirt worden. Der principielle Aufbau namentlich bei schweren Störungen (Heterotopien u. s. w.) entspricht den vom Menschen her bekannten Fällen.

Röthig (370) hat in einer sehr sorgsamen Arbeit die Riechbahnen bei Didelphys untersucht. Es handelt sich hier um ein Thier mit sehr kleinem Neencephalon und sehr starkem Rhinencephalon, dessen Verhältnisse am besten mit denen des Maulwurfs verglichen werden können. Die Tractus bulbo-corticales sind sehr mächtig und endigen nicht nur in der Rinde des Riechlappens, sondern ein Theil von ihnen gelangt in einen eigenen Kern, Nucleus Tractus bulbo-corticalis, innerhalb der Riechlappenrinde. Dieser Kern soll in seinem hinteren Abschnitt die Fasern zur Taenia semicircularis abgeben. Der Lobus parolfactorius scheint in seinem lateralen Abschnitt noch einige Riechbahnen aufzunehmen, während der mediale davon frei ist. Genauer beschrieben wird dann das basale Riechbündel, und vor Allem hat R. sehr viel Sorgfalt den bisher vernachlässigten Verhältnissen am Septum pellucidum gewidmet. Er beschreibt neu ausser dem Faserzug aus dem Riechlappen zum Ammonshorn noch einen ebensolchen für Säuger neuen, aus dem Lobus parolfactorius, er schildert den Verlauf der Taenia semicircularis, deren Commissura anterior-Antheile er entdeckt hat. Dieser merkwürdige Faserzug zum Nucleus amygdalae hat seinen Ursprung nicht nur im Lobus olfactorius und parolfactorius, sondern auch im Ganglion septi.

Nach Marchand (371) bildet die Balkenanlage bereits ein complicirtes Gebilde. Sie ist ein Knotenpunkt verschiedener Fasern. M. giebt auf Grund der Untersuchung zahlreicher Serien eine Darstellung der Balkenentwickelung, er findet im

Wesentlichen die von ihm früher festgestellten Verhältnisse bestätigt. Er reiht daran die Darstellung eines interessanten Falles von Balkenmangel. Die Entstehung dieser Missbildung geht nach M. in der Weise vor sich, dass die primäre Verwachsung der Hemisphären (die „Vorbedingung der Balkenbildung") ausbleibt. Die Ursache kann einfache Bildungshemmung sein. Es handelt sich beim Balkenmangel nicht um einen primären Mangel der Balkenursprungszellen. Bei der Entstehung des Balkenlängsbündels liegt keine Neubildung von Fasern vor, sondern eine Abirrung. Ein Theil der Balkenfasern ist ja bereits angelegt in der medialen Hemisphärenwand vor Eintritt der Verwachsung, die Mehrzahl wird, wenn die Verwachsung ausbleibt, trotzdem ihrem normalen Wege zustreben. Die Umbildung setzt natürlich einen partiellen Defekt.

In einer dankenswerthen Arbeit, die an der Hand eines reichen Wirbelthiermateriales die Phylogenese des Corpus striatum behandelt, hat de Vries (372) die in Betracht kommenden Verhältnisse eingehend beleuchtet. Es werden die Begriffe Palaeostriatum, Archistriatum und Neostriatum des genaueren erörtert, und bei den verschiedenen Säugethieren die neo-, archi- und palaeostriatalen Antheile geschildert. So setzt sich das Neostriatum zusammen aus dem geschwänzten Kern und dem äusseren Glied des Linsenkerns; im Archistriatum, für das auch die Bezeichnung Mandelkerncomplex eingeführt wird, werden folgende distincte Kerne abgegrenzt: Der Hauptkern des Mandelkerncomplexes, das Corpus poststriatum, der Nucleus D von Völsch und der Nucleus striae terminalis. Das Palaeostriatum umfasst den Globus pallidus und den sogenannten Basalkern. Die Arbeit bietet phylogenetisch und ontogenetisch viel des Interessanten und der Beachtung Werthen, kann aber, wie es in der Natur des Stoffes liegt, nicht im Einzelnen referirt werden. Doch sei ihr eingehendes Originalstudium auf das wärmste empfohlen.

Dr. Röthig (Charlottenburg).

Leyboff (373) hat in einer sehr fleissigen Studie die Architektonik des Nucleus caudatus studirt. Als Objekte dienten Hund und Kaninchen. Die Untersuchungen hatten die topographische Anordnung der Kerne und den Bau der Zellen zur Aufgabe. Die Einzelheiten sind im Original nachzulesen.

V. Opticus, Zwischenhirn, Mittelhirn.

374) Parker, G. H., The integumentary nerves of fishes as photoreceptors and their significance for the origin of the vertebrate eyes. Amer. Journ. of Physiol. XXV. 2. 1909.

Lichtempfindliche Nerven besitzen unter ihren Hautnerven Ammocoetes, von Fischen: Chologaster und Amblyopsis, ferner einige Amphibien und Reptilien. Amphioxus dagegen und solche Fische, die im Meerwasser leben, von denen P. in seiner Arbeit 9 Arten genauer geprüft hat, haben keine Photoreceptoren. Diese Beobachtung, dass die Meeresfische im Gegensatze zu einigen Süsswasserfischen keine Photoreceptoren besitzen, lässt diejenige Theorie über die Entstehung des Wirbelthierauges unwahrscheinlich erscheinen, die den Ursprung des Auges an die Körperperipherie verlegt, wie es Balfour, v. Kennel, Jelgersma gethan haben, während sie der von Lankester und Boveri verfochtenen Ansicht eine Stütze verleiht, wonach die Retina ihre Entstehung im Centralorgane nimmt und allmählich nach aussen an die Peripherie des Thieres wächst.

Die Lichtempfindlichkeit in den Hautnerven, die einzelne Süsswasserfische, Amphibien und Reptilien aufweisen, muss dann eine sekundär erworbene Eigenthümlichkeit sein.

Dr. Röthig (Charlottenburg).

375) Leboucq, Georges, Contribution à l'étude de l'histogenèse de la rétine chez les mammifères. 3 Taf. Arch. d'Anat. microscop. X. p. 554. 1909.

Betrifft lediglich die Entstehung der Stäbchen, Zäpfchen und der Limitans externa.

376) Barbieri, N. A., La structure de la rétine. 3 Fig. Compt. rend. de l'Assoc. des Anat. 11. Réunion, Nancy p. 78. 1909.

377) Barbieri, La structure de la rétine. Verh. d. anat. Ges. a. d. 23. Versamml. in Giessen vom 21. bis 24. April 1909. Anatom. Anzeiger XXXIV. Erg.-H. p. 82. 1909.

Nach Opticusdurchschneidung degenerirt das retinale Ende, während das chiasmale intakt bleibt. Der Opticus endet in der Retina mit einem oberen und unteren medianen Ast. Die Retina besteht aus einer vorderen neuroepithelialen und einer hinteren conjunctivo-epithelialen Schicht, beide aus polygonalen anastomosirenden Zellen Die Opticusnervenfasern sind so dünn, dass es schwer ist, sie zu unterscheiden. Chemisch enthält die Retina andere Bestandtheile wie die graue Substanz des Gehirns und Rückenmarks, kein „Cerebrom", das wichtigste Princip der grauen Substanz, *folglich enthält die Retina keine Nervenzellen* [! Ref. W.].

378) Magitot, A., Etude sur le développement de la rétine humaine. Ann. d'Oculist. CXLIII. p. 241. 1910. (Ausserhalb des Berichtes.)

379) Seefelder, R., Beiträge zur Histogenese u. Histologie der Netzhaut, des Pigmentepithels u. des Sehnerven. 2 Taf. u. 37 Fig. Arch. f. Ophthalmol. LXXIII. 3. p. 419. 1910. (Ausserhalb des Gebietes des Berichtes.)

380) Bossalino, D., Sul decorso delle fibre nervose nei nervi ottici e nel chiasma (mammiferi, uomo compresso). Mit Taf. Ann. Ottalmol. XXXVIII. 11. 12. p. 835. 1909. [Dem *Ref.* nicht zugänglich.]

381) L o e p p, Ueber centrale Opticus-Endigungen beim Kaninchen. 17. Versamml. d. Nordostdeutschen Vereins f. Psych. u. Neurol. in Danzig am 4. Juli 1910. Ref. in Jahrb. f. Psych. p. 392. 1911.

Enucleationen des Bulbus oculi bei Kaninchen, die L. unter Leitung des Ref. W. unternommen hat, führten zu M a r c h i - Degenerationen im Zwischen- und Mittelhirn, die im Grossen und Ganzen mit den Ergebnissen früherer Untersucher übereinstimmen, im Einzelnen aber werthvoll für die Entscheidung strittiger Fragen sind: Es giebt keine Commissura interretinalis bei Kaninchen, ebensowenig fand sich eine Radix pedunculi und lentiformis nervi optici (v. M o n a k o w , H e n s c h e n), dagegen liess sich constant die von S t i l l i n g entdeckte, von anderen Nachuntersuchern geleugnete „Radix Luysiana" zum Corpus L u y s via Pes pedunculi nachweisen. Die Endigung der Opticusfasern im Corpus geniculatum laterale war auf der gekreuzten Seite eine andere als auf der gleichen (Lokalisation innerhalb des Corpus geniculat. laterale!), ebenso die Endausbreitung im gekreuzten vorderen Vierhügel (mittleres Mark, von dort Ausstrahlung in die oberflächlichsten Schichten des Vierhügelgrau) eine andere als im gleichseitigen (mittleres Mark, tiefe Schicht um die dort vorhandenen Ganglienzellen herum, ohne Ausstrahlung in dorsaler Richtung). Der Tractus peduncularis transversus war nur auf der gekreuzten Seite degenerirt und endete in dem bekannten Kerne des Tract. pedunc. transvers., daneben Ausstrahlungen in der Richtung auf die mediale Schleife, keine Endigung im rothen Kerne.

382) B o u m a n , K. H., Ueber die klinisch-diagnostische Bedeutung der binasalen Hemianopsie u. über den Bau des Chiasma nervorum opticorum beim Menschen. 4 Tafeln. Mon.-Schr. f. Psych. XXV. 5. p. 387. 1909.

Das ungekreuzte Opticusbündel liegt am vorderen Pole des Chiasma ventro-lateral, eng verflochten mit queren Fasern des gekreuzten, innerhalb des Chiasma ist es lateral gelagert, weiter hinten mehr dorsal, im Tractus opticus dorsomedial, überall von queren gekreuzten Fasern durchflochten.

383) R o s s i , O., Sulla rigenerazione del nervo ottico. Riv. di Patol. nerv. e ment. IV. p. 145. Aprile 1909.

7 Monate nach Opticusdurchschneidung beim Kaninchen waren nur im peripherischen (Retina-)Ende feinste Fasern nachweisbar. Wann die in der Narbe zuerst auftretenden Regenerationserscheinungen wieder verschwin-

den, konnte nicht mit Sicherheit festgestellt werden. Die Retinaganglienzellen boten keine besonderen Veränderungen dar.

384) Poscharissky, J. F., Ueber einige Veränderungen des intraorbitalen Theiles des Sehnerven nach einmaligem Trauma. (Zur Frage über De- u. Regeneration der Nerven.) 5 Abbildungen. Folia neurobiol. III. 3. p. 192. 1909.

Intraorbitale Opticus-Durchschneidung bei jungen Hunden und Wölfen: In Folge Fehlens der Schwann'schen Scheide und der Schwann'schen Zellen langsame Degeneration und geringe, zur Wiederherstellung der Verbindung ungenügende Regeneration, die völlig durch degenerative Erscheinungen verdeckt wird.

385) Bianchi, V., Anatomische Untersuchungen über die Entwickelungsgeschichte der Kerne des Thalamus opticus des Kaninchens. Mit 13 Tafeln. Mon.-Schr. f. Psych. u. Neurol. XXV. p. 425. 1909.

Sorgfältige Beschreibung der Kerne und Zellentypen des Thalamus in verschiedenen Entwickelungsstufen von Kaninchenembryonen und Neugeborenen, wie sie auf frontalen, horizontalen und sagittalen Serien zu Tage treten. 5 Gruppen von Ganglienzellen werden unterschieden, deren Differenzen sich immer mehr verwischen, je älter das Thier wird.

386) Vogt, Cécile, La myéloarchitecture du thalamus du cercopithèque. 9 Tafeln u. 1 Uebersichtsschema. Journ. f. Psychol. u. Neurol. XII. Erg.-H. p. 285. 1909.

387) Malone, Edward, Ueber die Kerne des menschlichen Diencephalon. Vorläufige Mittheilung. 7 Fig. Neurol. Centr.-Bl. p. 290. 1910.

387a) Malone, Edward, Ueber die Kerne des menschlichen Diencephalon. 9 Taf. Abhandl. d. preuss. Akad. d. Wiss. 1910.

388) Sachs, Ernest, On the structure and functional relations of the optic thalamus. 79 Fig. Brain CXXVI. 1909.

389) Da Fano, C., Studien über die Veränderungen im Thalamus opticus bei Defektpsychosen. Mon.-Schr. f. Psych. u. Neurol. 1909.

390) Karplus, J. P., u. A. Kreidl, Gehirn u. Sympathicus. 1. Mittheilung. Zwischenhirnbasis u. Halssympathicus. Mit 2 Textfiguren. Arch. f. d. ges. Physiol. CXXIX. p. 138. 1909.

Faradische Reizung eines Punktes zwischen Tractus opticus und Nervus oculomotorius an der Hirnbasis von Katzen ergab den oculo-pupillären Symptomencomplex: Pupillenerweiterung, Erweiterung der Lidspalte und Zurückziehen des dritten (inneren) Lides.

391) Karplus, J. P., u. A. Kreidl, Gehirn u. Sympathicus. 2. Mittheilung. Ein Sympathicuscentrum im Zwischenhirn. 1 Tafel u. 11 Textfiguren. Arch. f. d. ges. Physiol. CXXXV. p. 401. 1910.

Bei Katzen, Hunden und Affen konnten K. u. Kr. durch Reizung des fronto-medialen Antheiles des Corpus subthalamicum Luys eine maximale Erweiterung der Pupille, Erweiterung der Lidspalte und Zurückziehen der Nickhaut, bei Affen hauptsächlich auf der gekreuzten Seite hervorrufen. Dieses Sympathicuscentrum steht mit der Rinde des Stirnhirns in Verbindung, kann aber auch nach ihrer Zerstörung, also unabhängig wirken. Der Sympathicusreflex nach Schmerzreizen (Pupillenerweiterung u. s. w.) wird nur durch das Zwischenhirncentrum, nicht durch die Rinde übertragen.

392) Bouman, K. H., Ueber sekundäre Degeneration nach Zerstörung des Corp. geniculatum externum. Psych. en Neurol. Bladen XIV. p. 339. 1910. Sitzungsbericht. [Dem *Ref.* nicht zugänglich. Ref. in Ztschr. f. d. ges. Neurol. u. Psych. II. 5. p. 353. 1910.]

Nichts Neues. Beide Strata sagittalia führen Fasern aus mehreren Systemen.

393) Dendy, A., and G. E. Nicholls, The function of *Reissner's* fibre and the ependymal groove. Fig. Nature LXXXII. p. 217. 1909.

D. u. N. bezweifeln nicht im Geringsten die Existenz und charakteristische Ausbildung des Reissner'schen Fadens bei allen Wirbelthieren, halten ihn aber nicht für nervös (wie Frühere thaten), sondern für einen elastischen Stab, der im Ventrikel vom Hinterende des Rückenmarkes bis zur Gegend der Commissura posterior ziehend und hier an den muthmaasslich sensiblen Ependymzellen ventral von der Commissur befestigt, eine Regulirung der Körperbiegung zu vermitteln vermag.

394) Dendy, A., and G. E. Nicholls, Mesocoelic recess in the human brain. 1 Taf. Proc. R. Soc. London S. B. Biol. Sect. LXXXII. 7. 1910.

395) Dendy, Arthur, and G. E. Nicholls, On the occurrence of a mesocoelic recess in the human brain, and its relation to the sub-commissural organ of lower

vertebrates; with special reference to the distribution of *Reissner's* fibre in the vertebrate series and its possible function. Mit 1 Tafel u. Textfiguren. Anat. Anzeiger XXXVII. p. 496. 1910.

396) Perna, Giovanni, Sulla presenza di un tubercolo intermammillare in un cervello umano. Soc. med.-chir. di Bologna. Resoconto d. Adun. dell' anno 1909. Bologna 1910. p. 41. [Dem *Ref.* nicht zugänglich.]

397) Economo, C. J. v., u. J. P. Karplus, Zur Physiologie u. Anatomie des Mittelhirns. (Pesdurchtrennungen mit Rindenreizungen, experimenteller Chorea, Beiträgen zur Faseranatomie des Hirnstammes u. s. w.) Mit 25 Abbild. im Text u. 6 Tafeln. Arch. f. Psych. XLVI. p. 275. 1909.

398) Kohnstamm, O., u. F. J. Hindelang, Ueber Reflexkerne, die zugleich der sensiblen Leitung dienen (Nucleus intratrigeminalis). 34. Wanderversamml. d. südwestdeutschen Neurol. u. Irrenärzte in Baden-Baden am 22. u. 23. Mai 1909. Ref. im Neurol. Centr.-Bl. p. 660. 1909.

Der im Bereiche der mesencephalen Quintuswurzel gelegene „Nucleus intratrigeminalis“ steht einerseits mit dem Rückenmarke und der Formatio reticularis, andererseits mit dem Thalamus in Verbindung, er ist also einerseits Reflexkern (optische Reflexbahn Held) und Coordinationskern, andererseits vermag er sensible Eindrücke centralwärts zu leiten.

399) Levinsohn, Georg, Experimentaluntersuchungen über die Beziehungen des vorderen Vierhügels zum Pupillarreflex. 2 Tafeln. Arch. f. Augenhkde. LXXII. p. 367. 1909.

Abtragung des vorderen Vierhügels bei Affen hatte keinen Einfluss auf die Lichtreaktion der Pupille. Die Bahn des Pupillarreflexes vom Corpus geniculatum bis zum Oculomotoriuskern ist also noch ganz unbekannt.

400) Bauer, Julius, Die Substantia nigra Soemmeringii. Eine vergleichend anatomische Studie, nebst einem Beitrag zur Kenntniss des dunklen Pigmentes der Nervenzellen. Mit 6 Abbild. im Text. Arb. a. d. Neurol. Inst. a. d. Wien. Univ. (Prof. *Heinrich Obersteiner*) XVII. p. 435. 1909.

401) Sano, Torata, Beitrag zur vergleichenden Anatomie der Substantia nigra, des Corpus Luysii u. der Zona incerta. 2 Tafeln. Mon.-Schr. f. Psychol. u. Neurol. XXVII. p. 110. 274; XXVIII. p. 476. 1910.

402) v. Monakow, Der rothe Kern der Säugethiere u. des Menschen. III. Versamml. der Schweizerischen neurolog. Gesellsch. am 30. April u. 1. Mai 1910 in Genf. Autorref. im Neurol. Centr.-Bl. p. 724. 1910.

v. M. unterscheidet im rothen Kerne einen caudalen grosszelligen „Urkern", der in der Säugerreihe allmählich abnimmt und einen phylogenetisch jüngeren frontalen „Hauptkern" aus kleineren und mittleren Zellen, zerklüftet durch Faserbündel, der beim Menschen und den anthropoiden Affen am mächtigsten entwickelt ist, parallel mit der Entwickelung des Stirnlappens, der Regio operculorolandica und der Kleinhirnhemisphären. Die Projektionsfasern lassen sich scheiden in 1) den Haubenantheil, der wieder in einen Fasciculus rubro-spinalis + rubro-bulbaris, einen Fascic. rubro-reticularis und Fascic. rubrolaquearis zerfällt, 2) den cerebellaren Antheil aus den grossen Zellen des Nucleus dentatus zum centralen Marke des gekreuzten rothen Kernes (graue Balken nebst kleinen Zellen der caudalen Hälfte des Hauptkernes) und zum Thalamus, besonders Centre médian, 3) Grosshirnantheil zu denselben Theilen des rothen Kernes wie 2. Alle diese Projektionssysteme entfalten sich um so mehr, je mehr der „Hauptkern" sich entwickelt hat und schaffen eine für den aufrechten Gang und die Funktion der Hände sehr wichtige „fronto-rubro-tegmentale" Bahn, während das rubro-spinale Bündel allmählich rudimentär wird.

403) v. Monakow, Demonstration von makro- u. mikroskopischen Präparaten. II. Versamml. der Schweizerischen Neurol. Gesellsch. am 6. u. 7. Nov. 1909 in Zürich. Ref. im Neurol. Centr.-Bl. p. 110. 1910.

404) v. Monakow, Ueber den rothen Kern des Menschen. Neurol.-psychiatr. Gesellsch. in Zürich. Sitzung vom 15. Mai 1909. Ref. im Neurol. Centr.-Bl. p. 671. 1909.

405) v. Monakow, C., Der rothe Kern, die Haube u. die Regio subthalamica bei einigen Säugethieren u. beim Menschen. I. Theil: Anatomisches u. Experimentelles. Mit 86 Abbild. im Text. Arb. a. d. Hirnanatomischen Institut in Zürich III. p. 59. 1909. — II. Theil: Pathologisch-anatomische Untersuchungen am Menschen. Mit 30 Abbild. im Text u. 2 Tafeln. Arb. a. d. Hirnanatomischen Institut in Zürich IV. p. 103. Wiesbaden 1910. J. F. Bergmann.

406) Luna, Emerico, Su di alcune particolarità di struttura del nucleus ruber tegmenti. 1 Tafel. Ric.

Laborat. di Anat. norm. d. R. Univ. di Roma XV. 1. p. 19. 1910. [Dem *Ref.* nicht zugänglich.]

Röthig (370) hat bei Didelphys die Gegend des Chiasma genau untersucht, er unterscheidet ausser den Sehnervenfasern hier noch den Fasciculus supraopticus, der aus dem Ganglion supraopticum frontale [Meynert's Ganglion opticum basale?] stammt. Nachdem er gekreuzt hat, verliert er sich in Zellenanhäufungen, die ebenfalls dorsal vom Chiasma liegend als Ganglia supraoptica caudalia bezeichnet werden. Die Fasern dieses merkwürdigen neuen Quersystems werden namentlich hier im caudalen Abschnitte vermischt und verdeckt durch die Decussatio supraoptica dorsalis, deren Schenkel beiderseits im Thalamus dorsal ziehen, um dann in dem Gewirr vierhügelwärts abbiegender Fasern verloren zu gehen. Diese zum System von Belloncis Fibrae ansulatae gehörige Faserung ist bei Didelphys, ganz besonders aber auch bei Macropus sehr viel stärker entwickelt, als bei den meisten anderen Säugern. Die beiden beschriebenen Systeme gehören nicht zu denen, die wie die Gudden'sche, Meynert'sche Commissuren dem Opticus folgen.

6 Nissl-Serien menschlicher Diencephala wurden von Malone (387. 387a) benutzt, um eine neue Eintheilung der menschlichen Zwischenhirnkerne auf Grund der Zellenstruktur zu geben, in ähnlicher Weise, wie das Nissl vor langen Jahren beim Kaninchen unternommen hat. So anerkennenswerth das Bestreben M.'s ist, sich lediglich durch ein einziges Charakteristicum bei der Abgrenzung einzelner Thalamuskerne leiten zu lassen, so muss doch andererseits hervorgehoben werden, dass die Gestalt und Grösse der Zellen allein dafür nicht maassgebend sein können (besonders da nach eigener

Angabe von M. vielfach Uebergänge vorkommen und scharfe Grenzen sich nicht ziehen lassen), um andere bewährte auf Zellen + Faserung zusammen begründete Eintheilungen (v. Monakow, Ramón y Cajal, Probst u. A.) umzustossen und die jetzt schon recht bedenkliche Namens-Verwirrung in dieser Gegend zu vermehren. Principiell Neues bringt die Nomenclatur übrigens nicht, sie sei im Folgenden kurz angeführt:

A. *Metathalamus:*

1) Corpus geniculatum laterale
   a) Nucl. magnocellular. (medial und caudal)
   b) Nucl. principalis (lateral und frontal)
2) Corpus geniculatum mediale
   a) Nucl. ventralis (lateral-ventral)
   b) Nucl. dorsalis (dorso-medial)
3) Area intergeniculata zwischen 1. und 2. (= hinterer Thalamuskern früherer Autoren).

B. *Epithalamus:* Ganglion habenulae (Glandul. pinealis besitzt keine Nervenzellen).

C. *Thalamus:*

1) Nucleus communis thal.
   a) Pars lateralis (= Burdach'scher Thalamuskern)
   b) Pars medialis (= dorsomediales Thalamusgebiet)
   c) Pars dorsalis (= dorsaler Kern der Autoren)
2) Nucleus magnocellularis thal. (= ventrale und ventrolaterale Theile der caudalen Thalamushälfte)
   a) Pars arcuata (ventro-medial)
   b) Pars principalis (dorso-lateral)
3) Nucleus parvocellularis thal. (grösster, lateraler Theil des Centre médian)
4) Nucleus reuniens (sympath.?) thalami (Theil des Centre médian und Kerne der Commissura mollis = Edinger's „Nucleus reuniens")
5) Nucleus paramedianus thalami am Rande des 3. Ventrikels dorsal von der Commissura media.

D. *Hypothalamus:*

1) Corpus subthalamicum (Struktur = der des Nucleus communis)

2) Corpus mammillare
   a) Nucleus lateralis
   b) Nucleus medialis } Corpus mammillare
   c) Area intercalata
   d) Nucleus mammillo-infundibularis (dorso-frontale Fortsetzung des Nucleus lateralis im Gebiete des Infundibulum)
3) Substantia reticularis thalami.

E. *Graue Bodenmasse des 3. Ventrikels:*

1) Pars superior
2) Pars inferior.

Ein anderes Schema der Thalamuskerne hat Frau Vogt (386) auf Grund sehr eingehender Untersuchungen der *Faser*-Struktur in einem dem menschlichen sehr ähnlichen Affen-Thalamus (Cercopithecus) aufgestellt. Nur der dorsolaterale Kern ist anders geformt und die Commissura mollis stärker entwickelt als beim Menschen. Frau Vogt unterscheidet 36 Kerne und 5 Aequivalente von Kernen im Thalamus. Die Lamina externa und intermedia enthalten fast gar keine Zellen. Die Lamina interna kann in mindestens 2 Kernäquivalente getheilt werden. Ob die untenstehend wiedergegebene Eintheilung, die nach des Ref. W. Ansicht zu ausführlich ist und zu wenig begründet, allgemeine Aufnahme finden wird, muss bezweifelt werden.

Die Untersuchungen von Sachs (388) zerfallen in 3 Gruppen: 1) Entfernung kleinster Theile der Grosshirnrinde mit Hilfe von Salpetersäure oder der galvanokaustischen Schlinge und Studium der degenerirenden, zum Thalamus laufenden Fasern. 2) Zerstörung einzelner Punkte des Thalamus durch elektrolytische Zersetzung nach dem Verfahren von Horsley und Clarke. Die Nadel wurde dabei durch den Occipitallappen eingeführt. 3) Reizung der einzelnen Schichten des Thalamus durch eingeführte bipolare Elektroden und Beobachtung der

Thalamus (= Thalamus + **Metathalamus** der Baseler Nomenclatur):

- I. Pars limitans extrathalamica
  - Zona reticularis
  - Lamina externa
  - Stratum zonale
- II. Pars limitans intrathalamica
  - Lamina interna
  - Lamina intermedia
  - Lamina terminalis
- III. Pars posterior
  - Pars ventralis
    - Corpus geniculatum laterale
    - Corpus geniculatum mediale
      - Nucl. caudat. griseus
      - Nucl. frontal. fibrosus
  - Pars dorsalis = Pulvinar
    - Regio lateralis (mit vielen Vertikalfasern) — 5 Unterabtheilungen, je nach Faserrichtung, Faserreichthum u. Faserdicke
    - Regio medialis (ohne Vertikalfasern) — 4 Unterabtheilungen
- IV. Pars lateralis
  - Pars ventralis (= vent. c, vent. b, vent. a, vent. ant. v. Monakow)
    - Regio lateralis
      - Nucl. ventro-caudalis: Radiatio lemniscalis
      - Nucl. ventro-intermedius: Radiatio praelemniscalis
      - Nucl. ventro-oralis
        - lateralis: Radiatio lenticularis-
        - medialis: faserarm
      - Nucl. fascicularis: Stilus thalami anterior
    - Regio medialis
      - Nucl. basalis: Région du ruban de Reil Dejerine
      - Nucl. semilunaris
        - dorsal: faserreich
        - ventral: faserarm

- Pars dorsalis (= lateraler Kern v. Monakow)
  - Regio ventralis (= lat. b v. Monakow)
    - Nucl. lateral. ventral. accessorius
      - dorsal
      - ventral
    - Nucl. lateral. ventral. principalis
      - caudal
        - dorsal: faserreich
        - ventral: faserärmer
      - oral
        - ventral: faserhaltig
        - lateral: bündelhaltig
  - Regio dorsalis (Nucl. lateral. dorsalis = lat. a v. Monakow)
    - superior: faserarm
    - inferior: weniger faserarm

V. Pars medialis
- Pars ventralis
  - Regio lateralis
  - Nucl. centralis = Centre médian de Luys = med. b. v. **Monakow**
  - Regio medialis
  - Nucl. submedialis
- Pars dorsalis (= med. a v. **Monakow**)
  - n. m. paralamellaris
  - n. m. griseus posterior
  - n. m. griseus anterior
  - n. m. fibrosus
  - n. m. parataenialis

VI. Pars antero-dorsalis
- Nucl. anterior principalis (= ant. a v. **Monakow**)
  - antero-dorsal. = faserarm
  - intermediär = faserreich
  - medial = sehr faserarm
- Nucl. anterior accessorius (= ant. c v. **Monakow**) = Nucl. intermedius v. Kölliker.

an den Pupillen und der quergestreiften Muskulatur auftretenden Erscheinungen. Alle Versuche wurden an Katzen und Affen ausgeführt.

Was die erste Gruppe von Untersuchungen betrifft, so wurden die bislang geltenden Anschauungen über das palliotektale System vollinhaltlich bestätigt; nicht so diejenigen über die von der Gehirnrinde zum Thalamus verlaufenden Fasern. Zunächst wird der v. Monakow'schen Lehre, dass die vorderen Rindenpartien ihre Fasern zum vorderen Thalamus, die mittleren zum hinteren, die hinteren zum hinteren senden, widersprochen; solche Gesetzmässigkeiten waren nicht zu constatiren. Bemerkenswerth ist der Befund, dass absolut keine Rindenfasern zum Nucleus medialis oder zum Centre médian verlaufen. Corticotektale Fasern wurden bei Katzen von der motorischen Region des Gyrus prae- und postcrucialis aus nur in sehr geringer Anzahl, von der supra- und ekto-sylvischen Gegend hingegen in grosser Menge gefunden.

Ad II. Der Nucleus anterior sendet seine Fasern ausschliesslich zum Nucleus caudatus. Er ist nach Ansicht V.'s eine Umschaltungsstelle zwischen Corpus mammillare und Nucleus caudatus. Vom Nucleus medialis ziehen wenige Fasern zur Gegend der Commissura mollis (Nucleus reuniens), die Hauptmasse in schräger Richtung zu einer nach oben hin vom Nucleus caudatus begrenzten dreieckigen Stelle, von wo aus sie sich nach verschiedenen Richtungen vertheilen, die V. (wie es scheint) nicht weiter verfolgt hat. Nur vom Nucleus lateralis gehen Fasern zur Grosshirnrinde, und zwar ziehen von seinem vordersten Theile Fasern zum Gyrus centr. sup., von der ventralen Partie desselben solche zu den motorischen Rindencentren. Die Fasern aus den dorsalen Theilen des Nucleus lateralis ziehen zur motorischen Region der hinteren Extremitäten, die aus der mittleren Region zu allen motorischen Centren. Weiterhin gehen vom Nucleus lateralis auch Fasern ab, die im medianen Centrum und dem Nucleus arcuatus endigen.

Läsionen des medianen Centrum und des Nucleus arcuatus ergaben complette Abwesenheit von Fasern aus diesen Gebieten zur Hirnrinde und zur inneren Kapsel. Die Fasern gehen vielmehr ausschliesslich zu den anderen Kernen des Thalamus. Fasern zum Mesencephalon fehlen gleichfalls. Somit können diese beiden Kerne nur als Associationscentren zwischen den verschiedenen Theilen des Thalamus gelten.

Vom Forel'schen Felde des Hypothalamus gehen laterale Fasern ab, die bis zum Nucleus lenticularis, nicht bis zum Putamen reichen, und mediale, die zum Theil die Ansa bilden und andererseits zum Nucleus ruber ziehen.

Aus dem Nucleus ruber ziehen Fasern lateral zum Nucleus lateralis und zum Centre médian, ferner in medialer und caudaler Richtung als Tractus rubrospinalis und rubrobulbaris. Eine Verbindung zwischen Nucleus ruber und Thalamus war nicht nachweisbar.

Ad III. Der Nucleus anterior ist fast ganz unerregbar. Reizung des Nucleus medius bewirkt langsame Bewegungen der Augen derart, dass ihre Achsen sich parallel der median-sagittalen Ebene stellten, ferner Pupillenerweiterung. Reizung der ventralen Partien des Nucl. medius veranlasst ausserdem Drehung des Kopfes nach der contralateralen Seite und Bewegungen der gekreuzten Vorderpfote. Reizung des Nucleus lateralis veranlasst ein etwas unklares Symptomenbild, in dem ebenfalls Augen-,

Pfoten-, ferner auch Kau-, Gesichts-, Zungenbewegungen auftraten. Reizung des Pulvinar hatte Déviation conjuguée nach der entgegengesetzten Seite und starke Verengerung der Pupille zur Folge.

Bei Didelphys ist nach Röthig (370) der Nucleus medialis thalami stark ausgebildet. Beide Kerne sind durch die „Commissura superior" verbunden, während eine „Commissura inferior" die ventralen Kerne verbindet. Die „Commissura frontalis" liegt im frontalen Abschnitte zwischen den Ganglia habenulae und Nuclei mediales, dann zwischen Nuclei mediales und Nucleus reuniens. Ein „Nucleus triqueter" drängt sich frontal zwischen Nucleus anterior, Nucleus medialis und Ganglion habenulae ein. (Anscheinend ist dieser Nucleus triqueter mit einem vom Ref. W. beim Kaninchen mehrfach als frontalste Endstätte einfach und doppelt gekreuzter Bindearmfasern gefundenen napfförmigen Kern identisch.)

Da Fano (389) hat bei Dementia arteriosclerotica, paralytica und senilis die Ganglienzellen-Veränderungen des Thalamus studirt und gleichzeitig werthvolle Angaben über die normale Struktur des Sehhügels bei Hunden und Menschen gemacht, insbesondere wird das Fibrillenbild der Zellen in den einzelnen Kernen näher geschildert. In Bezug auf Einzelheiten muss auf das Original verwiesen werden.

In der Höhe der Commissura posterior besitzt bei vielen Säugern und auch beim Menschen das dorsale Dach des Aquaeductus Sylvii eine mit hohem Cylinderepithel bekleidete Ausbuchtung, die auch bei niederen Vertebraten von den Cyclostomen ab beschrieben wurde. Dendy und Nicholls (393. 394. 395) nennen sie „Subcommissuralorgan" und fanden, dass sie einerseits mit einem „Recessus mesocoelicus“ in Verbindung steht, dass andererseits ihre Zellen innig verknüpft sind mit dem Reissner'schen Faden [der übrigens jetzt wohl allgemein als Kunstprodukt angesehen wird. Ref. W.]. D. u. N. glauben, der Reissner'sche Faden und das Subcommissuralorgan haben die Aufgabe, die Beugung des Körpers zu reguliren.

Mit einer sinnreichen Methodik, die im Originale näher einzusehen ist, konnten Economo und Karplus (397) bei 19 Katzen und Affen den Hirnschenkel durchschneiden und die Symptome während des Lebens, bei 10 Thieren ausserdem die Marchi-Degenerationen nach dem Tode genau studiren. Von den zahlreichen schönen Resultaten, die zum grössten Theile ältere Beobachtungen bestätigen und ergänzen, sei an dieser Stelle nur ein dem lateralen Pedunculusrande kappenförmig aufsitzendes Ganglion erwähnt, das E. u. K. als Endstätte der Meynert'schen Commissur betrachten („Ganglion Commissurae Meynerti“). Bezüglich der anderen Ergebnisse sei auf das VII. Capitel verwiesen.

Sano (401) hat bei einer Anzahl Säugern festgestellt, dass die Substantia nigra sich unabhängig vom Brückengrau, wenigstens in ihren wesentlichen Theilen, entwickelt; dieses gilt mindestens für die laterale Partie, die vom Anfange an in Verbindung mit der Haube steht. Der mediale Antheil der Substantia nigra liess sich bei Fledermaus und Igel in ihrer Entstehung aus dem Brückengrau gut verfolgen. Die medialen und lateralen Antheile vereinigen sich später; bei den einzelnen Thierformen ist der principielle Vorgang, wie es scheint, überall gleich. Die Anlage erfolgt aber in verschiedenem Tempo und zu verschiedener Zeit. Hinsichtlich der übrigen Einzelheiten muss auf das Original verwiesen werden.

Bauer (400) hat an dem reichen Materiale des Obersteiner'schen Institutes Form und Struktur der Substantia nigra verschiedener Säugerarten mit einander verglichen. Dabei ergab sich, dass die Substantia nigra relativ am besten beim Menschen entwickelt ist. Bei allen Primaten beginnt sie caudal mit einem intermediären Antheile. Es lassen sich innerhalb der Substantia nigra 3 Zellengruppen abgrenzen, eine laterale, intermediäre und mediale Gruppe, dazu kommt beim Menschen noch eine paramediane Gruppe. Alle diese Gruppen sind bei den verschiedenen Arten verschieden entwickelt. Auch das Verhältniss zum Corpus Luys und zur Substantia innominata (Stratum intermedium) ist ein wechselndes. Betreffs der Faserung lassen sich aus dem lateralen Theile der Substantia nigra in dorsomedialer Richtung gegen das centrale Höhlengrau laufende „Fibrae afferentes subst. nigrae" unterscheiden von solchen Fasern, die aus dem lateralen Hirnschenkelfusse zur lateralen Zellengruppe der Substantia nigra ziehen („Fibrae subthalamicae subst. nigr.") und bei Macacus, Cynocephalus, Cebus zu Büscheln vereint sind. Frontal setzen sich wahrscheinlich einige Fibrae subthalamicae mit medialen Zellen der Substantia nigra in Verbindung. Die Fibrae subthalamicae gehen oral in die ventrale Kapsel des Corpus Luys über. Bei Elephas fällt die Zerklüftung der Substantia nigra und ihr reicher Fasergehalt auf. Einzelne Theile sind wie beim Menschen bis in die Haube versprengt. Bei niederen Säugern verwischt sich die Grenze der Substantia nigra gegenüber dem Corpus Luys. B. glaubt, dass die Substantia nigra phylogenetisch aus dem Nucleus entopeduncularis der niederen Vertebraten hervorgegangen ist, ferner, dass sie zu den Haubenganglien gerechnet werden muss, also ein Associationscentrum ist, das verschiedene Gebiete der Haube zu coordinirtem Zusammenwirken unter einander und mit der Fussfaserung verbindet und demnach auch den cortikalen, bez. striatalen Einfluss auf die efferenten Haubenganglien vermittelt. Physiologisch ist ein Einfluss der Substantia nigra auf den Kau- und Schluckakt sehr wahrscheinlich. Daneben muss die Substantia nigra aber noch eine andere bisher unbekannte Funktion besitzen.

Abgesehen von dem früher markhaltigen Oculomotorius beginnt Markreifung im Mittelhirne nach v. Monakow (402. 403. 404) im 6. Fötalmonate in der Peripherie des rothen Haubenkerns. v. M. konnte ausser den einschlägigen Präparaten in der 2. Versammlung der Schweizerischen neurologischen Gesellschaft unter Anderem auch experimentell erzeugte „maximale“ sekundäre Degeneration des rothen Kernes bei Kaninchen und Katze nach Durchschneidung der gegenüberliegenden Brückenhaube mit völliger Resorption der Nervenzellen und Schwund (regressiver Umwandlung) der grauen Balken mit ihren kleinen und kleinsten Nervenzellen, Resorption der Substantia molecularis demonstriren, alles in den caudalen 4 Fünfteln des Kerns. Frontal bleibt der „kleinzellige Kern“ erhalten, weil er nicht mit der gekreuzten Haube, sondern mit der gleichseitigen Regio subthalamica und dem Thalamus opticus, bez. dem Grosshirn zusammenhängt. Andere Präparate mit sekundärer Atrophie des rothen Kernes nach Grosshirnherden bei Menschen beweisen, dass der rothe Kern hauptsächlich mit der Präfrontalregion zusammenhängt, daneben mit dem Operculum. Die Mehrzahl der Zellen des rothen Kernes degenerirt aber auch beim Menschen nach Zerstörung der gekreuzten Haube.

An einem gewaltigen Materiale hat v. Monakow es in Verbindung mit Schellenberg (405) unternommen, die im vorigen Berichte bereits geschilderten Ergebnisse über die Zusammensetzung des rothen Haubenkernes, die Vierhügelhaube und die Regio hypothalamica zu ergänzen und zu vertiefen. Zu diesem Zwecke dienten ca. 50 Serien normaler und pathologischer Gehirne von jungen und erwachsenen Menschen, ca. 15 Serien menschlicher Feten und Kinder aus den ersten Lebensmonaten, zahlreiche vergleichend anatomische Serien von Säugern, Vögeln und Fischen, 25 Serien nach Gudden kurz post partum operirter Kaninchen, Katzen, Hunden und Ziegen (Färbung nach Pal, van Gieson, Hämatoxylin, alte Carmin-Methode, Marchi, Methylenblau, Fibrillenfärbung nach Golgi, Ramón y Cajal, Bielschowsky). Es ist unmöglich, im Rahmen eines kurzen Referates dem gewaltigen Werke auch nur einigermaassen gerecht zu werden, es sei daher das Studium des Originals dringend empfohlen. An dieser Stelle wird eine kurze Inhaltsangabe mit den wesentlichsten Schlussfolgerungen genügen müssen. I. Der rothe Kern der Menschen und der Thiere: 1) Der Nucleus magnocellularis der niederen Wirbelthiere. 2) Der rothe Kern des Kaninchens und anderer Säuger. 3) Der rothe Kern des Menschen. 4) Entwickelungsgeschichtliches über den rothen Kern (7 Phasen der Reifung beim Menschen). 5) Vergleichend anatomische Betrachtungen über den rothen Kern. 6) Experimentelles über den rothen Kern, die Haube und die Regio subthalamica (die verschiedenen Zellengruppen des rothen Kernes besitzen 6 verschiedene Beziehungen zu anderen Hirntheilen). II. Resultate sekundärer Degenerationen beim Menschen nach Läsionen des Rückenmarkes, der Oblongata, der Brückenhaube, des Mittelhirns, Thalamus und Grosshirns: 1) Die fronto-rubrale und vordere thalamo-rubrale Bahn. 2) Der Bindearm-Haubenantheil. 3) Der Haubenantheil des rothen Kernes und der Fasciculus rubro-bulbospinalis. Die Endresultate decken sich im Wesentlichen mit den im vorigen Berichte geschilderten Ergebnissen von Hatschek und v. Monakow. v. Monakow unterscheidet mit Hatschek innerhalb des rothen Kernes aller Säuger: a) ein phylogenetisch altes „Riesenzellengitter" mit multipolaren grossen Zellen, um die sich kleinere und mittlere „Trabantenzellen" gruppiren (= Nucleus magnocellularis); b) einen phylogenetisch jüngeren „Hauptkern" (= Nucleus parvicellularis Hatschek), in dem kleine und kleinste Nervenzellen in reicher Substantia molecularis eingebettet sind. Die phylogenetische Ausbildung des kleinzelligen Kernes auf höheren Stufen der Säuger erfolgt in der von Hatschek angegebenen Weise. Beim Kaninchen lassen sich ein Nucleus magnocellularis, laterale, mittelzellige Gruppen, ein Nucleus reticularis dorsalis, Nucleus minimus und Nucleus gelatinosus parvicellularis unterscheiden. Die dem kleinzelligen Kerne zugehörigen Zellenverbände nehmen bei höheren Säugern zu und wandern frontalwärts, während der grosszellige Kern ganz caudal bleibt und fast völlig verkümmert.

Die *Faserung* des rothen Kernes zerfällt in 1) einen gekreuzt abgehenden caudalen (Rauten-) Antheil: a) Antheil zum Rückenmarke und zur Oblongata (Tractus rubrospinalis + Tractus rubrobulbaris), b) den Antheil zur lateralen Schleife (= medialer Abschnitt der lateralen Schleife) zur Umgebung des oberen Kernes der lateralen Schleife (Kaninchen, Katze, Hund), c) den Antheil der Formatio reticularis ventromedial vom Bindearme der Brücke zur Brückenhaube; 2) einen gekreuzt abgehenden Bindearmantheil besonders zum centralen Theile des rothen Kernes (daneben, wie bekannt, in den „med. b“ des Thalamus). Ob es direkte Bindearm-Cortexfasern giebt, ist zum mindesten zweifelhaft; 3) einen gleichseitig bleibenden Vorderhirnantheil des rothen Kernes: a) Thalamusantheil, b) Grosshirnantheil, α) präfrontaler, β) centro-opercularer Antheil. Ueber die *wichtigsten Verbindungen des rothen Kernes* beim Menschen lässt sich Folgendes aussagen: a) die caudalste Partie der Markkapsel gehört hauptsächlich der ventralen Haubenkreuzung und dem Bindearme an; b) das laterale Mark enthält caudal gekreuzte Haubenfasern, weiter frontal treten an deren Stelle Projektionsbündel aus Cortex und Thalamus; c) das dorsale Mark des rothen Kernes enthält am caudalen Pole hauptsächlich Rautenfasern, frontale Fasern aus der Regio subthalamica und der ventralsten Partie der lenticulostriären inneren Kapsel. In der Mitte bilden das dorsale Mark gleichseitige und gekreuzte Haubenfasern und kurze Fasern; d) das frontale Mark des rothen Kernes geht direkt in das Feld H und theilweise in mediale Theile der Lamina medullaris externa thalami über, weiter in das Centre médian und in den vorderen Thalamusstiel. Die Fasern entstammen der Präfrontalregion und dem Thalamus. Ausserdem finden sich hier Fasern aus der gekreuzten Brückenhaube und Bindearmbündel neben solchen aus dem rothen Kerne selbst; e) das mediale Mark besteht grösstentheils aus gekreuzten Haubenfasern, weniger aus Bindearmfasern; f) ventrales Mark ebenso wie b) aus Rauten- und Vorderhirnfasern; g) centrales Mark in der caudalen Hälfte hauptsächlich aus Bindearmfasern, in der frontalen aus cortikalen Projektionsfasern, caudal gesellen sich auch Rautenfasern dazu. Zum Schlusse folgen hochinteressante Ausführungen über die muthmaassliche *Funktion* des rothen Kernes im Zusammenhange mit der phylogenetischen Entwickelung und dem damit verbundenen Frontalwärtsrücken des rothen Kernes. Der rothe Kern ist „nicht ein eigentlich motorisches, sondern ein der Regulirung gewisser verwickelter kinetischer Mechanismen dienendes Centrum oder Werkstätte".

VI. Epiphyse und Hypophyse.

Ref. Dr. Paul Röthig (Charlottenburg).

A. Epiphyse.

407) Anglade et Ducos, Note préliminaire sur l'anatomie et la physiologie de la glande pinéale. Journ. de méd. de Bordeaux 39. 10. p. 153. 1909.

408) Biedl, Arthur, Innere Sekretion. Ihre physiologischen Grundlagen und ihre Bedeutung für die Pathologie. Mit einem Vorwort von Hofrath Prof. Dr. R. Paltauf. Berlin u. Wien 1910.

409) Constantini, G., Intorno ad alcune particolarità di struttura della glandola pineale. Pathologica II. Nr. 45. Dem Ref. nicht zugängl. (Referirt in Folia Neuro-Biol. V. 3. p. 254 u. 255. 1911.)

410) Cutore, G., Di una particolare formazione prepineale nel Bos taurus L. Arch. di anatom. e di embriol. VIII. 1909.

411) v. Cyon, E., Die Gefässdrüsen als regulatorische Schutzorgane des Centralnervensystems. Berlin 1910.

412) Dendy, Arthur, On the structure, development, and morphological interpretation of the pineal organs and adjacent parts of the brain in the Tuatava (Sphenodon punctatus). Anatom. Anz. XXXVII. Nr. 17 u. 19. p. 453—462. 1910.

413) v. Frisch, Ueber das Parietalorgan der Fische als funktionirendes Organ. Sitz.-Ber. d. Gesellsch. f. Morphol. u. Physiol. in München. Sitzung vom 17. Jan. 1911.

414) v. Frisch, Karl, Beiträge zur Physiologie der Pigmentzellen in der Fischhaut. Mit 8 Textfiguren u. 2 Tafeln. Arch. f. d. ges. Physiol. CXXXVIII. p. 319. 1911.

Bei Ellritzen, weniger bei Forellen, ist die Anpassungsfähigkeit der Färbung (Contraktion oder Ausbreitung der Pigmentzellen „Melanophoren") an den Untergrund durch die Gesichtswahrnehmungen regulirt, das Centrum dafür liegt im verlängerten Mark. Dagegen ist die Reaktion auf die Intensität des Lichtes (Dunkelwerden im Licht, Hellwerden im Dunkel) unabhängig von den Augen, aber in hohem Grade abhängig von dem Parietalorgan, das dem „hinteren Parietalorgan" oder Pinealorgan der Saurier entspricht, neben drüsigen Ependymzellen auch Sinneszellen enthält und in dieser doppelten Zusammensetzung wahrscheinlich auch auf die Ventrikelwand, aus der es sich ausgestülpt hat, übergeht. Diese Sinneszellen sind dann mit den pigmentomotorischen Nerven verbunden und vermitteln den oben beschriebenen Reflex.

415) von Frisch, Karl, Ueber die Beziehungen der Pigmentzellen in der Fischhaut zum sympathischen Nervensystem. (Vorl. Mitth.) 2 Taf. u. 3 Fig. Festschr. z. 60. Geburtstag Rich. Hertwig's, Bd. III. 1910.

416) Gargano, Claudio, Lo sviluppo dell'occhio pineale. Giorn. internazion. Sc. med Napoli XXXI. p. 505. 1909.

417) Galasescu, P., et Urechia, C. J., Les cellules acidophiles de la glande pinéale. Compt. rend. Soc. de Biol. LXVIII. 12. p. 623 u. 624. 1909.

418) Nowikoff, M., Zur Frage über d. Paarigkeit der Epiphyse u. des Parietalauges der Saurier. (Vorl. Mitth.) Biolog. Ztschr. Moskau 1910. (Russisch, mit einem deutschen Anhang.)

419) Nowikoff, M., Untersuchung über d. Bau, die Entwickelung u. die Bedeutung des Parietalauges von Sauriern. Ztschr. f. wiss. Zoologie XCVI. 1. 1910.

420) Reese, A. M., Development of the brain of the American alligator: The paraphysis and hypophysis. Washington 1910. (Smithsonian Misc. coll.)

421) Sarteschi, U., Ricerche istologiche sulla glandula pineale. Folia Neuro-Biol. IV. 6. p. 675 (con 1 tavola). 1910.

422) Schmidt, J. Wilhelm, Beiträge zur Kenntniss der Parietalorgane der Saurier. Ztschr. f. wissenschaftl. Zoologie XCII. 3. 1909.

423) Terry, J. Robert, The morphology of the pineal region in teleosts. Journ. of Morphol. XXI. 3. 1910.

In den Werken von Biedl (408) und von v. Cyon (411), die die physiologischen Grundlagen und die Bedeutung der inneren Sekretion für die Pathologie, sowie die Rolle erörtern, die die Gefässdrüsen als regulatorische Schutzorgane des Centralnervensystems spielen, wird auch die Zirbeldrüse behandelt. Nach einem Excurs über die Anatomie, Entwickelungsgeschichte und Histologie der Glandula pinealis bespricht Biedl die v. Cyon'schen Extrakt- und Reizversuche; sodann werden die pathologische Anatomie der Zirbeldrüse und die klinischen Symptome ihrer Erkrankungen erörtert. Was die experimentellen Versuche an der Pinealis betrifft, so macht Biedl (408) eine kurze vorläufige Mittheilung über Exstirpationsversuche, aus denen hervorgeht, „dass die Exstirpation der Glandula pinealis mit Hülfe einer Methode, die sich an die bei der Hypophysenzerstörung . . . geübte anlehnt, möglich und durchführbar ist". Nach seinen Versuchen „scheint die Zirbel für das erwachsene Thier keine Bedeutung zu besitzen".

v. Cyon (411) äussert in seinem bedeutenden und eine Fülle von interessanten Anregungen gebenden Werke die Ansicht, dass die an den Seiten des Aquaeductus Sylvii gelegene Zirbeldrüse auf die Bewegung der Cerebrospinalflüssigkeit in jenem Aquaeductus durch ihre Volumsveränderung und Verlagerung einwirken kann. Nach ihm besteht zwischen Hypophysis und Pinealis eine Beziehung insofern, als jene die im Gehirn vorhandene Blutmenge, diese die Menge der Cerebrospinalflüssigkeit regulirt. „Die besondere anatomische

Lage macht die Hypophyse . . . sehr empfänglich für die Variationen des intracraniellen Druckes. Es ist daher im höchsten Grade wahrscheinlich, dass bei der nothwendigen Uebereinstimmung zwischen beiden Drüsen die maassgebende Rolle der Hypophyse zukomme. Letztere wäre es, die die mechanische Leistung der Pinealis veranlasst und deren Intensität regelt.“

Eine vorläufige Mittheilung über die Physiologie, sowie die Anatomie der Glandula pinealis machen Anglade und Ducos (407).

Ueber die Morphologie der Pinealregion der Teleostier handelt Terry (423). Er berücksichtigt bei seinen Untersuchungen verschiedene Embryonen, Larven und ausgewachsene Exemplare von Opsanus und erörtert im Einzelnen die morphologische Eintheilung des Vorderhirndaches, die Epiphyse, die Commissura posterior, Commissura superior, den Post-Velum-Bogen (Post-Velar arch.) das Velum transversum, die Paraphysis; er kommt dabei zu folgenden Ergebnissen: „Die von Minot nachgewiesenen sechs morphologischen Abtheilungen des Vorderhirndaches finden sich bei Opsanus und wahrscheinlich ebenso bei Salmo, Salvelinus und Amia. Sie bilden alternirende Aus- und Einbuchtungen des Ventrikels, sind aber bei Opsanus nicht alle zu gleicher Zeit vorhanden. Eine Pars intercalaris beobachtet man als ein unabhängiges Segment des Hirndaches zwischen der Commissura posterior und der Epiphyse bei 3.5 mm langen Embryonen von Opsanus. Sie erhält sich bei erwachsenen Exemplaren als dicker Ependymstrang, der das Stratum anterior der Commissura posterior enthält. Es finden sich zwei mit dem Gehirn verbundene Epiphysen, von denen eine ein Rudiment ist. Die andere, die Haupt-Epiphyse, liegt in der Mittellinie und besteht aus einem Stiel und einem Endbläschen. Die rudimentäre Epiphyse erscheint einige Zeit, nachdem sich die definitive Epiphyse differenzirt hat, liegt zunächst links und ein wenig vor ihr; allmählich rückt sie vorwärts in die Gegend des Post-Velumbogens. Beide entstehen unabhängig von einander. Sie stellen solide Auswüchse dar, und zwar entspringt das Hauptorgan vom Epiphysenbogen, das rudimentäre Organ vom Dache des Diencephalon hinter der Commissura superior nach dem Verschwinden des Epiphysenbogens. Die Höhle, die sich in der Hauptepiphyse sekundär im Endbläschen und Stiel entwickelt, enthält ein schwaches Netzwerk von Protoplasmafäden der umgebenden Wände. Eine Verbindung zwischen Epiphyse und Ectoderm wurde nicht beobachtet. Fäden zwischen dem Endbläschen und den überliegenden Theilen haben mesenchymalen Ursprung. Bei Opsanus giebt es kein Foramen parietale und keine besondere Differenzirung der Epidermis in der Epiphysenregion; ebenso fehlt eine Nervenverbindung zwischen der Epiphyse und dem Seitenliniensystem. Ein Nervus pinealis wurde nicht gefunden. Auch bei Salvelinus finden sich zwei Epiphysen; das Hauptorgan liegt median, die andere zu seiner linken. Die Commissura posterior von Opsanus entsteht in der Ectoglia des Hirndaches. Sie zerfällt bei den Teleostiern in zwei Theile; der eine steht in Verbindung mit dem Mittelhirn, der andere mit der Pars intercalaris des Diencephalon. Die Commissura superior liegt vorn unmittelbar an der Basis der Epiphyse. Sie entsteht in der Ectoglia des Diencephalondaches, behält auch beim Erwachsenen eine Ectogliaschicht und kann angesehen werden als ein unvollkommenes Ectogliastratum des Post-

Velum-Bogens. Dieser erreicht bei den Embryonen von Opsanus seine grösste Ausdehnung; dann verringert er sich bald und verschwindet schliesslich. Sein Platz wird durch caudales Wachsthum des Velum eingenommen, und sein Epithelium wahrscheinlich dem Velum einverleibt. Bei der Entwickelung des Velum von Opsanus bildet sich eine Querfalte und ein medianer Lappen. Der letztere differenzirt sich zu einem Plexus chorioideus des Vorderhirnventrikels. Beim Amieurus-Embryo ist das Velum rudimentär. Aus dem Paraphysealbogen entwickelt sich eine rudimentäre Paraphysis. Sie erscheint später als die Epiphyse und verschwindet während des frühen Larvenlebens".

Die Verhältnisse bei Reptilien behandeln die Arbeiten von Dendy (412), Nowikoff (418. 419) und Reese (420), sowie Schmidt (422). Die Arbeit des letzteren Autors giebt eine äusserst sorgfältige Schilderung eines ungemein umfangreichen und seltenen Materiales an Sauriern. Seine Arbeit kann nicht im einzelnen referirt werden. Es sei aber gerade mit Rücksicht auf seine werthvollen Untersuchungsobjekte auf sie und auf die Zusammenstellung der Ergebnisse Schm.'s ganz besonders hingewiesen. Darstellung finden bei ihm das Parietalauge, die Epiphyse, der Dorsalsack, die Commissura aberrans und die Paraphysis.

In dem embryologischen Theil der Arbeiten von Nowikoff (418. 419) wird gezeigt, dass die erste Anlage der Parietalorgane nicht in Form einer Ausstülpung, sondern in Form zweier hinter einander gelegener Verdickungen des Zwischenhirndaches entsteht, sodass also ursprünglich die Ansicht von der Individualität des Parietalauges ihre Bestätigung findet; erst später kann sich dieselbe insofern verwischen, als eine eigentliche Ausstülpung nur in der Epiphysenverdickung stattfinden und die verdickte Anlage des Parietalauges der Epiphysenausstülpung aufsitzen kann. Hierbei spielt die Stärke des Gehirndruckes auf die Stelle der Wand, wo die beiden Anlagen sitzen, eine Rolle. Bei geringem Hirndruck kommt es zu zwei hintereinander gelegenen Ausstülpungen (I. Typus Nowikoff's), bei starkem Hirndruck zu einer einzigen Ausstülpung (II. Typus). Nach diesem II. Typus erfolgt die Entwickelung bei den von N. untersuchten Lacertae. In ihrem weiteren Verlaufe schnürt sich dann von der gemeinsamen Epiphysen- und Parietalaugenanlage die letztere ab und bleibt dicht vor ersterer liegen.

Das Parietalauge ist an seiner unteren Fläche vorübergehend mit der Gehirnwand verbunden; an seiner Berührungsstelle mit der Gehirnwand bildet sich der *Nervus parietalis,* und zwar aus den Zellen des Parietalorganes, durch Auswachsen von Neuriten hinein in die Comm. hab. Es wachsen also die Nervenfasern aus den Zellen des Parietalorgans centripetal zum Gehirn.

Für die von Klinckowström bei Iguana tuberculata gemachte Angabe von zweien Nn. parietales, einem rechten und einem linken, fand N. für Lacerta keine Bestätigung. Hier giebt es nur *einen* N. parietalis der zum *rechten* Ggl. habenulae zieht. Infolgedessen hält N. neue Beobachtungen über die Frage für nöthig, ob das Parietalauge bei verschiedenen Reptilien von verschiedenen Gehirnseiten innervirt wird, da Dendy für Sphenodon die Vermuthung ausgesprochen hat, dass hier der N. parietalis mit dem linken Ggl. habenulae in Verbindung steht. Bei der weiteren Entwickelung wird der N. parietalis entsprechend der Verlagerung des Parietalauges immer länger und geschlängelter;

bei seinem Verlaufe vom Parietalorgan zum Gehirn liegt er stellenweise dem Epiphysenschlauch dicht an.

Die *Linse* des Parietalauges differenzirt sich aus den dorsalen Zellen der blasenförmigen Anlage. Die *übrigen Theile der Blase*, die sich z. Th. zu Retinazellen umbilden, zeigen folgenden Differenzirungsvorgang: einige Zellen erzeugen in ihrem Protoplasma Pigment, andere verkürzen sich, bilden Nervenfortsätze und werden so zu den Sehzellen. Ihre Ausläufer vereinigen sich zu einer besonderen Schicht, der Nervenfaserschicht. Nach innen von ihr liegt die Schicht der Sehzellen, durchsetzt auch von Pigmentzellen, nach aussen von ihr die Schicht der Pigmentzellen.

Die ersten Bildungen, die später zum *Glaskörper* führen, bemerkt man bei Lacerta muralis bei 6 mm langen Embryonen, in Gestalt von vereinzelten verästelten Zellen im Hohlraume des Parietalorganes. Sie sind zum Theil mesodermalen Ursprungs, indem sie die durch die Augenwand in das Augenlumen eingewanderten Bindegewebezellen darstellen. Im erwachsenen Zustande besitzt der Glaskörper noch zwei weitere Bestandtheile, ausser den Zellen, nämlich Zellenfortsätze aus der Augenwand, die in ihren Anlagen durch die Cilien der embryonalen Augenwandzellen dargestellt werden, und eine körnige Substanz, die eine beim Fixiren geronnene Flüssigkeit ist. Diese Glaskörperflüssigkeit wird während des Wachsthums von den Linsen- und Retinazellen ausgeschieden.

Nach einer Beschreibung der verschiedenen Formen erwachsener Parietalaugen folgt eine Schilderung ihres histologischen Aufbaues. So besteht das erwachsene Parietalauge aus: der Linse, die, wenn sie planparallel ist, Pellucida genannt wird, der Retina (an den Seiten- und Ventraltheilen) und dem Glaskörper. Eine Verbindung des letzteren mit dem Bindegewebe in der Umgebung des Parietalauges existirt nicht, ebensowenig eine Spalte an den seitlichen Theilen der Linse; eine solche Spalte ist ein Kunstprodukt. In der Retina unterscheidet N. stets drei Zellenarten: Sehzellen, Pigmentzellen und Ganglienzellen, ferner als mehr zufälliges Element: kleine Bindegewebezellen. Die Sehzellen weisen eine feine Längsstreifung mit Querverbindungen auf, so dass das Bild einer Bütschli'schen Wabenstruktur resultirt. Die äussere Fläche der Sehzellen und der zwischen ihnen liegenden Pigmentzellen bedeckt ein cuticulares Abscheidungsprodukt dieser beiden Zellen, eine Membrana limitans interna. Die in den Glaskörperraum hineinragenden Fortsätze der Sehzellen, die mit dem Netzwerk im Glaskörperraum zusammenhängen, sind von verschiedener Gestalt und zum Theil erheblicher Länge. Sie sind cylinder- oder kegelförmig, einige in ihrer Mitte x-förmig eingeschnürt. Sie bestehen aus cilienartigen Fibrillen von verschiedener Länge und besitzen an ihren Ursprungsstellen distincte Basalkörper.

Auch in der *Epiphyse* kann eine ähnliche Differenzirung der Zellen der Wand in Fortsätze tragende Sinneszellen und in Zwischen- oder Pigmentzellen erfolgen; die Cilien der Epiphysenzellen sind dann ähnlich denen des Parietalorganes. Aehnliche Cilien bemerkt man auch in einzelnen Zellen des Ependyms. Sie sind daher im Parietalorgan keine photorecepirenden Elemente, dienen vielmehr zum Anheften des Netzwerkes des Glaskörpers oder auch zum Aufbau des letzteren.

Specifische Sehelemente konnte N. in den Sehzellen der Parietalorgane nicht nachweisen. In einem jeden auf Lichtreiz reagirenden Protoplasma nimmt N. die Anwesenheit eines besonderen, durch das Licht chemisch veränderbaren und dadurch die Neurofibrillen als Leiter des Reizes beeinflussenden Stoffes an. Ein solcher Stoff ist manchmal durch eine bestimmte Farbe ausgezeichnet. Specifische morphologische Bestandtheile kommen ausserdem nur in höher differenzirten Sehzellen vor; sie dienen entweder „als Behälter des auf das Licht reagirenden Stoffes oder als Apparate zur vortheilhaften Vertheilung der Lichtstrahlen im lichtrecipirenden Protoplasma".

Die Anzahl der *Ganglienzellen,* die sich in einem *erwachsenen Parietalorgan* findet, ist nicht gross. Die Zellen heben sich durch die Grösse ihrer Kerne, durch die intensive Färbbarkeit des Protoplasmas deutlich hervor; ihre Gestalt ist spindel- oder kolbenartig. Sie liegen entweder innerhalb der Nervenfaserschicht oder zwischen ihr und der Schicht der Seh- und Pigmentzellen. Die Neuriten der Ganglienzellen bilden den Parietalnerven; ihre Dendriten stehen mit einer Anzahl von Sehzellen in Verbindung. Sehzellenfortsätze treten in den Nervenstrang nicht ein.

N. konnte auch bei erwachsenen Exemplaren von Anguis und Lacerta das Vorhandensein eines *Parietalnerven* feststellen und vermuthet einen solchen auch bei anderen mit gut entwickeltem Parietalorgan ausgestatteten Reptilien. Bei einem Exemplar von Anguis fragilis wurde im Parietalnerven in der Nähe des Parietalauges eine Verdickung beobachtet, die aus Zellen mit kugeligen oder ovalen Kernen besteht. Sie hält N. jetzt im Gegensatze zu seiner Anschauung vom Jahre 1907 für nervöser Natur, ohne damit von einem Ganglion des Parietalauges sprechen zu wollen, da diese Verdickung nur ausnahmeweise vorkommt.

Der *N. parietalis* geht über in die Commissura habenularis; er theilt sich dabei in etwa sieben kurze Aestchen, die alle in besondere Faserbündel der Commissura hab. eintreten. Diese Bündel, die neben den Parietalnervenfasern noch andere Nervenfasern enthalten, liegen an der vorderen Seite der Commissur und bleiben auf ihrem Zuge zum rechten Ggl. hab. von den übrigen Commissurenbündeln abgesondert, während sie nach links hin sich bald mit den übrigen Commissurenfasern vermischen.

Im *Glaskörper* weist N. nach: Fortsätze der Pellucidazellen, 2) Fortsätze der Sehzellen, 3) Einige verästelte, mit einander anastomosirende und dadurch ein Netzwerk bildende Zellen. Sie sind nach ihm bindegewebiger, mesodermaler Abkunft.

Das *Bindegewebe* in der *Umgebung des Parietalorgans* bildet am äusseren Rande eine Membrana limitans externa, zwischen der Pellucida (Linse) und der Epidermis eine eigenthümlich gebaute Cornea. Die innere Lage derselben ist eine Fortsetzung der Augenkapsel, und diese wieder eine Fortsetzung der Dura mater cerebralis. Die äussere Cornealage besteht aus Corium.

N. ist der Ansicht, dass das *Parietalauge* bei den von ihm untersuchten Sauriern — Lacerta und Anguis — ein *funktionirendes Organ* ist. Er sucht dieses durch den histologischen Bau des Organes und durch experimentelle Versuche zu beweisen, die zeigten, dass je nach der Stärke der Belichtung und Beschattung Pigmentverschiebungen in den Zellen des Parietalorgans eintreten. Er sieht in ihm ein Organ, das befähigt ist, Belichtungsänderungen wahrzunehmen, ein Photirorgan im Sinne von Beer.

Der *Vergleich des Parietalauges mit den Augen von wirbellosen Thieren* und mit den *Seitenaugen der Vertebraten* führt N. zu dem Schluss, „das

Parietalorgan mit den Seitenaugen zu homologisiren, mit der Bemerkung jedoch, dass das Parietalauge nur einen halben Weg der Entwickelung der Seitenaugen durchgemacht und in diesem Zustande, also in Form einer primären Augenblase, eine verhältnissmässig hohe histologische Differenzierung und eine Anpassung an die Sehfunktion erworben hat".

Bei seinen Untersuchungen über die *Bildung der Epiphyse* weist N. darauf hin, „dass sowohl das Parietalauge als auch die Epiphyse von Sauriern keine Merkmale einer doppelten Herkunft zeigen. Sie sind ausserdem ihrer Entwickelungsweise nach von einander vollkommen unabhängig, obgleich sie in späteren Stadien die Wand einer gemeinsamen Gehirnausstülpung bilden können." Nur ausnahmeweise — so bei einigen Embryonen von *Emys* — kann man Andeutungen einer doppelten Anlage der Epiphyse finden.

In der *Zellenauskleidung* der *wachsenden Epiphyse* unterscheidet N. zwei Zellenarten: die einen gleichen den Sinneszellen der Parietalorgane und werden so bezeichnet; die anderen sind Stützzellen. Im Hohlraum der Epiphyse trifft man auf Zellen bindegewebiger Herkunft, die den Glaskörperzellen des Parietalorganes gleichen. Auch die erwachsene Epiphyse gleicht im Aufbau ihrer Wand dem Parietalauge; man findet Sinneszellen, Zwischenzellen, Nervenfasern, nur keine Ganglienzellen; die Nervenfasern sammeln sich am Stiel der Epiphyse zu einem Nerven, der sowohl in die Commissura posterior, wie die Commissura habenularis einmündet. Der im Einzelnen genau durchgeführte Vergleich zwischen Epiphyse und Parietalauge, der Hinweis auf das Vorkommen von Nebenparietalorganen und ihre Bedeutung führt N. zu folgendem Schlusse: „dass das Parietalauge und die Epiphyse homologe und höchst wahrscheinlich miteinander paarige Organe sind, welche jedoch nicht einunddieselbe Entwickelungsstufe erreichen. Wenn das Parietalauge ein halbentwickeltes Seitenauge darstellt, so würde die Epiphyse einem halb entwickelten Parietalauge entsprechen. In ihrem primitivsten Zustande sollten sie beide als ein Paar von Ausstülpungen der Gehirnwand hinter den Seitenaugenausstülpungen entstehen, zu welchen sie sich also als seriell homologe Organe verhalten."

Die Arbeit von Reese (420) behandelt die Verhältnisse beim Alligator, die von Dendy (412) diejenigen bei Sphenodon punctatus.

Bei dem Corpus praepineale von Cutore (410) handelt es sich um einen kleinen abgerundeten Körper von wechselnden Dimensionen, am Dache des Diencephalon, zwischen dem Corpus pineale und der Lamina posterior des Pulvinar pineale. Ihn bezeichnet C. mit dem Namen Corpus prepineale. Er besteht aus einer Basis am Diencephalongewölbe, einer verjüngten Partie und einem in die Höhe gerichteten voluminösen abgerundeten Ende. In der Mitte des Körpers liegt ein quergestelltes Band markhaltiger Fasern, das nach unten sich in ein weites Feld fortsetzt, in einiger Entfernung hinter den Fasern der Commissura superior. Diesen Faserzug nennt Autor — wenn anders der *Ref.* ihn recht versteht — (die Abbildungen sind leider hier gerade in ihren Bezeichnungen nicht klar) Funiculus praepinealis postcommissuralis, zum Unterschiede vom Funiculus praepinealis, dessen Fasern vor der Commissura superior verlaufen. Man trifft den Körper am häufigsten an in den ersten Tagen des extrauterinen Lebens, auch noch in den Fetalstadien unmittelbar vor der Geburt; er fehlt sowohl in den jüngeren Embryonalstadien, wie im erwachsenen Zustande. Er kommt gleichzeitig mit der von Favaro beschriebenen *Diaphysis* vor. Die morphologische Bedeutung des Bildes bleibt unsicher.

Histologische Beobachtungen an der Glandula pinealis geben Galasescu und Urechia (417) sowie Sarteschi (421). Die ersteren Autoren finden in der Glandula pinealis Zellen, die sie den acidophilen Zellen der Parathyreoidea vergleichen und von denen sie anzunehmen geneigt sind, dass sie eine Rolle bei der inneren Sekretion der Pinealis spielen. Sie liegen in der Nähe der Gefässe und werden daher acidophile paravaskuläre Zellen genannt.

Nach Sarteschi (421) ist, wie er zusammenfassend feststellt, die Drüsenstruktur der Zirbeldrüse deutlich bei den Vögeln und bei einigen, speciell jungen Säugethieren (Meerschweinchen, Kaninchen). Auch bei anderen Säugethieren kann sie nicht durchweg abgestritten werden. Nach einer rapiden Entwickelungsperiode, in der die Drüse zweifellos die grösste Aktivität zeigt, treten auch histologisch nachweisbare regressive Veränderungen ein. Beim erwachsenen Thiere lassen sich Beziehungen zwischen der Entfernung der Geschlechtsdrüsen und einer Aenderung der Pinealis nicht nachweisen. Ueber den Einfluss einer Entfernung der Pinealis lässt sich Sicheres nicht aussagen.

B. Hypophyse.

424) Arena, Guido, Contributo alla conoscenza della cosi detta „Ipofisi faringea“ nell'uomo. Ricerche istologiche e Note prel. Rif. med. XXVI 39. p. 11 1909. Dem Ref. nicht zugängl.

425) Böcke, J., und K. W. Dammerman, The saccus vasculosus of fishes a receptive nervus organ and

not a gland. Koninklijke Akademie van Wetenschappen te Amsterdam. Proceed. of the Meeting of Saturday. June 25. 1910.

426) Carraro, Arturo, Ueber Hypophysisverpflanzung. Arch. f. Entwickelungsmechanik XXVIII. 1909.

427) Casasco, A., Sulla struttura dell'ipofisi. 1 Taf. Bull. Soc. med.-chir. Pavia XXIII. 4. p. 362—367. Dem Ref. nicht zugängl.

428) Civalleri, Alb., L'ipofisi faringea nell'uomo. Intern. Mon.-Schr. f. Anat. u. Physiol. XXVI. 1909.

429) Clunet, Jean, et Victor Jonnesco, Le pigment du lobe postérieur de l'hypophyse chez l'homme. (1. Note.) Compt. rend. de la Soc. de Biol. LXVIII. Dem Ref. nicht zugängl.

430) Creutzfeldt, Hans Gerhard, Ein Beitrag zur normalen und pathologischen Anatomie der Hypophysis cerebri des Menschen. Inaug.-Diss. 8. Kiel 1909.

431) Creutzfeldt, Hans Gerhard, Ein Beitrag zur normalen und pathologischen Anatomie der Hypophysis cerebri des Menschen. Jahrb. d. Hamb. Staatskrankenanst. XIII. p. 273. 1908.

432) Da Costa, A. Celestino, Sur l'existence de filaments ergastoplasmiques dans les cellules du lobe antérieur de l'hypophyse du cobaye. 3 Fig. Bull. de la Soc. Portugaise des Sc. nat. 3. 4. p. 149. 1910. (1909?) Dem Ref. nicht zugängl.

433) Dammerman, K. W., Der Saccus vasculosus der Fische ein Tiefenorgan. Ztschr. f. wissenschaftl. Zool. Leipzig 1910.

434) Fischer, B., Hypophysis, Akromegalie und Fettsucht. Wiesbaden 1910.

435) Foderà, F. A., e L. Pittau, Studi sull'hypophysis cerebri. Gazz. di Med. e Chir. VIII. 1909.

436) Foderà, F. A., e L. Pittau, Studi sull'hypophysis cerebri. Societa tra i cultori di Scienze mediche e naturali di Cagliari Seduta del 18. Febr. 1909. (Estratto.)

437) Foderá, F. A., et L. Pittau, Etudes sur l',,hypophysis cerebri". Arch. ital. de Biol. LII. 3. 1909. (Note récapitulative.)

438) Franchini, Guiseppe, Die Funktion der Hypophyse und die Wirkungen der Injektion lhres Extraktes bei Thieren. Berl. klin. Wchnschr. XLVII. 1910. (1. Theil der Arbeit: 4. April 1910; 2. Theil: 11. April 1910; Schluss: 18. April 1910.)

439) Gentes, L., et Aubaret, Documents recueillis à l'inst. anatom. de Bordeaux. Bord. 908. Av. 8 fig. — Dieselben, Développement et évolution de l'hypencéphale et de l'hypophyse de Torpedo marmorata Risso. Bord. 908. Av. 9 pl. Dem Ref. nicht zugängl.

440) Haberfeld, W., Zur Histologie des Hinterlappens der Hypophyse. Anat. Anz. XXXV. 1909.

441) Haller, B., Ueber die Hypophyse niederer Placentalier und den Saccus vasculosus der urodelen Amphibien. 2 Taf. u. 8 Fig. Arch. f. mikrosk. Anat. u. Entwickelungsgesch. LXXIV. 4. p. 812—843. 1910.

442) Haller, B., Ueber die Ontogenese des Saccus vasculosus und der Hypophyse der Säugethiere. 6 Fig. Anat. Anz. XXXVII. 9. p. 242—246. 1910.

443) Joris, Herm., Le lobe postérieure de la glande pituitaire. (Travail du Laboratoire d'Histologie de l'Univ. de Bruxelles.) Bruxelles, Hayez, 1908. 29 S. 8. — Mémoires couronnés et autres Mémoires p. p. l'Acad. R. de Méd. de Belgique, T. 19. Fasc. 10.

444) Joris, H., La glande neuro-hypophysaire. Compt. rend. de l'Assoc. des Anatomistes. Réunion 11. Nancy 1909. In: Bibliographie anatomique Suppl. 1909.

445) Kohn, Alfred, Ueber das Pigment in der Neurohypophyse des Menschen. Arch. f. mikrosk. Anat. u. Entwickelungsgesch. LXXV. 2. 1910.

446) Kohn, Alfred, Ueber die Hypophyse. Münchn. med. Wchnschr. Nr. 28. 1910.

447) Kohn, Alfred, Innere Sekretion und Organtherapie. Prag. med. Wochnschr. XXXV. Nr. 36. 1910.

448) Lucien, Les cellules cyanophiles du lobe postérieur de l'hypophyse humaine. Compt. rend. de la Soc. de Biol. LXVII. 36. p. 743—744. 1909.

449) Mayer, Ernst, Ueber die Beziehungen zwischen Keimdrüsen und Hypophysis. Arch. f. Gynäkol. XC. 3. 1909.

450) Münzer, Arthur, Die Hypophysis (Sammelref.) Berl. klin. Wchnschr. XLVII. 8 u. 9. 1910.

451) Paulesco, N. C., L'hypophyse du cerveau. I. Physiologie. (Recherches expérimentales.) Paris. Vigot frères 1908.

452) Perna, Giovanni, L'eminentia saccularis (Retzius) e il suo significato morfologico. 7 Taf. Arch. ital. di Anat. e di Embriol. VIII. 4. p. 599. 1910.

453) Derselbe. Rend. Soc. med.-chir. di Bologna. Bull. Soc. med. LXXXI. 5. 1910.

454) Pittau, L., Ricerche sulla Fisiologia dell'ipofisi. Tesi di laurea in Medicina e Chirurgia 1909 Cagliari.

455) Sandri, O., Contribution à l'anatomie et à la physiologie de l'hypophyse. 2 Fig. Arch. ital. de Biol. LI. 3. p. 337. 1909.

456) Savagnone, Ettore, Contributo alla conoscenza della fine struttura dell'ipofisi. Riv. ital. di Neuropatol., Psich. ed Elletroterap. II. 1. p. 8—21. 1909.

457) Soyer, Ch., Contribution à l'étude cytologique de l'hypophyse humaine. 6 Fig. Compt. rend. de l'Assoc. des Anatomistes. 11. Réunion. p. 245. Nancy 1909. In: Bibliogr. anatomique Suppl. 1909.

458) Staderini, R., Intorno alla eminentia saccularis ed al sua significato morfologica. 2 Taf. Arch. ital. di Anat. e di Embriol. VIII. 1. p. 116. 1909.

459) Staderini, R., Di un lobulo ipofisario non ancora descritto (lobulo premammillare), e di altre particolarità anatomiche della ipofisi dei mammiferi. 5 Taf. Arch. ital. di Anat. e di Embriol. VIII. 4. p. 657—677. 1909.

460) Staderini, R., La fisiologia dell'ipofisi studiata col metodo sperimentale. Arch. di Fisiologia VIII. 1910. Dem Ref. nicht zugängl.

461) Trautmann, Die makroskopischen Verhältnisse der Hypophyse einiger Säuger. 2 Taf. Arch. f. wiss. u. prakt. Thierhkde. XXXV. 6. p. 614—637. 1909.

462) Trautmann, Alfred, Anatomie und Histologie der Hypophysis cerebri einiger Säuger. 2 Taf. Arch. f. mikroskop. Anat. LXXIV. 2. p. 311. 1909.

Ein Sammelreferat über die Hypophysis giebt Münzer (450). Die Monographien von Paulesco (451), von v. Cyon (411), Biedl (408), Foderà und Pittau (435. 436. 437. 454), Franchini (438), Creutzfeldt (430. 431), Fischer (434) und Mayer (449) beschäftigen sich vorzugsweise mit der Funktion der Hypophyse im normalen und kranken Zustande und mit Experimenten über die Wirkung ihres Extraktes, gehören also nicht in den Rahmen des Berichtes hinein. Trotzdem sei an dieser Stelle nachdrücklich auf den reichen und werthvollen Inhalt dieser

Arbeiten hingewiesen, der uns von der grossen Bedeutung der Hypophyse für die Funktion der lebenswichtigsten Organe Kunde giebt. (Siehe die Referate von Dr. P. Röthig im Neurol. Centr.-Bl. Ref. W.) Nach von Cyon (411) spielt die Hypophyse die Rolle eines Autoregulators des intracraniellen Druckes auf mechanischem und chemischem Wege. Dieses erreicht die Hypophyse dadurch, dass sie ein System von Schleussen, zu denen in erster Reihe die Schilddrüsen gehören, in Thätigkeit setzt (aus einem Referat von Dr. Paul Röthig im Neurol. Centr.-Bl.).

Biedl (408) schildert in dem Abschnitt seines Werkes, der über die Hypophyse handelt, ihre Anatomie, Histologie und Entwickelungsgeschichte, sowie ihre Sekretion nach dem heutigen Stande unserer Kenntnisse und geht dann ausführlich auf ihre Physiologie und Pathologie ein. Er lehnt auf Grund eigener Versuche die Theorie v. Cyons ab und meint „dass, wenn die Hypophyse einen Einfluss auf die Cirkulation ausübt, dieser unter Vermittelung eines chemischen Hormons erfolgt und als Wirkung der inneren Sekretion des Organs zu betrachten ist". (Aus einem Referat von Dr. Paul Röthig im Neurol. Centr.-Bl.)

Creutzfeldt (430. 431) behandelt in seiner Arbeit unter anderem die Literatur und den jetzigen Stand unserer Kenntnisse in der Onto- und Phylogenese der Hypophyse; er giebt ferner eine Untersuchung von 110 Hypophysen aus allen Altersstufen, sowie die Darstellung der Verhältnisse bei einigen menschlichen Embryonen von 5—30 mm Länge. Der Abstammung nach führt er die später in der Hypophyse nachweisbaren verschiedenen Zellenformen auf eine gemeinsame Grundform zurück und hat fliessende Uebergänge von der einen

Zellenform in die andere beobachtet. (Aus einem Referat von Dr. P. Röthig.) In seiner anderen Arbeit (431), die eine kurze Uebersicht über die Casuistik der Fälle von Akromegalie und von Hypophysistumor mit Aufführung von drei eigenen Beobachtungen enthält, kommt C. zu dem allgemeinen Hauptergebniss, „dass die Hypophysis cerebri als eine Drüse der inneren Sekretion für den Organismus unentbehrlich ist, und dass eine Erkrankung des Organs nicht ohne schwere Störungen im chemischen Gleichgewichtszustande des Körpers möglich ist“. (Aus einem Referat von Dr. P. Röthig.)

Spitzer (104 Cap. III.) stellt folgende Hypothese über die Entstehung der Hypophyse auf: „In Folge der Abschnürung vom Neuralrohr und des Durchbruches der Rachenhaut wird dieser Endtheil des Trichters aus der ehemaligen Richtung des Nahrungsstromes ausgeschaltet und wird zu einem rudimentären Organ, der oralen Hypophyse. Ebenso wird das Ende des Neuralrohrs zum Recessus infundibuli ausgezogen und zum Aufbau der neuralen Hypophyse verwendet. Orale Hypophyse und Infundibulum dokumentiren aber ihre Zugehörigkeit zu einem Kanal durch das ontogenetische Entgegenwachsen der Anlagen,“ sowie durch einige anatomische Beziehungen bei Vertebraten und Tunicaten. „Es erklärt sich so auch, warum die Hirnachse im Recessus infundibuli endet“.

Verpflanzungsversuche der Hypophyse hat Carraro (426) beim Kaninchen ausgeführt. Er konnte bei einigen Versuchen beobachten, dass die Drüse einheilt und dass dabei lebhafte Regenerationserscheinungen auftreten. Dieses spricht nach seiner Meinung dafür, dass die Hypophyse *nicht* in Involution begriffen ist. Bei den Ueberpflanzungen verfällt der centrale Theil in Nekrose. Abgesehen davon bleiben aber vom drüsigen, wie vom Gehirnlappen Theile erhalten. Der Gehirnlappen verhält sich passiv, weist keine Anzeichen von Regeneration auf, sondern erliegt einer langsamen Atrophie. Eine lebhafte Regeneration tritt dagegen im Drüsenlappen auf. Die neugebildeten Elemente behalten aber ein embryonales Aussehen, erreichen den Differenzirungsgrad normaler Hypophysiszellen nicht. Die alten Drüsenelemente verlieren dagegen nach der Ueberpflanzung ihre charakteristische Differenzirung und kehren auf eine niedrige Entwickelungsstufe zurück.

Ueber die *vergleichende Anatomie*, makroskopische Anatomie und *Histologie* der Hypophyse, sowie über die *Anatomie der Gehirngegend in ihrer Umgebung* liegt eine ganze Reihe interessanter Arbeiten vor. Ich beginne mit denjenigen von Böcke u. Dammerman (425. 433), B. Haller (441. 442), Perna (452. 453) und Staderini (458). Die beiden letzteren Autoren haben die von Retzius beschriebene „Eminentia saccularis", frontal von den Corpora mammillaria und caudal von dem Infundibulum in der Mittellinie gelegen, eingehend studirt.

Nach Perna (452. 453) zeigt die von Retzius mit diesem Namen belegte Bildung nur im fetalen Gehirne eine normale Lagerung. Sie ist eine mediane Erhebung des Tuber cinereum vor den Corpora mammillaria. Beim Erwachsenen hat sie eine abgerundete oder ovale Form. Ihr entspricht in der Mehrzahl der Fälle im Innern eine Ausbuchtung des Ventriculus medius; in anderen Fällen ist sie eine Verdickung des Infundibularbodens und hat dann das Charakteristicum eines wahren Tuberculum praemammillare medianum. In Letzterem sah Perna einen distinkten Kern, den er Nucleus praemammillaris nennt. Zu beiden Seiten der Eminentia saccularis befinden sich die Retzius'schen Eminentiae laterales hypencephali, die nach den verschiedenen Erscheinungsformen der Eminentia saccularis selbst verschiedene Gestalt aufweisen. Bei den Säugethieren und dem Menschen giebt es eine funktionirende Infundibulardrüse nicht. Spuren von ihr lassen sich nur während der embryonalen Entwickelung auffinden.

Staderini (458) hat die „Eminentia saccularis“ bei Menschen und mehreren Säugerarten untersucht und kommt zu dem Schlusse, dass sie aus einer Verdickung des Bodens des III. Ventrikels entsteht und (contra Retzius) kein rudimentäres Organ (Homologon des Saccus vasculosus der Fische) ist.

Haller (441. 442) behandelt in zwei Arbeiten die *Hypophyse und den Saccus vasculosus.* Er untersucht die Hypophyse folgender Säuger: *Erinaceus, Vesperugo* und *Mustela;* es kam ihm darauf an, von Neuem zu zeigen, dass auch bei ihnen — wie er es vor 12 Jahren für die Maus nachgewiesen hatte — die *Hypophyse in den Subduralraum mündet.*

Sein Hauptergebniss fasst er in folgende Worte zusammen: „Die Hypophyse der Säugethiere ist gleich der der anderen Neochordaten eine sich in den Subduralraum ergiessende, sehr langsam funktionirende Drüse eigener Art. Gleich wie dort erhält sich auch der vordere Hypophysenlappen und rückbildet sich nicht wie bei den Amphibien (mit Ausnahme von Proteus) und Lacerta, aber ergiesst sich auch nicht mit langen Drüsenschläuchen in das Lumen der Hypophyse wie bei den anderen Reptilien und Orniten, beiden vererbt von Ichthydenahnen, sondern seine kleinen runden Drüsen münden einzeln und direkt in den Subduralraum."

Das *Lumen der Drüsenschläuche* bildet sich je nach Bedarf, d. h. je nach Ansammlung des Sekretes, es ist somit nicht beständig; gerade ebenso ist es mit dem *Mündungskanal* der Hypophyse in den Subduralraum; auch er kann vorübergehend verschwinden, wenn sich nämlich seine Wände fest aufeinander legen.

Unter den *Zellen der Drüsenschläuche* unterscheidet er *zwei Gruppen:* die erstere umfasst vier Zellenformen, die alle zu einem Funktionscyclus gehören: Dieser wird eingeleitet durch grosse helle, manchmal in Karyokinese befindliche Zellen mit grossem, hellem, chromatinarmem und ein gut ausgeprägtes Kernkörperchen bergendem Kern. Sie führen durch Uebergänge hinüber zu verschieden geformten Zellen mit tiefer tingirtem Plasma und kleinem chromatinreicheren Kern ohne grosses Kernkörperchen. An sie schliessen sich Zellen „mit sehr chromatinreichen Zellenkernen, die stets mehr oder weniger geschrumpft erscheinen und deren Zellenleib an Umfang stark abgenommen". „Endlich finden sich Zellen, und diese stets zu innerst, falls ein Lumen mit Sekret sich findet, zum Theil in diesem, deren Zellenleib hell ist und Fortsätze aufweist, deren Kern aber stark geschrumpft erscheint. Es sind dieses überlebte Zellen, die zum Schlusse verbraucht in das vorhandene Lumen abgestossen werden; sie finden sich dann im Sekret." Diesen aufeinanderfolgenden Zellenformen gegenüber steht die andere Gruppe, die nur eine Zellenart umfasst. Es sind dies Zellen, die stets einzeln liegen. Sie sind gross, tief gefärbt und „schieben sich zumeist als keilförmige Gebilde zwischen die anderen Zellen ein und sind sowohl durch ihre Grösse als auch durch ihren dunkeln Zellenleib, der einen stark chromatinreichen Kern enthält, auffällig."

Ueber das *phyletische Verhalten* des *Saccus vasculosus* und *Processus infundibuli* äussert sich Haller unter theilweiser Abänderung seiner früheren Ansicht, wie folgt: „Ein Saccus vasculosus fehlt unter den cranioten Ichthyden nur den Cyclostomen, bei denen er wahrscheinlich auch nie zur Entfaltung gelangte, und erhält sich bei Amphibien mit Ausnahme von *Proteus*, bei dem er neotenisch einhält in der Entwickelung. Er zeigt indessen bei den Urodelen und vielleicht manchen Anuren, wie *Bufo,* eine gewisse Einschränkung, am meisten bei *Salamandra maculosa.*"

„Ein *Processus infundibuli* tritt bei den Amphibien nicht auf, sondern erst bei den Sauropsiden und Säugethieren, bei denen der Saccus vasculosus völlig verschwunden ist."

Bei Mäuse- und Rehembryonen konnte Haller (442), wie er in seiner zweiten Arbeit mittheilt, den Nachweis führen, dass der Processus infundibuli der Säuger zu einem d. Saccus vasculosus der Amphibien homologen acinösen Gebilde auswächst, das später wieder unter Auswachsen des Ausführungsganges sich rückbildet und zum Stützorgan der Hypophyse wird.

In der Arbeit von Boeke und Dammerman (425) wird von Neuem die Ansicht des einen Forschers (Boeke) bekräftigt, dass der *Saccus vasculosus keine* Drüse ist, dass die ihn auskleidenden Zellen *nicht* Drüsenzellen, sondern *Sinneszellen* sind; dem entsprechend hat der Saccus vasculosus *keine* sekretorische Funktion. Seine Zellen können durch einen Reiz in Thätigkeit versetzt werden, sie können auf dem Wege von Nervenfasern den Reiz dem Gehirn übermitteln. Sie verlängern sich in feine Nervenfasern, und diese bilden zusammen ebenso einen Nervenzug, wie die Zellen der Riechschleimhaut die Fila olf. bilden. Die Bestandtheile der Wand des Saccus vasculosus sind: 1) Epithelschicht, 2) Nervenfasern, 3) Gliafasern, 4) die die Blutgefässe auskleidenden Endothelzellen, 5) die oft mächtig entwickelten Blutgefässe selbst. Unter den Epithelzellen werden jetzt, wie früher, zwei Sorten von Zellen unterschieden, Sinneszellen und Stützzellen; die ersteren heissen auch „crown cells". Sie tragen steife Härchen, die in Knöpfchen oder Bläschen endigen. Die Knöpfe, die den Härchen das Aussehen einer Kirsche am Stiele geben, haben Lundborg und Studnicka als Sekrettropfen der Zellen gedeutet, was nach Ansicht unserer Autoren nicht zu recht besteht. Die Härchen sind mit Basalkörperchen verbunden, diese wieder scheinen mit den Neurofibrillen in Zusammenhang zu stehen, die die Zellen durchziehen und an ihren Basen übergehen in die Tr. sacci vasculosi zum Diencephalon. Die „Stützzellen" liegen zwischen den „Sinneszellen"; es sind schmale Zellen, die sich, wie auch Johnston zeigte, in einen dünnen Fuss verlängern, der die Nervenfasern der Sinneszellen einhüllt. Die beiden Tr. sacci vasculosi verlaufen an jeder Seite der Medianebene, so dass man bei dem Saccus vasculosus, wie es für das Infundibularorgan des Amphioxus nachgewiesen wurde, an einen bilateralen Ursprung denken muss. Die Fasern der Tr. sacci vasculosi endigen in distinkten Kernen (Kappers-Goldstein), die am Ende des Tuberculum posterius nahe der Mittellinie dicht über dem Aquaeductus liegen. Ausserdem giebt es noch Fasern, die in der Wand der Blutgefässe des Saccus vasculosus endigen; sie kommen her vom Diencephalon, von den Lobi inferiores.

Staderini (459) beschreibt einen bisher nicht beobachteten Hypophysenlappen, den er *Lobus praemamillaris* nennt. Er unterscheidet die Pars glandularis und die Pars nervosa der Hypophyse. Die erstere weist folgende Theile auf: die Pars anterior und von ihr durch die Hypophysenhöhle getrennt die Pars posterior; letztere umgiebt die Pars nervosa. Von der Pars anterior geht nach vorn hin aus der Lobus chiasmaticus, der von unten her an den Hypophysenstiel angrenzt. Oberhalb des Hypophysenstieles liegt der von St. sogenannte *Lobus praemamillaris* und zwar in einer Nische der Hirnwand, dem Receptaculum praemamillare. An den Seitentheilen des Pedunculus hypophyseos hängen Lobus praemamillaris und Lobus chiasmaticus mit einander zusammen. So sind die Verhältnisse besonders bei Katze und Rind; ähnlich sind sie auch beim Menschen.

Trautmann (461. 462) giebt eine Schilderung der makroskopischen und mikroskopischen Verhältnisse der Säuger-Hypophyse auf Grund eines reichen Untersuchungsmateriales und einer ausgedehnten Methodik. Er unterscheidet an der Hypophyse einen Darm- und einen Hirntheil. Zu ersterem gehören u. A. Drüsentheil, Hypophysenhöhle, Epithelsaum und Umschlagstheil und Colloidsubstanz. Im Drüsentheil sieht er verschiedene Zellen: 1) stark chromophile Zellen, 2) schwach chromophile Zellen, 3) chromophobe Zellen; sie werden in ihrem histologischen Verhalten genau beschrieben. Die Zellen sub 1) und 2) zerfallen weiter in acidophile und basophile Zellen. Die Frage des Theilungsvermögens der Zellen lässt Tr. offen. Sekretcapillaren wurden nicht angetroffen.

Anordnung und Vertheilung der einzelnen Zellenarten wird erörtert. Alle im Drüsentheil sich findenden Zellen gehören nach Tr., mit Ausnahme der acidophilen, einer Art an; ihr verschiedenartiges Aussehen entspricht dem jeweiligen Funktionszustand. Tr. ist es nicht unwahrscheinlich, dass von den acidophilen wie basophilen Zellen je eine bestimmte Substanz geliefert wird, die zusammen das Sekret der Hypophyse bilden. Was die Hypophysenhöhle anlangt, so konnte Tr. die von Haller behauptete Communikation mit der Cranialhöhle *nicht* feststellen. Erörtert werden weiter am Darmtheil Epithelsaum und Umschlagstheil, die Colloidsubstanz und die Blutgefässe, Lymphgefässe und Nerven. Was letztere betrifft, so hat Tr. die Ueberzeugung gewonnen, „dass im Darmtheil der Hypophyse unserer sämmtlichen Hausthiere Ganglienzellen niemals vorkommen, dass sich aber im Drüsentheil nur wenige, im Epithelsaum dagegen zahlreichere Nervenfasern finden, die mitunter neben den Gefässen verlaufen".

Weiter giebt Trautmann eine Beschreibung des Baues des Hirntheiles und seiner Neuroglia, sowie der in manchen Fällen im Anfangstheile des Stieles der Hypophyse nahe dem Tuber cinereum nachweisbaren bipolaren Ganglienzellen, ferner der Nervenfasern, der bei Hund, Katze, Schwein sich vorfindenden Infundibularhöhle und der Altersveränderungen der Hypophyse.

Von Joris (443. 444) liegen zwei Arbeiten vor. In der ersten untersucht er den Lobus posterior der Hypophyse nach embryologischer, vergl. anatomischer und histologischer Richtung hin bei den Elasmobranchiern, Ganoiden, Teleostiern und Mammaliern. An seiner Bildung betheiligen sich ein Fortsatz des Infundibulum und der Pharynxausstülpung, so dass er also ein zusammengesetztes Gebilde darstellt. Die sogen. Mantelschicht oder die „zone de revêtement“ oder das „feuillet juxtanerveux“ gehört im ausgebildeten Zustande nicht zum vorderen, sondern zum hinteren Lappen der Hypophyse, mit dem es sich auf bestimmten Entwickelungsstadien durch Verschmelzung der Zellen innig verbindet. Ursprünglich stellt natürlich die Mantelschicht das hintere Blatt der Rathke'schen Tasche dar, an das sich der Infundibularfortsatz innig anschmiegt. Auch die Vertheilung der Gefässe, des Bindegewebes und der Nervenfasern zeigt die Zusammengehörigkeit der Mantelschicht mit dem Lobus posterior. Die Zellen des „feuillet juxtanerveux“ secerniren; ebenso aber secerniren auch sonst die Zellen des Lobus posterior, was sich mikroskopisch theils allgemein, theils an bestimmten Stellen des Hinterlappens nachweisen lässt. In Folge dessen kommt J. zu seinem zweiten Ergebnisse, dass der Hinterlappen, wie der Vorderlappen, den Werth einer Drüse hat. Durch einen literarischen physiologischen Exkurs zeigt er, dass dem Sekret beider Lappen verschiedene Wirkung zukommt. Die vergleichende Anatomie und die Physiologie beweisen ihm ferner, dass der Lobus posterior keine ausschliesslich rudimentäre Bildung ist.

Auch in seiner zweiten Arbeit behauptet Joris, dass der Lobus posterior der Hypophyse, der gemeiniglich als Lobus nervosus oder Neuro-hypophysis bezeichnet wird, den Werth einer Drüse hat. Es giebt unter den Zellen des Lobus posterior ziemlich zahlreich Drüsenzellen, deren Protoplasma fuchsinophile Granulationen aufweist, und die ein von ihnen abgesondertes Sekret umschliessen, — so typische Bläschen bildend. Sie sind nicht immer aktiv und in Folge dessen nur zu bestimmten Zeiten in ihrer typischen Form wahrzunehmen. Das ist der Fall während der Trächtigkeit des Thieres (Katze). J. leitet diese Zellen her vom Pharynx- und Infundibulumdivertikel. Auch durch das Studium niederer Wirbelthiere wird nach ihm diese Ansicht gestützt: Er zeigt, dass bei den Elasmobranchiern (Mustelus vulgaris) der Lobus posterior eine Drüse ist, die epitheliale und ektodermale Zellen einschliesst. Die ersteren stammen vom Pharynxdivertikel, die letzteren aus dem Infundibulum.

Kohn (445) behandelt in seiner wichtigen Untersuchung vor Allem das *eigenthümliche Pigment* im Hinterlappen der Hypophyse. Er hat (beim Menschen) in der Neurohypophyse niemals Ganglienzellen gefunden, trotzdem er „ein sehr reichliches Material verschiedenster Altersstadien, vom Fötus bis zum Greise sorgfältig durchsuchte". Er betont, dass er „den gelegentlichen Befund von Nervenzellen nicht für ausgeschlossen hält, dass aber die in der Literatur beschriebenen und abgebildeten Ganglienzellen keinen Anspruch auf Anerkennung erheben können und dass überhaupt Nervenzellen — seien es ausgebildete oder rückgebildete — in der Neurohypophyse des Menschen im Allgemeinen nicht vorkommen". Nach ihm ist das Gewebe, das beim Menschen den Hinterlappen aufbaut, primitive *Glia,* „Gliagewebe nach seiner Herkunft und allen seinen Eigenschaften". Die Glia der Neurohypophyse steht dem Ependym nahe. „Aber es fehlt die freie Fläche der Ependymzellen, es fehlt ihre epitheliale Gruppirung um ein Lumen. Dadurch ist die für einen Hirntheil sonst typische Anordnung gleichsam verworfen, so dass wir eine Art ependymärer Glia in der ganzen Ausdehnung des Organs antreffen, während die für die peripherischen Partien sonst charakteristischen Sternzellen in auffallender Minderzahl bleiben.“ Den Sitz des *Pigmentes* in der Neurohypophyse bilden die Gliazellen und ihre Ausläufer und zwar hauptsächlich die *Fasern*. Erörtert werden die Färbungen, Reaktionen und die Natur des Pigmentes. Was letzteres anlangt, so sagt K.: „Eine bestimmte Meinung über die Natur des Pigmentes konnte ich mir nicht bilden. Keinesfalls handelt es sich um Fett, wie ältere Autoren glaubten, noch um ein Lipochrom.“ „Ich halte es für wahrscheinlich, dass dem Pigmentirungsprocess ein Abbauprodukt zu Grunde liegt.“

Es wird weiter das Verhalten des Pigmentes in verschiedenen Altersstufen, in der Gravidität und bei Hirnkranken, seine räumliche Vertheilung und Herkunft sowie sein Vorkommen bei Thieren besprochen. Ferner sind in der Kohn'schen Arbeit enthalten die Erörterung der Wechselbeziehung zwischen Vorder- und Hinterlappen, die Darstellung der anatomischen Beziehung zwischen beiden und der strikte Hinweis darauf, dass man nach den Beobachtuugen K.'s den Begriff und die Bezeichnung „Drüse“ für die Neurohypophyse ablehnen muss.

Die feinere Anatomie der Hypophyse eines Hingerichteten schildert ausführlich Soyer (457). Im Innenfilz des Nervenlappens giebt es 1) Pigmenthaufen mit körnigem bis staubförmigem Pigment (mit Kernen versehen); 2) grosse „räthselhafte“ Elemente, schwach färbbar, meist ohne Kern, mit Körnchen; 3) degenerirende Epithelzellen aus der Epithelbekleidung der Regio para-nervosa des Drüsenlappens stammend; 4) strumaartige Bläschen; 5) ein Geflecht zahlloser Nervenfasern und

Gliafasern, daneben Kerne von Ependym-, Nerven- und Gliazellen. Abgesehen von Mesenchymelementen sind alle im Nervenlappen angetroffenen Gebilde degenerativer, absterbender Natur. Das Bindegewebe wird hier aktiv und tödtet das übrige Gewebe. Lymphocyten, die in Masse in das Innere des Nervenlappens eindringen und mit Pigmentkörnchen sich füllen, nennt S. „Pigmentophoren". Sie besitzen grosse Bedeutung für die hauptsächlichste Funktion der Hypophyse, die „Hyperchromatique pituitaire". Aus dem Nervenlappen wandern Pigmentophoren in die interlobäre Gegend, differenziren sich zu eosinophilen Zellen und füllen den Platz untergegangener „palléaler" (?) Zellen aus, und zwar dringen sie wie Parasiten direkt in den Körper der eosinophilen „Palléalzellen" ein („Epithélialisation pseudo-parasitante" oder „Pseudoparasitation"). Die interlobäre Region enthält ausserdem grosse colloidgefüllte Hohlräume.

Der Drüsenlappen ist aus einzelnen durch verschiedene Zellenarten charakterisirten Schichten aufgebaut (monochrome, polychrome oder complicirte, chromophobe Zellen). Kennzeichnend für den Drüsenlappen sind die starke Beweglichkeit und Plasticität der Zellen, die Neigung zu Degenerationsformen (collagene, hämoglobinartige Umwandlung), Kernlosigkeit, Vacuolisirung, ferner der Mitosenreichthum, die Bildung von Bläschen oder Pseudo-Acini durch kreisförmige Anordnung degenerirender Pseudo-Epithelzellen. Einzelne von diesen Zellen degeneriren zu Rinnenzellen und bilden so eine Communikation zwischen dem Innenraum der Pseudoacini und dem umgebenden Bindegewebe. Das Sekret der Acini ist colloid und nimmt zuweilen stark an Menge zu. Bildung von Neben-Acini in der Umgebung der Pseudo-Acini. S. nimmt eine

Entstehung der Acini aus Blutgefässen an: Die Rinnen der Acini münden direkt in Blutgefässcapillaren ein, werden also zu Aneurysmen oder Anhängseln derselben, der colloide Inhalt geht direkt in's Blut über. Eine derartige Communikation zwischen Acini und Capillaren wird nie beobachtet an den grossen Hohlräumen der interlobären Gegend. Besonders an der Peripherie des Drüsenlappens lokalisiren sich die chromophoben Zellen, deren Zahl in der Ruhe sehr wächst (chromophile Zellen = thätige, chromophobe = ruhige). Sie treten theils als Haufen von kleinen Zellen, theils als Stränge von grossen Zellen auf. An den letzteren lassen sich alle Stadien der Degeneration verfolgen. Zwischen den chromophoben Zellen werden „cellules de sentier“ angetroffen, die analog den Rinnenzellen gebaut sind. Längs dieser Zellen ziehen Haufen von Wanderzellen zum Lumen der Capillaren und kleinen Venen. Dabei gerathen sie in das Lumen unter Degenerationserscheinungen aller Art, besonders des Chromatins. Die Hypophysenzelle scheint demnach zur Auflösung innerhalb der Blutbahn bestimmt zu sein, theils durch totale Einschmelzung, theils auf dem Wege langsamer Degeneration. Vielleicht findet auch eine Umwandlung einiger Zellen in rothe Blutkörperchen statt?

Nach Lucien (448) bietet die Einwanderung (envahissement) cyanophiler Zellen in den Lobus post. der menschlichen Hypophyse oft das Bild einer carcinomatösen Neubildung dar, darf aber nicht zu den wirklichen Adenomen gerechnet werden.

Haberfeld (440) findet dem Hinterlappen der Hypophyse des Menschen dicht anliegend zwischen seinem hinteren Rande und der Sattellehne, bez. dem Boden der Sella turcica, Gebilde, die ein Ependymlumen haben und aus Gliazellen und Gliafasern bestehen. Sie waren bei Feten und Neugeborenen in der Mehrzahl der Fälle, bei Kindern selten, bei Erwachsenen niemals vorhanden. In ihnen sieht H. abgesprengte Theile des Recessus infundibuli und ist geneigt, auch die seltenen Fälle von Gliosarkomen der Hypophysis auf sie zurückzuführen. Mit den von Langer beschriebenen Cysten haben die H.'schen Gebilde nach Ansicht des Autors nichts zu thun.

Ueber die *Hypophysis pharyngea* des Menschen äussert sich Civalleri (428) wie folgt:

„1) Es existirt constant beim erwachsenen Menschen am Pharynxdach eine kleine Drüsenformation, die ihrer Struktur nach gleich ist dem Lobus anterior der Hypophysis cerebralis. 2) Diese Bildung wird Hypophysis pharyngea genannt; sie befindet sich in der fibrösen Periostschicht, welche am Dache der Cavitas naso-tubaria des Pharynx die untere Fläche des Basisphenoids bekleidet; sie liegt genau auf der Medianlinie und bei der Projektion auf das Skelett genau an dem Punkte, an dem sich — wenn vorhanden — die Apertura ectocrania des Canalis craniopharyngeus befindet. 3) Da die Drüse dem Verlaufe des primitiven Pedunculus hypophyseos entlang gelegen ist, darf man annehmen, dass sie sich embryologisch von diesem Stiele und zwar seiner extracraniellen Portion herleitet. 4) Die Struktur der Drüse und ihrer Elemente lassen annehmen, dass sie eine gleiche Funktion wie die Gl. pituitaria besitzt, und daher eine unterstützende (Hülfs-) Funktion entfalten kann."

VII. Einzelne lange Bahnen.

463) Cushing, Harvey, A note upon the faradic stimulation of the postcentral gyrus in conscious patients. 2 Fig. Brain CXXV. 32. p. 44. 1909.

Faradische Reizung der vorderen Centralwindung ergab lediglich motorische, die der hinteren nur sensible Wirkungen.

464) Holmes Gordon and W. Page May, On the exact origin of the pyramidal tracts in man and other mammals. 9 Fig. Brain CXXV. 32. p. 1. 1909.

465) Korolkoff, P., Die obere Kreuzung (in der Brücke) der motorischen (Pyramiden-) Bahnen und die Beziehung der letzteren zu den Kernen der Pons Varolii und zu den Kernen der Hirnnerven bei einigen Nagethieren. Neurol. Bote (russ.) XVII. p. 19. 1910. Dem Ref. nicht zugängl. Referirt in Ztschr. f. d. ges. Neurol. u. Psychiatr. I. 4. p. 251. 1910.

Golgi-Präparate von Mäusen und Ratten ergaben, dass die Hirnnervenpyramiden auch zum Oculomotorius- und Trochleariskern Beziehungen besitzen, im vorderen Drittel der Brücke kreuzen, weiter unten allmählich von den übrigen Pyramidenbahnen sich trennen und zu den gleichseitigen motorischen Kernen gelangen. Andere Fasern kreuzen erst unterhalb der Brücke und zwar in der Weise, dass sie über die Raphe hinüber zu den gekreuzten Kernen ziehen.

466) Gierlich, Ueber die Lage der für die oberen und unteren Extremitäten bestimmten Fasern innerhalb der Pyramidenbahn des Menschen. 1 Tafel. Deutsche Ztschr. f. Nervenhkde. XXXIX. 3 u. 4. p. 259. 1910.

Weigert-Präparate in einem Falle von isolirter cerebraler Beinlähmung in Folge einer Erweichungs-Cyste im rechten Paracentrallappen zeigten eine Degeneration in lateralen. später dorsomedialen Theilen der Pyramidenbahn abwärts bis zur caudalen Brücke. In der Oblongata fand bereits eine diffuse Vermischung mit den übrigen Pyramidenfasern statt.

467) Weihs, Alice, Ueber Lokalisationen innerhalb der Pyramidenbahn, namentlich im Hirnschenkelfuss des Kaninchens. 2 Taf. Mon.-Schr. f. Psych. u. Neurol. XXVII. p. 255. 1910.

Exstirpation motorischer Rindencentra bei Kaninchen, weniger bei Hunden, führte zu Marchi-Degenerationen, die zum grossen Theile mit denen bei höheren Säugern harmoniren, zum Theil aber auch erheblich abweichen. Im Allgemeinen liegen die XII-Bahnen medial von den anderen, ein Theil der Vorderextremitäten-Bahnen läuft in dem gekreuzten Hinterstrang.

468) Jumentié, M., Contribution à l'étude des fibres aberrantes de la voie pédonculaire et de la dégénérescence de la pyramide et du ruban de Reil dans les lésions de l'étage antérieur du pont. Soc. de Neurol. Sc. du 13 Mai 1909. Referat in Revue Neurol. p. 671. 1909.

In einem Falle von ventraler Pons-Läsion mit Zerstörung einer Pyramide und eines Theiles der medialen Schleife konnten in der Oblongata aberrirende Pyramidenbündel zur gleichseitigen Olivenzwischenschicht nachgewiesen werden, deren Degeneration nicht mit der Schleifenläsion zusammenhängt. Sie verschwinden z. Th. innerhalb der Oblongata (Hirnnervenpyramiden?), z. Th. machen sie die Py-Kreuzung mit.

469) Dejerine, Mm. A., et J. Jumentié, Contribution à l'étude des fibres aberrantes de la voie pédonculaire dans son trajet pontin (les faisceaux aberrants bulbo-protubérantiels internes et externes, fascicules aberrants médio-pontins). — Pes lemniscus interne. 9 Fig. Revue neurol. XVIII. 20. p. 385. 1910.

470) Dejerine, A., et André-Thomas, Le faisceau interne du pied du pédoncule cérébral. Compt. rend. de la Soc. de Biol. LXVII. 24. p. 12. 1909.

471) Bundschuh, Eduard, Ein Fall von angeborener einseitiger Augenmuskellähmung, zugleich ein Beitrag zu den Eigenthümlichkeiten des Faserverlaufs im Centralnervensystems, besonders der Pyramidenbahn. 1 Taf. Inaug.-Diss. Würzburg 1909.

472) Grinstein, Zur Casuistik der aberrirenden Pyramidenbahn. Korsakow'sche Ztschr. f. Neurol. u. Psychiatr. V. u. VI. Moskau 1910.

Ein aberrirendes Pyramidenbündel, das ventromedial von der normalen Pyramidenbahn lokalisirt ist.

473) King, Jessie L., The cortico-spinal tract of the rat. Mit 10 Fig. The anatomic. Record IV. 7. p. 245. July 1910.

Degenerationspräparate bei weissen Ratten nach Exstirpation der motorischen Rindenbezirke ergaben totale Pyramidenkreuzung und fast ausschliesslich Hinterstrangs-Pyramiden — eine Bestätigung früherer Resultate, besonders von van der Vloet, siehe den Bericht 1905/1906.

474) Flashman, J. Froude, The cortico-spinal tracts in Dasyurus viverrinus. 7 Fig. Reports from the pathol. laboratory of the Lunacy department II. 1. p. 107. 1910.

Nach starken Läsionen der Grosshirnrinde degeneriren Fasern, die in der vorderen Commissur, besonders im ventralen Abschnitte, kreuzen. Die Pyramidenfasern gelangen nach Abgabe zahlreicher Reste in der Brücke, weniger in der Oblongata, zum gekreuzten Hinterstrang, in dem sie zunächst ein laterales und ein mediales Bündel bilden, und zum gekreuzten Seitenstrang, im letzteren bereits innerhalb des Cervikalmarks verschwindend.

475) Reveley, Ida Z., u. Sutherland Simpson, The cortico-spinal tract in the Guinea-pig. Amer. Assoc. Section I. Winnipeg 1909.

Bestätigung des Hinterstrangverlaufes der Pyramiden beim Meerschweinchen, wie sie u. A. der Ref. W. bereits vor 8 Jahren gefunden hat.

476) King, J. Luella, and Sutherland Simpson, The pyramid decussation in the sheep. Amer. Assoc. Section I. Winnipeg 1909.

Exstirpation der motorischen Region der linken Hemisphäre führte bei Schafen zu Marchi-Degeneration lediglich in den Hinterseitensträngen (direkt und gekreuzt), aber nicht (contra Ziehen) in den Hintersträngen. Die Fasern endigten schon im ersten Cervikalsegment.

477) Kattwinkel, W., und L. Neumayer, Ueber Ursprung und Verlauf des Türck'schen Bündels. 2 Taf. Deutsche Ztschr. f. Nervenhkde. XXXIX. 3 u. 4. p. 183. 1910.

Nach einem Degenerationsbefund im Anschluss an einen Erweichungsherd im Schläfenlappen und unteren Scheitelläppchen schliessen K. u. N., dass das „Türck'sche Bündel" aus den 3 ersten Temporalwindungen, besonders der zweiten, entspringt, im äusseren Abschnitt des Hirnschenkelfusses abwärts zur Brücke verläuft, hier lateral und dorsal die Pyramidenbahn umgreift und mit seinen letzten Fasern zu lateralen und ventralen Abschnitten der frontalen Hälfte der unteren Olive gelangt.

478) Schäfer, E. A. Experiments on the paths taken by volitional impulses passing from the cerebral cortex to the cord: the pyramids and the ventro-lateral

descending tracts. Journ. of experim. Physiol. III. 4. p. 355. 1910.

Nur physiologisch. Sch. betrachtet den ventrolateralen Tract, der neben Deitero-spinalen, cerebellospinalen Fasern auch bulbo-spinale, mesencephalo-spinale und wahrscheinlich auch thalamo-spinale enthält, als wesentlichsten extrapyramidalen Willensweg, der bei Nichtsäugern allein als cortico-spinale Bahn in Betracht kommt. Weder die spino-cerebellaren noch die spinotectalen und spino-thalamischen Antheile des Gowers'schen Bündels kommen als Leiter der Sensibilität in Betracht. (? Ref. W.)

479) De Lange, S. J., The descending tracts of the corpora quadrigemina. 22 Fig. Folia neurobiol. III. 4. p. 633. 1910.

480) Kollarits, Jenö, Sekundäre Degenerationen in Folge einer Ponsgeschwulst. Mit 16 Textfiguren. Ztschr. f. d. ges. Neurol. u. Psychol. III. Originalien, 5. p. 533. 1910.

Ein Tumor der Brücke und oberen Oblongata hatte u. A. das hintere Längsbündel zerstört und zu aufsteigender Degeneration im mittleren und lateralen Theile desselben geführt, während die den absteigenden Fasern (?) entsprechenden medialen Partien erhalten geblieben sind.

481) Herzog, Franz, Sekundäre Degenerationen in der Brücke und in der Medulla oblongata. Mit 14 Textfiguren. Journ. f. Psychol. u. Neurol. XVI. p. 179. 1910.

Beschreibung sekundärer Degenerationen in einem Falle von Ponstumor und in einem Falle von multiplen Blutungen der Brücke und des Thalamus. In einem Falle konnte eine absteigende Degeneration aus medialen Theilen der Brückenhaube in das Bechterew-Hellweg'sche Bündel via laterale Olivenkapsel verfolgt werden, in einem anderen die centrale Haubenbahn bis in die Olive hinein. Der Bindearm enthielt cerebello-petale Fasern.

482) Beccari, Nello, Sopra alcuni rapporti del fascicolo longitudinale posteriore con i nuclei di origine dei nervi oculomotore e trocleare nei teleostei. Con 2 fig. Monitore zoolog. Italian. XX. 8. p. 242. 1909.

(Siehe auch Capitel 11.)

483) Goldstein, Kurt, Ueber die aufsteigende Degeneration nach Querschnittsunterbrechung des Rückenmarks (Tractus spino-cerebellaris posterior, Tractus-spino-olivaris, Tractus spino-thalamicus). 13 Figuren. Neurol. Centr.-Bl. p. 898. 1910.

484) Kohnstamm und Hindelang, Der nucleus intermedius sensibilis als Ursprung einer gekreuzt aufsteigenden Bahn (Visceralbahn?). Mit Demonstrationen. 35. Wanderversammlung d. südwestdeutschen Neurologen und Irrenärzte in Baden-Baden am 28. u. 29. Mai 1910. Referat in Neurol. Centr.-Bl. p. 663. 1910.

Einseitige Durchschneidung der lateralen Oblongata führte zur Tigrolyse von Zellen in der gekreuzten Hälfte des Halsmarks, welche ihrer Lage nach den „Mittelzellen" Waldeyer's entsprechen. Diese Zellensäule geht nach oben direkt in einen lateral vom Kern des Solitärbündels gelegenen Kern über, er ist daher wohl als „Nucleus intermedius sensibilis visceralis", d. h. als Ursprungskern einer gekreuzt aufsteigenden visceral-sensiblen Bahn zu bezeichnen.

485) Choroschko, W. K., Sekundäre Degeneration in aufsteigender Richtung bei Rückenmarksverletzungen. Mon.-Schr. f. Psych. u. Neurol. Heft 6. 1909.

486) Lewy, F. H., Doppelseitige aufsteigende Entzündung des akustischen Systems. Mit 13 Textfiguren u. 2 Tafeln. Ztschr. f. d. ges. Neurol. u. Psychiatr. II. 1. p. 11. 1910.

In einem Falle doppelseitiger plötzlicher Ertaubung bei Scharlach fand sich eine Entzündung im Kleinhirnbrückenwinkel, die ein Stück Flocculusrinde, das Tuberculum acusticum und den ventralen Akusticuskern zur Atrophie gebracht und den Ram. cochlearis nebst Endorganen des Hörapparates zerstört hatte. Sekundär waren die Hörbahnen bis zum Corpus geniculatum mediale degenerirt (besonders das Corp. trapezoides, die obere Olive, die laterale Schleife, weniger die Striae acusticae). In der Rinde der Heschl'schen Windung bestand eine (wohl in Folge Inaktivitätsatrophie zu Stande gekommene) Verödung, besonders in der Schicht der mittleren Pyramidenzellen, der inneren Körnerschicht und der subgranulären Pyramiden, sowie der polymorphzelligen Schicht.

Motorische Bahnen.

Holmes und May (464) haben in einer werthvollen Arbeit, deren Studium im Original angelegentlichst empfohlen sei, die bisher noch immer nicht geklärte Frage nach dem Ursprung der Pyramidenbahn definitiv zur Entscheidung gebracht. Bekanntlich dreht sich der Streit vor Allem darum, ob nur die vordere Centralwindung als Ursprungsort der Pyramidenfasern zu gelten hat oder ob auch die hintere Centralwindung daran Theil nimmt. H. u. M. haben nun die Nissl-Veränderungen der Hirnrindenzellen im Bereiche der motorischen Sphäre nach Läsionen der Pyramidenbahnen im Bereiche des Halsmarks bei Säugern (Katze, Hund, Halbaffen, Affen) und 2 Menschen mit entsprechenden traumatischen Halsmarkaffektionen untersucht. Sie kamen dabei zu folgenden Resultaten: Der Ursprung der Pyramidenfasern für Beine und Rumpf liegt bei Primaten vollständig vor der Centralfurche. Die cortico-spinalen Fasern entspringen lediglich in den Riesenpyramidenzellen der „infra-granulären" Rindenzone dieser Gegend, andererseits lassen diese Zellen nur cortico-spinale Fasern hervorgehen. Das Ursprungsgebiet der cortico-spinalen Fasern fällt eng zusammen mit der „excitable motor cortex" für Beine und Rumpf, die auch eine besonders differenzirte Struktur besitzt (Brodmann-Vogt).

Von Economo und Karplus (397) beschreiben Pyramidenfasern zum gleichseitigen und gekreuzten Corpus restiforme (Probst), bez. bis nahe an den Strickkörper heran, Pyramidenendigungen in motorischen Hirnnervenkernen, bes. im Facialiskern und in den Vorderhörnern, ein Pick'-sches Bündel (= cerebral kreuzendes Pyramidenbündel) bei einer Katze, Pyramidenfasern zur Oliva inferior (Lewandowsky). Weder Katze noch Macacus besitzen eine Pyramiden-Vorderstrangbahn. Im Halsmark von Macacus konnte die Pyramidenseitenstrangbahn nicht räumlich von der Kleinhirnseitenstrangbahn getrennt werden.

Nach Mingazzini und Polimanti (s. Cap. IX)

laufen die centralen Hypoglossus-Fasern in der Pyramide im Allgemeinen medial von den übrigen.

Mad. Dejerine und Jumentié (469) fanden absteigende Bündel des Hirnschenkelfusses, die sich in mittleren und besonders unteren Brückenhöhen dem ventro-medialen Theile der medialen Schleife anlegen, keilförmig in die Olivenzwischenschicht von der Pyramide aus hineinreichen und sich in Einzelbündel längs der Raphe auflösen, die erst in der Höhe der Pyramidenkreuzung verschwinden. Sie besitzen gewisse Analogien mit Schlesinger's „latero-pontinen" Bündeln und den aberrirenden Bündeln Mad. Dejerine's (siehe den vorigen Bericht). Es werden drei verschiedene Typen dieser medialen aberrirenden bulbo-pontinen Bündel beschrieben. Seltener kommen laterale aberrirende bulbo-pontine Bündel vor. Unter „Fascicules aberrants médio-pontins" beschreiben D. u. J. ferner dicke Bündel, die von dem medialen Pol der medialen Schleife in jeder Höhe der Brücke zur Fussfaserung hinüberwandern und im medialen Brückengrau zu endigen scheinen. Endlich werden noch Fasern geschildert, die vollständig den bekannten Verlauf der Fussschleife „pes lemniscus interne" besitzen.

Die dem Frontalhirn entstammenden, „extraopercularen" Fasern des „Fasciculus geniculatus" oder des medialen Bündels des Hirnschenkelfusses bilden nach Dejerine und André-Thomas (370) zuweilen eine eigene ganz medial liegende Fasergruppe. D. und A.-Th. betonen, dass starke individuelle Differenzen in der Struktur dieses medialen Hirnschenkelfuss-Bündels bestehen.

Economo und Karplus (397) bestätigen den corticofugalen Charakter des Türck'schen Bündels.

Quensel (354), der auf Grund des Studiums von Frontalschnittserien bei Erweichungsherden im Stirnhirn, bez. in dessen Nähe die einzelnen Stabkranzantheile des Stirnhirns bis in den Hirnschenkelfuss verfolgt hat (s. Capitel IV), bestätigt die Angabe von Flechsig, dass die Pyramidenbahn im dritten äusseren Fussviertel liegt. Die beiden inneren Viertel gehören der Arnold'schen Stirnhirnbrückenbahn an. Die Pyramidenfasern der motorischen Hirnnerven laufen hauptsächlich in der Fussschleife. Innerhalb des Arnold'schen Bündels lassen sich mehrere Felder abgrenzen: Das mediale Drittel des Arnold'schen Bündels im Hirnschenkelfusse (= basales Drittel des Vorderschenkels der inneren Kapsel) kommt aus basalen und frontalen Theilen der 1. Frontalwindung und des Gyrus fornicatus vor dem Balkenknie, vielleicht auch aus der Pars orbitalis der 3. Frontalwindung. Der mittlere Theil des Arnold'schen Bündels (= mittleres Segment der vorderen inneren Kapsel) besitzt Beziehungen zur medialen Rinde der ersten Frontalwindung, der übrigen medialen Hemisphärenrinde (inclusive Gyrus fornicatus) in der Gegend des Balkenknies und unmittelbar hinter demselben, ferner zum vorderen Theile der Pars triangularis von F 3. Unsicher sind Stabkranzfaserverbindungen der hinteren Hälfte der Pars triangularis sowie der ganzen Pars opercularis von F 3. Der laterale Theil des Arnold'schen Bündels (= dorsales Drittel des Vorderschenkels der inneren Kapsel) gehört hauptsächlich zum Fusstheile von F 1 und dem anliegenden Gyrus fornicatus. In diesem Theile der inneren Kapsel treten latero-dorsal an und hinter dem Knie der inneren Kapsel die Fasern aus dem Operculum Rolandi (die bisweilen einen ventro-lateralen Theil des Arnold'schen Bündels einnehmen mögen?). „In der Regel verlassen dieselben den Hirnschenkelfuss, um in der Fussschleife in variabler Weise weiter zu verlaufen." Im Thalamus sind der vordere laterale Kern, daneben dorsale Theile des vorderen Kerns, weniger der mediale Kern Endstätten von Stirnhirnfasern. Der Fasciculus occipito-frontalis, der im Wesentlichen aus Stabkranzfasern des Gyrus fornicatus besteht, hat wahrscheinlich ebenfalls Beziehungen zum vorderen lateralen Kern.

Direkte Grosshirnrindenfasern zu den Kleinhirnhemisphären und zu caudalen Wurmtheilen via Hirnschenkelfuss, gleichseitigen und gekreuzten Brückenarm beschreiben Economo und Karplus (397).

Bei einer von Geburt an Schwachsinnigen, die an einseitiger Oculomotoriuslähmung und progressiver Paralyse litt, fand Bundschuh (471) unter anderem eine Verlagerung der rechten Pyramidenbahn in die ventrale Brückenhaube, während sie in der Oblongata wieder die normale Lage einnahm. In der Brücke trat ein Bündel auf, das im linken lateralen Haubenfeld medial zum hinteren Längsbündel gelangte, dann ventralwärts längs der Raphe zum „Bündel von der Schleife zum Fusse" zog.

Aus dem Studium der Degenerationen nach Mittelhirndurchschneidung bei Kaninchen, sowie normaler Weigert-Serien von Teleostiern (Lophius), Amphibien und Reptilien schliesst De Lange (479), dass dem Tectum opticum und den Tori semicirculares bei Fischen ein kleines dorsales Bündel entstammt, das in mehr frontalen Mittelhirnebenen entspringt und theilweise kreuzt, und ein grösseres ventrales, das aus caudaleren Regionen spinalwärts zieht und ebenfalls theilweise kreuzt. Beide Faserzüge enden im Mittelhirn und der Oblongata. Im Laufe der Phylogenese wird das dorsale Bündel relativ stärker, seine dorsalen Kreuzungen erstrecken sich weiter caudalwärts. Das ventrale Fasersystem nimmt bei höheren Vertebraten an Umfang relativ ab und zerfällt bei Kaninchen in einen theilweise kreuzenden intermediären oder bulbären Abschnitt und in einen völlig homolateralen Brücken-Antheil. Sowohl die dorsalen wie die ventralen Tractus tecto-bulbares erhalten bei allen Vertebraten Zuzüge aus dem hinteren Vierhügel, bez. dem Torus longitudinalis (? Ref. W.). L.'s Resultate stimmen im Wesentlichen mit älteren Beobachtungeu überein.

Nach Kohnstamm und Hindelang (484) entspringt die gekreuzte Tecto-spinalbahn (der Fasciculus praedorsalis) nicht aus dem Nucleus intratrigeminalis, dieser entsendet vielmehr eine gleichseitige auf- und absteigende Bahn.

Economo und Karplus (397) sahen ausser der centralen Haubenbahn ein feinfaseriges Bündel aus dem cerebralen Ende des Fasciculus longitudinalis posterior zum Hilus der Oliva inferior absteigen.

Beccari (482) hat bei amerikanischen Forellenlarven mit Ramón y Cajal's Fibrillenmethode ähnliche innige Beziehungen der Fasern des hinteren Längsbündels zu den Augenmuskelkernen, insbesondere zu den Zellen des Oculomotoriuskernes gefunden, wie sie Ramón y Cajal in seinem Nucleus tangentialis VIII der Vögel und Fische (= Nucleus ventralis Kappers, Wallenberg) beschrieben hat. Das hintere Längsbündel ist hier im Rückenmarke noch sehr klein, besitzt seine grösste Ausdehnung im Bereiche der VIII-Kerne, giebt mehr als die Hälfte seiner Fasern an den III-Kern ab; die übrigen endigen im Kern des hinteren Längsbündels.

Sensible Bahnen.

Choroschko (485) hat in zwei Fällen von Rückenmarksläsionen die aufsteigenden Marchi-Degenerationen untersucht und fand dabei aufsteigende Pyramiden-Degeneration bis zur Rinde der Centralwindungen, Degeneration des Gowers'schen Bündels bis in das Putamen. Im hinteren Längsbündel und der hinteren Commissur hat Ch. ebenfalls Schwärzungen gefunden, die nach Ansicht des Ref. W. wohl zum Theil physiologisch sind.

Kohnstamm und Hindelang (484) bestätigen den Ursprung des Tractus fascicul. Foreli (sekundäre Quintusbahn dorsaler Abschnitt, Wallenberg) aus dem Kern der spinalen Trigeminuswurzel, ferner die vom Ref. W. (siehe auch Economo und Karplus) beschriebenen ungekreuzt aufsteigenden Fasern aus dem sensiblen Trigeminuskern der Brücke und den „Nucleus sensibilis intermedius" des Halsmarkes, bez. des ganzen Rückenmarkes als Ursprungskern einer gekreuzt aufsteigenden Spinalbahn (Edinger). Der Kern entspricht den Mittelzellen von Waldeyer und enthält häufig motorische Zellenformen. Die gekreuzt aufsteigende Spinalbahn setzt sich im Hirnstamm durch eine Kette ungekreuzter Neurone fort, als deren Endstationen das Centrum receptorium der Formatio reticularis, der Nucleus paralemniscalis inferior und superior, cellulae tegmenti ad tectum, vielleicht auch der Nucleus intratrigeminalis gelten können. Der Zellentyp, aus dem die sekundäre Quintusbahn der spinalen Quintuswurzel entspringt, setzt sich spinalwärts als Nucleus magnicellularis centralis des Hinterhorns (Jakobsohn) medial und ventral von der Substantia gelatinosa fort und muss scharf von dem Nucleus intermedius sensibilis getrennt werden, der frontal sich in eine lateral vom Kerne des Solitärbündels gelegene Zellengruppe fortsetzt.

Economo und Karplus (397) beschreiben als centrale Geschmacksbahn beim Affen ein gleichseitig degenerirendes dünnfaseriges Bündel, das retrograd bis zum dorsalen Pol der Substantia gelatinosa des sensiblen Quintuskernes und Glossopharyngeuskernes verfolgt werden konnte und als „laterales Haubenbündelchen" medial vom Bindearm in der caudalen Vierhügelgegend und lateral vom Probst'schen Bündel aus der cerebralen Quintuswurzel läuft. E. u. K. fanden ferner ein Bündel aus dem hinteren Vierhügel zur medialen Schleife und Schleifenfasern via Commissur der vorderen Vierhügel zum gekreuzten ventralen Thalamus.

Goldstein (483) bestätigte den Verlauf des Tractus spino-tectalis und spino-thalamicus, sah ihn in einem Falle von Lumbalmark-Compression bereits aus dem Lendenmark entspringen und Aeste an den hinteren Vierhügel abgeben.

VIII. Kleinhirn und seine Verbindungen.

487) Edinger, Ludwig, Ueber die Eintheilung des Cerebellums. Mit 9 Abbildungen. Anatom. Anzeiger XXXV. p. 319. 1909.

488) Edinger, L., Ueber das Kleinhirn. 35. Wanderversamml. d. südwestdeutschen Neurol. u. Irrenärzte in Baden-Baden am 28. u. 29. Mai 1910. Ref. im Neurol. Centr.-Bl. p. 706. 1910.

Anwendung der Neueintheilung des Kleinhirns, sowie der neuen Kenntnisse über die cerebellaren Beziehungen des Grosshirns zum Hirnstamm, namentlich zur Haube, und zum Rückenmark auf die Funktion als Hauptcentrum der „proprioceptiven Reflexe" im Sinne Sherrington's.

489) Comolli, Antonio, Il Cervelletto dei Mammiferi e la sua Divisione. Rivista mens. di Sc. nat. Natura I. 1910.

490) Comolli, Antonio, Per una nuova divisione del cervelletto dei mammiferi. Arch. di Anat. e di Embriol. IX. 2. 1910.

491) Obersteiner, Die Bedeutung der Körnerschicht des Kleinhirns. 81. Versamml. Deutscher Naturf. u. Aerzte in Salzburg vom 19. bis 25. Sept. 1909. Sektion f. Neurol. u. Psych. Ref. im Neurol. Centr.-Bl. p. 1108. (Physiologisch.)

492) Obersteiner, H., Ueber die Bedeutung der Körnerschicht des Kleinhirns. 1 Figur. Jahrb. f. Psychiatr. u. Neurol. XXX. 1910.

Das eigenthümliche Verhältniss der Purkinje-Zellen, die mit ihren ausgebreiteten Dendritenästen in der Sagittalrichtung angeordnet sind, zu den Parallelfasern aus den Körnerzellen, die sich in der Quere ausdehnen, spricht dafür, dass die Körner (conform Hill) als Schaltzellen anzusehen sind, die die cerebellopetalen Erregungen in geordneter Weise auf grössere in der Querebene des Körpers langgestreckte Gruppen von Purkinje-Zellen übertragen (auf dem Wege der Appendices piriformes der Purkinje-Dendriten) zwecks Erhaltung des Körpergleichgewichts.

493) Löwy, Robert, Zur Frage der superficiellen Körnerschicht u. Markscheidenbildung des Kleinhirns. Ihre Beziehungen zum Lokalisationsproblem u. zur Gehfähigkeit. Mit 15 Textbildern. Arb. a. d. Neurol. Inst. u. d. Univ. Wien (Prof. *H. Obersteiner*) XVIII. p. 253. 1910.

494) Biach, Paul, Zur normalen u. pathologischen Anatomie der äusseren Körnerschicht des Kleinhirns. Mit 9 Abbildungen im Text. Arb. a. d. Neurol. Inst. a. d. Wiener Univ. (Prof. *Heinr. Obersteiner*) XVIII. 1. p. 13. 1909.

495) Luna, Emerico, Contributo allo studio sulla morfologia del cervelletto di alcuni mammiferi. 1a Nota. Sulla projezione corticale dei nuclei cerebellari. 5 fig. Folia neurobiol. III. 5. p. 313. 1909.

Vergleichende Untersuchungen über die relative Lage der centralen Kleinhirnkerne zur Rinde bei Katzen, Hunden, Schweinen und Affen (Cebus). Einzelheiten müssen im Originale eingesehen werden. Wichtig ist die Thatsache, dass recht ansehnliche Theile des Kleinhirns entfernt werden können, ohne Verletzung der Kerne.

496) Lourié, Beitrag zur Lokalisation der Funktionen des Kleinhirns. Arch. f. d. ges. Physiol. CXXXIII. p. 282. 1910.

Exstirpationsversuche bei Hunden lehrten, dass im Oberwurme Centren für die Innervation der Rückenmuskulatur enthalten sind.

497) Löwy, Robert, Zur Lokalisation im Kleinhirn. (Vorläufige Mittheilung.) Neurol. Centr.-Bl. p. 184.

Durchschneidungen des Lumbalmarkes, bez. der Nerven der Hinterextremitäten bewirkten Verzögerung der Markscheidenbildung im Lobus medianus posterior cerebelli. L. schliesst daraus, dass dieser Lobus u. A. das funktionelle Centrum der Hinterextremitäten darstellt.

498) Gowers, A. Ninian, The tract of *Gowers*. 10 Fig. Quart. Journ. of experim. Physiol. III. 4. p. 391. 1910.

Galvanocaustische Läsionen in Rückenmark und Oblongata von Affen führten zu Marchi- und Nissl-Degenerationen, aus denen hervorging, dass es ganz allmähliche Uebergänge vom dorsalen zum ventralen Tract. spino-cerebellaris giebt, dass beide in der gleichseitigen Clarke'schen Säule entspringen, dass, wie bekannt, der ventrale Tract. an der Peripherie des Gowers'schen Bündels liegt, und dass die medial davon laufenden Fasern im Rückenmarke, dem Seitenstrangkerne, in der Brücke, in den Vierhügeln, der Substantia nigra und dem Thalamus endigen. Der Tract. spino-vestibularis, der Plexus collateralis dorsalis und ventralis entspringen wahrscheinlich aus abgesprengten Fasern des Gowers'schen Bündels.

499) Polvano, F., Contributo alla conoscenza delle fibre che degenerano nel bulbo e nel midollo spinale in seguito a lesioni del verme cerebellare. Rivista Ital. di Neuropatol., Psichiatr. ed Elettroterap. III. 9. 1910. [Dem *Ref.* nicht zugänglich. Ref. im Neurol. Centr.-Bl. p. 434. 1911.]

Zerstörungen des Wurmes bei Hunden führten zu den bekannten Degenerationen via Strickkörper zum Bulbus und Rückenmarke bis zum Filum terminale; es giebt ausser der indirekten auch eine direkte Bahn vom Kleinhirn zum Bulbus und Rückenmarke.

500) Mac Nalty, A. Salisbury, and Victor Horsley, On the cervical spino-bulbar and spino-cerebellar tracts and on the question of topographical representation in the cerebellum. Brain XXXII. 127. p. 237. 1910.

501) Molhant, M., Les noyaux des fibres nucléo-cérébelleuses et des fibres réticulo-cérébelleuses ventrales. 14 Fig. Névraxe XI. p. 303. 1910.

Die Läsion der austretenden Glossopharyngeuswurzeln hatte bei einem Kaninchen zu hämorrhagischen Herden in der Peripherie des Strickkörpers geführt. In Folge dessen konnte M. die Nissl-Veränderungen nach der Unterbrechung nucleo-cerebellarer und reticulo-cerebellarer Fasern (van Gehuchten) studiren. Er bestätigt van Gehuchten's Ansicht von dem Ursprunge cerebellarer Fasern aus dem Seitenstrangkerne und der Formatio reticularis bulbi et pontis, die letzteren Fasern entspringen in den lateralen zwei Dritteln der Formatio reticularis.

502) Mingazzini, G., u. O. Polimanti, Anatomisch-physiologischer Beitrag zum Studium der Grosshirn- u. Kleinhirnbahnen des Hundes. 4 Tafeln. Mon.-Schr. f. Psych. u. Neurol. XXV. p. 137. 1909.

503) Luna, E., Contribution expérimentale à la connaissance des voies de projection du cervelet. Résumé. Arch. ital. de Biol. LI. 3. p. 137. 1909.

L. beschreibt Fasern aus dem Nucl. dentatus via „accessorisches Bindearmbündel" Probst zu den vorderen und hinteren Vierhügeln. Das Bündel läuft anfangs ganz nahe dem Hakenbündel.

504) Jamieson, E. B., The arrangement of the fibres of the middle cerebellar peduncle. 3 Fig. Journ. of Anat. a. Physiol. XLIV. 3. p. 234. 1910.

Die Querfasern der Brücke bilden beim Uebergange in den Brückenarm drei Bündel, von denen das oberflächlichste aus superficiellen, mittleren und wahrscheinlich tiefen Querfasern der frontalen Brückentheile hervorgeht und zur Unterfläche der Kleinhirnhemisphären, sowie zu caudal-lateralen Theilen der Dorsalfläche gelangt. Ein „Fasciculus obliquus" dieses Antheiles löst sich von dem Haupttheile los und geht zu frontalen Theilen der Unterfläche des Cerebellum. Das zweite Hauptbündel entsteht aus den Querfasern distaler Brückenabschnitte und geht zur Unterfläche des Kleinhirns nahe dem Wurme. Das mittlere oder tiefste Hauptbündel enthält die meisten tiefen Querfasern, legt sich nach innen von den beiden anderen und endet in den oberen und frontalen Kleinhirntheilen.

505) Hoestermann, Ernst, Zur Kenntniss der efferenten Kleinhirnbahnen beim Menschen. 3 Fig. Neurol. Centr.-Bl. p. 3. 1911.

Marchi-Degenerationen nach Zerstörung hinterer Theile der linken Kleinhirnhemisphäre (Mitverletzung der Hinterstrangskerne, meningitische Läsion der Hirnnervenwurzeln) konnten auf dem Wege des Bindearmes, äusserer ventraler Bogenfasern, des Tractus fastigio-bulbaris und uncinatus in die Haube des Hirnstammes verfolgt werden.

Die beiden Arbeiten von Comolli (489. 490) enthalten die ausführliche Begründung der von ihm gemeinsam mit Edinger aufgestellten Neueintheilung des Kleinhirns. Sehr zahlreiche und präcise Abbildungen sind beigegeben. Es handelt sich nach diesen Arbeiten und der über sie berichtenden Edinger's (487) um das Folgende: Die bisherige Kleinhirneintheilung ist völlig ungenügend, weil sie nicht Rücksicht darauf nimmt, dass einzelne Theile erst mit Auftreten der Grosshirnhemisphären in der Thierreihe erscheinen und sich ihrer Entwickelung entsprechend vergrössern, während andere, von den Fischen bis zum Menschen, fast unverändert nach Rinde, Kern und Verbindungen bestehen. Diese Letzteren, das *Palaeocerebellum,* lassen sich am besten bei Vögeln studiren, weil hier der Grosshirnanschluss (Pons) noch fehlt. Wenn man das Vogelkleinhirn mit dem Gehirn eines kleinen Säugers, etwa einer Maus, vergleicht, dann erkennt man, dass zu einem aus Wurm und Flocke bestehenden Apparate sich zwischen diese beiden 3 neue Lappen einfügen. Querschnitte zeigen, dass sie allein mit der Brückenfaserung zusammenhängen. Diese neuen Theile sind das *Neocerebellum.* Entwickelungsgeschichtlich lässt sich zeigen, dass die bekannten transversalen Primärfurchen des Kleinhirns direkt vor und hinter den neocerebellaren Theilen liegen, dass sie also ihr frühes Auftreten und ihre Bedeutung eben dem Umstande verdanken, dass sie fast rein bleibende paläencephale Abschnitte von denjenigen abtrennen, die seitlich auswuchernd das Neocerebellum darstellen.

Von den 3 Läppchen des Neocerebellum wächst namentlich das mittlere stark aus, die beiden anderen bleiben ebenso wie die paläocerebellaren Theile meist ohne besondere Complikation. Nur die Veränderungen in diesem mittleren Läppchen sind es, die eine enorme Mannigfaltigkeit der Kleinhirntypen erzeugen, eine Mannigfaltigkeit, die so weit geht, dass, wenn der Lappen, wie bei Pferden, Elefanten, Affen und vor Allem beim Menschen, sehr gross wird, alle übrigen neencephalen Theile unter ihm verschwinden, und die Furchungsrichtung durch fortwährende Theilungen der eintretenden Brückenbündel sich total ändert.

Durchforscht man eine grosse Reihe von Thiergehirnen, so kann man mindestens 3 Typen der Entwickelung von Lobulus 2 erkennen. Am einfachsten ist er bei Ornithorhynchus, aber auch bei den Nagern tritt er noch sehr einfach in Erscheinung. Häufig wickelt er sich wurmförmig auf und furcht sich dann in den mannigfachsten Richtungen. Dieser Typ ist eigenartig und hat wohl die meisten Schwierigkeiten in der Erklärung bisher gemacht.

Das Kleinhirn zerfällt also in einen medialen paläencephalen Abschnitt, dem auch die laterale Flocke angehört, und einen mächtigen neencephalen, lateralen Abschnitt. Diese werden durch die Sulci primarii schon sehr früh vorn und hinten begrenzt. Es zerfällt dadurch in einen vorderen und hinteren ziemlich constant bleibenden und einen mittleren ausserordentlich variablen Theil.

Wir bedürfen zweifellos einer vollständig neuen Nomenclatur, und es wird zweckmässig sein, wenn diese sich auf die hier gegebene neue Eintheilung stützen wird.

Biach (494) konnte aus zahlreichen Untersuchungen der Kleinhirne von Neugeborenen und Kindern im ersten Lebensjahre den Schluss ziehen, dass die sogenannte „äussere Körnerschicht" der Kleinhirnrinde ganz allmählich im Laufe der ersten 9 Monate verschwindet, und zwar im Wurme früher als in den Hemisphären. Die von Berliner beschriebenen pathologischen Körnerschichten werden von B. nicht auf schwere Ernährungsstörungen, sondern auf eine Entwickelungshemmung der genannten Centralorgane zurückgeführt.

In Ergänzung der Arbeit von Biach hat Löwy (493) eingehende Untersuchungen über die oberflächliche Körnerschicht der Kleinhirnrinde an Embryonen verschiedenen Alters, an mehreren Säugerarten und Vögeln angestellt und gleichzeitig die Markscheidenbildung des Kleinhirns vergleichend herangezogen. Dabei kam er zu folgenden Resultaten: Die superficielle Körnerschicht verschwindet bei den einzelnen Arten zu verschiedenen Zeitperioden. Besonders rasch verschwindet sie bei Cavia cobaya, langsam bei Felis domestica. Sie verschwindet im Wurme, bez. im Palaeocerebellum (Edinger) früher als in den Lobi laterales (Neocerebellum) und auch innerhalb dieser Theile zu verschiedenen Zeiten. Dieses Verschwinden spielt sich stets in zwei Abschnitten ab, von denen der erste bei Cavia ganz in das Embryonalleben fällt, bei Felis auch noch in die extrauterine Lebensperiode hineinreicht. Die zweite Periode, in der die Reste der Körnerschicht schwinden, ist kürzer als die erste. Ein Zusammenhang zwischen Oberflächenentwickelung der Kleinhirnrinde und dem Verschwinden der superficiellen Körnerschicht besteht nicht. Auch die Markscheidenentwickelung ist bei der einen Gruppe der Säuger zur Zeit der Geburt oder kurz darauf vollendet und reicht bei der zweiten Gruppe noch mehr oder weniger in das extrauterine Leben hinein. Auch sie ist im Wurme rascher vollendet als in den Hemisphären, auch hier bestehen Differenzen innerhalb der einzelnen Theile. In Folge der von der Peripherie ausgelösten Reize wirkt der erste Lebensabschnitt äusserst anregend auf die Markscheidenbildung (Flechsig, Westphal). Die Kleinhirnrinde ist ein Complex funktionell verschieden wirkender Theile (Bolk, van Rynberck u. A.). Es lässt sich, conform mit Edinger, ein phylogenetisch älterer Theil (Wurm) von einem jüngeren (Hemisphären) abgrenzen. Das Verschwinden der Körnerschicht und die Markreifung stehen im Zusammenhange mit der Gehfähigkeit der Thiere, sie gehen rasch vor sich bei den Thieren, die gleich nach der Geburt sich ungehindert bewegen können, sie sind langsamer bei denen, die erst im Laufe einiger Zeit diese Gehfähigkeit erlangen.

Aus den sorgfältigen Experimenten von Horsley und Mac Nalty (500) geht hervor, dass die aus der Kopf- und Nackenregion des Rückenmarkes und etwa auf der Grenze von dorsaler und ventraler Rückenmarkskleinhirnbahn verlaufenden Fasern des Tractus spino-cerebellaris im Wesentlichen gleichseitig, aber auch zu kleinem Theile gekreuzt in allen Theilen der paläocerebellaren Rinde enden ausser in den dorsalsten und ventralsten. Die aus den Rückenmarkstheilen, wo die sensiblen Armnerven enden, entspringenden Fasern verlaufen im Rückenmarke gleichseitig und zu kleinem Theile gekreuzt als medialste Abschnitte des Tractus spinocerebellaris ventralis und im Kleinhirne erreichen sie, zumeist gleichseitig bleibend und mit wenig Fasern kreuzend auch nur frontale Abschnitte des Wurmes, alle Lappen des Lobus centralis und die ventraleren des Culmen. Ganz in den gleichen Partien enden auch die wenigen Fasern, die aus der Beinregion im ventralen Tractus spino-cerebellaris aufsteigen. Rumpf- und Beinregion senden aber ihre cerebellaren Fasern im Wesentlichen durch den Tractus spino-cerebellaris dorsalis in das Kleinhirn. Dieser kreuzt dort etwa mit einem Drittel seiner Fasern und endet gekreuzt und gleichseitig im Lobus centralis, Culmen, Lobus posterior und Lobus pyramidalis, also im Ganzen caudal von den Endstätten der Kopf-, Hals- und Arminnervation. Der ganze Tractus spino-cerebellaris dorsalis endet im Lobus centralis, im Culmen, Lobus posterior und pyramidalis beider Seiten ($^2/_3$ gleichseitig, $^1/_3$ gekreuzt), der Tractus spino-cerebellaris ventralis nur im Lobus centralis, weniger im Culmen und den Rändern der Primärfurchen, also im Ganzen frontal vom dorsalen ($^4/_5$ gleichseitig, $^1/_5$ gekreuzt). Der Tractus spino-cerebellaris ventralis splittert auch im gleichseitigen, weniger im gekreuzten Dachkerne auf, der dorsale Tractus besitzt keine Beziehungen zum Nucleus dentatus. Es besteht keine sensible Lokalisation innerhalb der Kleinhirnrinde, denn die spino-cerebellaren Fasern besitzen alle nahezu die gleiche Kleinhirnendigung, gleichgültig, aus welchen Theilen des Rückenmarkes sie herkommen.

Nach den Untersuchungen von Mingazzini und Polimanti (502) an Hunden nach Entfernung eines Stirnlappens und einer Kleinhirnhemisphäre (zum Theil der gleichen, zum Theil der gekreuzten Seite) besitzen die aus dem Stirnlappen und dem hinteren Theile des Gyrus sigmoideus stammenden Brückenarmfasern eine dorsale Lage, die aus dem

Schläfenlappen wahrscheinlich eine ventrolaterale. Neben einem cerebro-cerebellaren System enthält der Brückenarm des Hundes einen cerebello-cerebralen. Das cerebro-cerebellare System zerfällt 1) in einen frontalen Abschnitt, der via medialen Theil des Hirnschenkelfusses und dorso-laterale Brückenpyramiden in den Ganglienzellen der gleichseitigen Area paramedialis endigt. Die aus dieser entspringenden Fasern laufen theils im gekreuzten Brückenarme, theils in der gleichseitigen und gekreuzten Haubenraphe. Der 2. temporale Abschnitt läuft via medialer Theil des Hirnschenkelfusses, ventro-mediale Brückenpyramide, Area paramedialis und Stratum superficiale (gleichseitig und gekreuzt), von da aus theils zur Raphe, theils via Stratum superficiale der anderen Seite, ventro-lateraler Rand des Brückenarmes zum Kleinhirn.

Das cerebello-cerebrale System ist in den beiden medialen Dritteln des Brückenarmes enthalten. Ein Theil dieser Fasern läuft via Area paralateralis und Stratum profundum zur Haubenraphe, der andere via Stratum complexum und superficiale zur gekreuzten paramedialen Gruppe und zu Zellen des gleichseitigen Stratum superficiale, zur gekreuzten Haube und zur gekreuzten Grosshirnhemisphäre.

Das dorsale Bindearmbündel entspringt nach M. u. P. aus medialen und frontalen Theilen der gleichseitigen Kleinhirnhemisphäre, das ventrale aus medialen distalen, das mittlere aus lateralen.

Die Kleinhirn-Olivenbahn läuft, wie bekannt, im lateralen Theile des distalen Strickkörpers, die Hinterstrangskernbahn im medialen Theile. Der Deiters'sche Kern und der ventrale Acusticuskern sollen direkte Beziehungen zu medialen Theilen der Hemisphären und des Wurmes besitzen.

IX. Medulla oblongata, Kerne der Hirnnerven.

506) Herrick, C. Judson, The relations of the central and peripheral nervous systems in phylogeny. 2 Textfiguren. Anat. Record IV. 2. p. 59. 1910.

Sehr gute Uebersicht über die Entstehung der funktionellen Gliederung des Nervensystems. Jedes funktionell verschiedene System (somatisch und visceral) besitzt eigenartige Entwickelung der Endorgane, der Nerven, der Ganglien und der centralen Verbindungen. An Stelle der segmentalen Eintheilung des Nervensystems müsste die funktionelle treten.

507) Meek, Alexander, The cranial segments and nerves of the rabbit with some remarks on the phylogeny of the nervous system. With 7 Figures. Anat. Anzeiger XXXVI. p. 560. 1910.

508) Landacre, F. L., The origin of the cranial ganglia in Ameiurus. 88 Fig. Journ. of comp. Neurol. a. Psychol. XX. 4. p. 309. 1910.

509) Landacre, Francis L., The origin of the sensory components of the cranial ganglia. 3 Fig. Anat. Record IV. 2. p. 71. 1910.

Die peripherischen Sinnesorgane aller funktionellen Componenten besitzen gemeinsamen Typ und gemeinsame Funktion. Peripherische Nerven, Ganglien und centrale Verbindungen dagegen sind streng getrennt. Die Ganglien der allgemeinen visceralen und allgemeinen somatischen Nerven entstehen aus der Ganglienleiste, die specifischen visceralen Nerven aus epibranchialen Plakoden, die specifischen somatischen zeigen Uebergänge vom Plakodentyp (N. lateralis X) zum Ganglienleistentyp (N. lateralis VII) in der Form des N. lateralis IX und des Octavus.

510) Flechsig, P., Neue Untersuchungen bezüglich der Reihenfolge, in welcher die peripheren Nerven des menschlichen Fetus in das Reifestadium eintreten. Münchn. med. Wchnschr. LVII. 27. 1909.

Wenn am Ende des 4. Monates noch alle peripherischen sensorischen Nerven marklos sind, beginnt die Reifung bereits in den peripherischen Theilen des Vestibularis, der Cochlearis wird erst 6 Wochen, der Opticus 12 Wochen später markhaltig, die sensorischen Hautnerven sind noch im 8. Monate nicht alle markhaltig. Die motorischen Nerven werden vom Centrum aus vielfach schon vor dem Vestibularis oder doch gleichzeitig markhaltig, vor Allem die Muskeläste zu den Hals- und Kopfmuskeln, auch die des Accessorius. Diese sind schon im 5. Monate in ganzer Länge fertig. Weist das schon darauf hin, dass die Kopfhaltung bereits beim frühen Fetus eine aktive ist, so wird das durch den Befund im Centralorgane bestätigt. Hier zeigt sich, dass ausser einem der lateralen Brückenreticularisformation angehörigen Längsbündel, wohl einem der von Kohnstamm näher untersuchten Bündel (Ref. E.), zunächst die vom Deiters'schen Kerne ausgehenden Rückenmark- und Dorsallängsbündelfasern markhaltig werden.

511) Dorello, Pimo, Ricerche sopra la segmentazione del romboencefalo. Atti R. Accad. Lincei Anno 307. S. 5. Rendic. Cl. di Sc. fis., mat. e nat. XIX. 8. p. 518. 1910.

Die „Rhombomerie“ beginnt bei geöffnetem Medullarrohr (primäre Rhombomerie) und endigt bei geschlossenem (sekundäre Rhombomerie). Das erste und zweite Rhombomer trennen sich erst spät.

512) Gast, Reinhard, Die Entwickelung des Oculomotorius u. seiner Ganglien bei Selachier-Embryonen. 5 Tafeln. Mitth. a. d. Zoolog. Station zu Neapel XIX. 3. p. 169. 1909.

513) Biondi, G., Osservazioni sullo sviluppo e sulla struttura dei nuclei d'origine dei nervi oculomotore e trocleare nel pollo. Rivista Ital. di Neuropatol., Psich. ed Elettroter. 7. 1910. [Dem *Ref.* nicht zugänglich. Ref. in Ann. di Nevrol. p. 217. 1910.]

Der Oculomotoriuskern des Hühnchens entwickelt sich aus einem Hauptkerne und einem Nebenkerne, aus dem ersteren entsteht die ventrale, „postero-interne“ und „postero-externe“ Gruppe, aus dem Nebenkerne die dorsolaterale und mediale Gruppe. Die kreuzenden Wurzelfasern zeigen sich zuerst am 6. Bebrütungstage, vom 7. bis 11. Tage wandern Neuroblasten von einem zum anderen Hauptkerne. Die Bedeutung eines medial von der „postero-internen“ Gruppe gelegenen Zellenhaufens ist noch unklar. Der Trochleariskern ist zunächst getrennt vom Oculomotoriuskerne angelegt, nähert sich ihm aber in späteren Entwickelungsstadien. Doppelt kreuzende Trochleariswurzeln existiren nicht.

514) Toyofuku, Tamaki, Zur Frage der Lagerung der motorischen Kerne im Hirnstamme. Mit 3 Ab-

bildungen im Text. Arb. a. d. Neurol. Inst. a. d. Univ. Wien (Prof. *H. Obersteiner*) XVIII. p. 206. 1910.

Agenesie der Pyramidenbahn bei Missbildungen, frühen porencephalischen Defekten u. s. w. bedingte keine Verlagerung des Facialiskernes (contra Kappers und Vogt). Auch für den Hypoglossuskern und die Augenmuskelkerne bekämpft T. die Ausführungen Kappers, giebt aber zu, dass die maximale Reizladung möglicher Weise eines der ursächlichen Momente der gegenseitigen Lagerung im Hirnstamme ist.

515) Bernheimer, St., Weitere experimentelle Studien zur Kenntniss der Lage des Sphinkter- u. Levatorkernes. 2 Tafeln. Arch. f. Ophthalmol. LXX. 3. p. 539. 1909.

516) Wallenberg, Adolf, Einfluss des unteren Scheitelläppchens auf die Bewegungen des Oberlides; das Centrum des Levator palpebrae superioris. Aerztl. Verein in Danzig. Sitzung vom 18. Nov. 1909. Ref. in Deutsche med. Wchnschr. XXXVI. 1910.

517) Wallenberg, Adolf, Beitrag zur Lehre vom Ursprung des Levator palpebrae superioris u. seinen angeblichen Beziehungen zur Grosshirnrinde. 3 Abbildungen. Neurol. Centr.-Bl. p. 402. 1910.

In einem Falle von rechtseitiger Hemiplegie mit gleichseitiger Ptosis fand sich neben einem ausgedehnten Erweichungsherde in der linken Hemisphäre, der vom Stirnlappen bis zum unteren Scheitellappen sich erstreckte, ein zweiter etwa 2—2.5 mm grosser im Bereiche der caudalen Hälfte des Oculomotoriuskernes, der die dorsale Abtheilung des Kernes einseitig zerstört hatte und an der dorsalen Kerngrenze über die Mittellinie hinüber reichte. Ref. W. macht diesen zweiten Herd für die Entstehung der Ptosis verantwortlich; das Centrum für den Levator wäre dann im dorso-caudalen Abschnitte des Oculomotoriuskernes zu suchen.

518) Van der Schueren, Arthur, Le dégré d'entrecroisement des nerfs moteurs du globe oculaire. 39 Fig. Mém. couronné au concours universitaire (1906—1908). Névraxe X. 2. p. 119. 1909.

519) Tozer, Frances M., and C. S. Sherrington, Receptors and afferents of the third, fourth and sixth cranial nerves. 1 Abbildung. Folia neurobiol. IV. 6. p. 626. 1910. — Proceed. R. Soc. London S. B. Biol. Sect. Nr. 557 (LXXXII. 6) 1910.

520) Lenhossék, M. v., Ueber das Ganglion ciliare. (Vorläufige Mittheilung.) Mit 9 Abbildungen. Verh. d. Anat. Gesellsch. a. d. 24. Vers. in Brüssel vom 7. bis 11. Aug. 1910. Anatom. Anzeiger XXXVII. Erg.-H. p. 137. 1910.

Die Zellen des Ciliarganglions besitzen weder beim Huhn, noch beim Menschen den Charakter von Sympathicuszellen, grössere Aehnlichkeit besteht zwischen ihnen und den Zellen der Spinalganglien, jedenfalls aber sind es Zellen sui generis, charakterisirt durch unipolare Form, eine „Amphicyten"-Kapsel, in die sich beim Menschen Pseudodendriten verlieren, und durch die Endverzweigung der Oculomotoriusfasern, die beim Hühnchen sich ähnlich gestaltet wie die Held'schen Endkelche im Trapezkerne und die Endigungsweise der Vestibularisfasern im Nucleus vestibularis tangentialis der Vögel und Knochenfische, während beim Menschen complicirtere Aufsplitterungen mit Bildung von Endknöpfen und zirkulären Pericellulargeflechten vorhanden sind.

521) Sala, Guido, Sulla fina struttura del ganglio ciliare. Mem. del R. Istituto Lombardo di Sc. e lettere Classe di Sc. matemat. e natur. XXI. 4. p. 133. 1910.

522) Sala, Guido, Meine Arbeit „Ueber den feineren Bau des Ganglion ciliare" betreffend. Anat. Anzeiger XXXVIII. p. 461. 1911.

Prioritätsanspruch gegenüber den von v. Lenhossék beschriebenen beiden Systemen von pericellularen Geflechten an den Zellen des Ganglion ciliare, einem feinfibrillären sympathischen und einem grobfibrillären varikösen motorischen.

523) Lenhossék, M. v., Zu *Sala's* Mittheilung über das Ganglion ciliare in Nr. 16 u. 17 dieser Zeitschrift. Anat. Anzeiger XXXVIII. p. 607. 1911. (Erwiederung auf den Prioritätsanspruch Sala's.)

524) Müller, L. R., u. W. Dahl, Die Betheiligung des sympathischen Nervensystems an der Kopfinnervation. Deutsches Arch. f. klin. Med. XCIX. p. 48. 1910.

Das Ganglion ciliare enthält nur multipolare Zellen, besitzt also rein sympathischen Charakter, ebenso das Ganglion sphenopalatinum, oticum, submaxillare, sublinguale und cervikale supremum. Das Ganglion geniculi dagegen enthält nur spinale Zellen, ist also den Spinalganglien zuzuzählen. Die efferenten Bahnen der Kopfganglien sind wie die des Grenzstranges meist marklos und versorgen ausschliesslich Drüsen und glatte Muskulatur.

525) Marina, A., Das Ganglion ciliare ist das periphërische Centrum für die Lichtreaktion der Pupillen. 16. internat. med. Congr. in Budapest vom 29. Aug. bis 4. Sept. 1909. Ref. im Neurol. Centr.-Bl. p. 1115. 1909. Physiologisch.

526) Bach, L., u. A. Lohmann, Die Beziehungen der Medulla oblongata zur Pupille. Klin. Monatsbl. f. Augenhkde. XLVII. p. 268. 1909.

Bei der Katze ist die Annahme eines bulbären Centrum für den Pupillenreflex fraglich.

527) Trendelenburg, W., u. O. Bumke, Experimentelle Untersuchungen über die centralen Wege der Pupillenfasern. 34. Wanderversamml. d. südwestdeutschen Neurologen u. Irrenärzte in Baden-Baden am 22. u. 23. Mai 1909. Ref. im Neurol. Centr.-Bl. p. 730. 1909.

528) Trendelenburg, Wilhelm, u. Oswald Bumke, Experimentelle Untersuchungen über die centralen Wege der Pupillenfasern des Sympathicus. 31 Fig. Klin. Monatsbl. f. Augenhkde. XLVII. p. 481. 1909.

Nach halbseitigen Durchschneidungen des Halsmarkes und der Medulla spinalis caudal vom Centrum ciliospinale erfolgt bei Katzen, Hunden und Affen eine längere Zeit anhaltende gleichseitige Pupillenverengerung, die nach vorausgehender Sympathicusresektion oder Entfernung der 2 obersten Halsganglien ausbleibt. Das spricht für eine dauernde Erregungsleitung aus oberen Hirntheilen (Grosshirnrinde dabei wohl wenig betheiligt) zu den spinalen Sympathicuscentren.

529) Johnston, J. B., The radix mesencephalica trigemini. Mit 32 Figuren. Journ. of comp. Neurol. a. Psychol. XIX. 6. p. 593. 1909.

530) May, Otto, and Sir Victor Horsley, The mesencephalic root of the fifth nerve. 13 Fig. Brain CXXX. p. 175. 1910.

531) Vogt, H., Isolirte Missbildung der Trigeminusanlage. Beitrag zum Studium der Entwickelungskrankheiten des Centralnervensystems. Mit 4 Figuren im Text. Beitr. z. pathol. Anat. u. allg. Pathol. XLVI. p. 452. 1909.

532) Spitzer, Berthold, Die Veränderungen des Ganglion *Gasseri* nach Zahnverlust. Mit 4 Abbildungen im Text. Arb. a. d. Neurol. Inst. a. d. Univ. Wien XVIII. p. 216. 1910.

Sowohl nach Durchschneidung des Nervus mandibularis (Hund), wie bei ausgedehnten Zahndefekten (Mensch) fanden sich typische, diffus durch das ganze Ganglion Gasseri zerstreute Zellenveränderungen, denen sich bei Zahndefekten sekundäre Veränderungen des interstitiellen Gewebes hinzugesellten.

533) Fuse, G., Die Topographie, die feinere Architektonik u. die centralen Verbindungen des Abducenskerns bei einzelnen Repräsentanten der Säuger. 3 Figuren. Neurol. Centr.-Bl. p. 178. 1911.

534) Kappers, C. U. Ariëns, Weitere Mittheilungen über Neurobiotaxis. III. Ueber den Einfluss der Neurone der Geschmackskerne auf den motorischen Facialis- u. Glossopharyngeuskern u. ihr Verhalten zur Radix descendens nervi quinti. Mit 3 Fig. u. 6 Mikrophotographien im Text. Folia neurobiol. III. 4. p. 259. 1909.

535) Kappers, C. U. Ariëns, Weitere Mittheilungen über Neurobiotaxis. IV. The migrations of the abducens-nucleus and the concomitating changes of its root-fibres. 24 Fig. Psychiatr. en Neurol. Bladen 4. 1910.

536) Kappers, C. U. Ariëns, The migrations of the motor cells of the bulbar trigeminus, abducens and facialis in the series of vertebrates, and the differences in the course of their root-fibres. With 28 plates a. 1 figure in the text. Verhandl. d. Koninkl. Akad. van Wetensch. te Amsterdam (Tweede Sectie) XVI. 4. 1910.

537) Kappers, C. U. Ariëns, De phylogenetische vershuiving van de motorische Facialis-Kern en de daarmede gepaard gaande veranderingen in de Facialis-musculatuur. 8 Figuren. Psychiatr. en Neurol. Bladen 3. 1909.

Der ursprünglich dorso-frontal gelegene motorische Facialiskern (Petromyzon) wandert zunächst unter dem Einflusse der Geschmackskerne des 9. und 10. caudalwärts (Selachier, Teleostier), dann unter dem Einflusse trigeminaler und tecto-bulbärer Bahnen ventralwärts (Amphibien, Reptilien, Vögel), bis er bei Säugern in Folge der Wirkung cortico-bulbärer (Pyramiden-)Bahnen ganz an die Basis rückt. Mit der Verlagerung geht eine Umwandlung des Charakters der Facialismuskeln aus visceral-motorischen in somatisch-motorische einher.

538) Valkenburg, C. T. van, „Nucleus facialis dorsalis, nucleus trigemini posterior, nucleus trochlearis posterior“. 13 Fig. Koninklije Akad. van Wetensch. te

Amsterdam. Proceed. of the Meeting of Saturday June 25. 1910.

Bei menschlichen Föten fand van V. einen dorsalen Facialiskern, der etwa dem Nucl. salivatorius superior Kohnstamm's und van Gehuchten's „ventralem Abducenskern" entspricht, ferner einen zwischen diesem Kerne und dem motorischen Trigeminuskerne gelegenen „Nucleus trigemini posterior" und einen caudal vom Trochleariskerne gelegenen „Nucleus trochlearis posterior".

539) Bishop, Harman N., The origin of the facial nerve. Brit. med. Journ. p. 2445. 1909. Ref. im Neurol. Centr.-Bl. p. 921. 1909.

Alle Gesichtsmuskeln werden vom Facialis versorgt.

540) Yagita, K., Experimentelle Untersuchungen über den Ursprung des Nervus facialis. Mit 7 Abbildungen. Anat. Anzeiger XXXVII. p. 195. 1910.

541) Sheldon, Ralph Edward, The phylogeny of the facial nerve and chorda tympani. 6 Fig. Anat. Record III. 12. p. 593. Dec. 1909.

An reichem Materiale niederer Vertebraten wird der Nachweis geführt, dass die Chorda tympani dem sensorischen Facialis der Nichtsäuger entspricht, dass der N. palatinus niederer Vertebraten dem N. petrosus superficialis major der Säuger homolog ist und die Geschmacksäste für den weichen Gaumen und das Dach der Mundhöhle enthält, es wird ferner die centrale Fortsetzung der Chorda via Ganglion geniculi und Pars intermedia Wrisbergi bestätigt.

542) Hudovernig, Carl, Die Zahl der peripheren Facialisäste. Neurol. Centr.-Bl. p. 906. 1909.

Es giebt nur zwei Facialisäste, einen Ram. temporofacialis und einen Ram. cervico-facialis.

543) Hunt, J. Ramsay, The sensory system of the facialis nerve and its symptomatology. Journ. of Nerv. a. ment. Dis. Juni 1909. Ref. im Neurol. Centr.-Bl. p. 921. 1909.

Die sensible Portion des Facialis = Portio intermedia Wrisbergii lässt hervorgehen: N. petros. superfic. major, N. petros. superfic. minor, Chorda tympani mit Geschmacks- und anderen sensiblen Zungenästen, schliesslich sensible Gaumenfasern; Anastomosen des Facialis zum N. octavus. Die motorische Innervation des Gaumensegels besorgt der Vagus.

544) Kappers, C. U. Ariëns, Kurze Skizze der phylogenetischen Entwickelung der Octavus- u. Lateralisbahnen mit Berücksichtigung der neuesten Ergebnisse. Centr.-Bl. f. Physiol. XXIII. 17. p. 545. 1909.

Der Cochlearis der höheren Vertebraten entsteht wahrscheinlicher aus dem Lateralis der Fische als aus dem Vestibularis. Vestibularis und Cochlearis haben grössere anatomische und funktionelle Verwandschaft als bisher angenommen wurde.

545) Cameron, John, and William Milligan, The development of the auditory nerve in vertebrates. 20 Fig. Journ. of Anat. a. Physiol. XLIV. 2. p. 111. 1910.

546) Brock, Gustav, Neurofibrillen-Entwickelung in den Zellen der Hörnervenkerne des Menschen. 4 Taf. Mon.-Schr. f. Psych. u. Neurol. XXV. 1. p. 32. 1909.

Die Fibrillen-Entwickelung beginnt im Allgemeinen früher in centralen Zellentheilen und Dendriten als in peripherischen und in Neuriten. Bündelanordnung besteht nur bei einzelnen Zellenarten (Vorderhornzellentyp).

547) Winkler, C., Die Folgen der Abtragung des Tuberculum acusticum beim neugeborenen Kaninchen. Mit 41 Textfiguren. Folia neurobiol. III. p. 274. 1909.

548) Malesani, Amelio, Sulle degenerazioni dei centri nervosi nei colombi consecutive all'estirpazione dei canali semicircolari. Névraxe X. p. 339. 1910.

M. fand wieder, entgegen den Angaben von Marx und Trendelenburg, und conform mit den Befunden von Stefani, Deganello und Soprana nach Exstirpation der Bogengänge bei Tauben Degenerationen innerhalb der Oblongata und des Kleinhirns, und zwar auf beiden Seiten.

549) Vasticar, E., Les noyaux alpha de l'organe de *Corti*. Journ. de l'Anat. et de Physiol. XLVI. p. 188. 1910.

In unmittelbarer Nähe der Haarzellen des Corti'schen Organs färben sich mit $^1/_2$proc. Osmiumsäure Kerne, die grösser sind als die der Haarzellen, und mit Nervenfasern in Verbindung stehen, die ähnlich wie die Corneal-Nerven aufsplittern. Ihre Funktion ist noch unbekannt. V. glaubt, dass sie bei der Wahrnehmung der Intensität der Töne eine Rolle spielen.

550) Alagna, G., Beitrag zur normalen u. pathologischen Histologie der Ganglien des Acusticus. 1 Taf. Ztschr. f. Ohrenhkde. LIX. 4. p. 347. 1909.

551) Mullenix, R. C., The peripheral terminations of the eighth cranial nerve in vertebrates, especially in fishes. 6 Taf. Bull. Mus. Harvard Coll. LIII. p. 215. 1909. [Dem *Ref.* nicht zugänglich. Ref. im Zool. Jahresber. p. 188. 1909.]

Bei Fundulus liegt zwischen den Stützzellen und Sinneszellen des Labyrinths ein Nervenplexus ohne Anastomosenbildung. Verschieden dicke Nervenfasern für Maculae und Cristae. Riesenfasern, die in den Cristae Kelche bilden und zu zahlreichen Sinneszellen Beziehungen haben; freie Endigung der Faserzweige zwischen den Sinneszellen, ebenso der unverzweigten Neuriten, die durch die Basalmembran dringen. In den Maculae dendritische Aufzweigung der Riesenfasern, keine pericellulären und perinucleären Netze. „Intracelluläre Ringe" (s. die vor. Berichte) sind wahrscheinlich Kunstprodukte. Betonung der Unabhängigkeit der Neuronen voneinander und von anderen Zellen.

552) Kohnstamm, O., u. F. Quensel, Studien zur physiologischen Anatomie des Hirnstammes. 2. Mittheilung. 21 Figuren. Journ. of Psychol. u. Neurol. XVI. p. 81. 1910.

Auszug aus Untersuchungsprotocollen von 5 Kaninchen, bei denen die nach Verletzungen des Mittelhirns und der Brücke eingetretenen Nissl- und Marchi-Degenerationen genau untersucht wurden. U. a. ist die geringe Degeneration der Zellen des Deiters'schen Kernes, die starke Nissl-Degeneration des v. Bechterew'schen Nucleus angularis vestibuli nach Läsionen des hinteren Längsbündels hervorzuheben; das Studium des Originals ist angelegentlichst zu empfehlen.

553) Lewy, Fritz Heinrich, Der *Deiters*'sche Kern u. das deiterospinale Bündel. Mit 7 Abbild. im Text. Arb. a. d. hirnanatom. Inst. d. Univ. in Zürich (Prof. *v. Monakow*) p. 229. 1910.

554) Réthi, L., Die motorischen u. die sekretorischen Nerven des weichen Gaumens. 3. Jahresversamml. d. Gesellsch. Deutscher Nervenärzte in Wien vom 17. bis 19. Sept. 1910. Deutsche Ztschr. f. Nervenhkde. XXXVIII. p. 324. 1910.

Der Vagus ist allein motorischer Nerv des Levator veli palatini, der Facialis und Halssympathicus sind sekretorische Nerven für den Gaumen, und zwar ist das Facialissekret reicher an festen Substanzen als das Sympathicussekret (also umgekehrt wie bei den Mundspeicheldrüsen). Der Weg vom Facialis zum weichen Gaumen geht, soweit die sekretorischen Fasern in Betracht kommen, durch den N. petrosus superficialis major und Vidianus, die sekretorischen Fasern des Sympathicus laufen im N. petrosus profundus major zum N. vidianus.

555) Kosaka, K., Ueber die Vaguskerne des Hundes. 1 Figur. Neurol. Centr.-Bl. p. 406. 1909.

556) Yagita, K., u. S. Hayama, Ueber das Speichelsekretionscentrum. 3 Abbildungen. Neurol. Centr.-Bl. p. 738. 1909.

557) Yagita, K., Weitere Untersuchungen über das Speichelcentrum. Mit 1 Abbildung. Anat. Anzeiger XXXV. p. 70. 1909.

558) Molhant, M., Le nerf vague. Etude anatomique et expérimentale. I. Le noyau dorsal du vague, ses connexions anatomiques et sa valeur fonctionelle. 83 Figuren. Mém. couronné au concours universitaire 1908—1910. Névraxe XI. 2. p. 132. 1910.

559) Möllgaard, Holger, Eine morphologische Studie über den Nervencomplex Vago-Glossopharyngeo-Accessorius. 2 Figuren. Skand. Arch. f. Physiol. XXV. p. 69. 1911.

M. giebt folgendes Schema über den IX—X—XI. Nervencomplex: 1) Das centripetale System (von der Ganglienleiste gebildet). a) via Ganglion nodosum zum dorsalen Kerne und obersten Theile des Tractus solitarius. b) via Ganglion petrosum zum Tractus solitarius. 2) Das centrifugale somatische System (direkter Ursprung vom Medullarrohr). Direkte Innervation. a) Nucleus ambiguus — via Glossopharyngeus. b) Nucleus ambiguus — via Recurrens. Hierzu bei Säugern: c) Nucleus accessorius — via Nervus accessorius. 3) Das centrifugale viscerale System (sympathisch; peripherisches Neuron von der Ganglienleiste gebildet). Indirekte Innervation: dorsaler Kern — via Ganglion nodosum — via Vagus.

560) Möllgaard, Holger, Studier over det respiratoriske Nervesystem hos Hyirveldyrene. Avec un Résumé en Français. Med 8 Fig. i Texten og 13 Tavler. D. kgl. Danske Vidensk. Selsk. Skrifter, Z. Raekke, Naturvidensk. og Matem. Afd. IX. 1. 1910. Köbenhavn, Hovedkommissionaer: Andr. Fred. Host & Son, kgl. Hof-Boghandel. Bianco Lunos Bogtrykkerei 1910.

561) Grabower, H., Uebersicht über einige ältere u. über die neueren Arbeiten auf dem Gebiete der Inner-

vation des Kehlkopfes. Referat in Ztschr. f. d. ges. Neurol. u. Psychiatr. I. 9. p. 641. 1910. Uebersicht.

562) Müller, L. R., Beiträge zur Anatomie, Histologie u. Physiologie des Nervus vagus, zugleich ein Beitrag zur Neurologie des Herzens, der Bronchien u. des Magens. 9 Textfiguren u. 10 Tafeln. Deutsches Arch. f. klin. Med. CI. p. 421. 1910.

563) Zweig, Walter, Die motorischen Wurzelfasern für die Kardia u. den Magen. 1 Tafel u. 1 Fig. Arch. f. d. ges. Physiol. CXXVI. 9 u. 10. p. 476. 1909.

564) Grosser, Otto, Der Nerv des fünften Visceralbogens beim Menschen. Mit 1 Abbildung. Anat. Anzeiger XXXVII. p. 333. 1910.

Bei einem Embryo von 19.75 mm Sch.-Stl. konnte Gr. nachweisen, „dass der Nerv des 4. Visceralbogens im Ram. internus des N. laryngeus superior zu suchen ist, während von der Bahn des Nerven des 5. Bogens ein Theil im Ram. externus des Laryngeus enthalten zu sein scheint. Der Nerv des 6. Bogens ist nach Göppert völlig geschwunden, der des 7. Bogens im N. recurrens vagi erhalten".

565) Holzmann, K., u. Johann Dogiel, Ueber die Lage u. den Bau des Ganglion nodosum n. vagi bei einigen Säugethieren. 2 Tafeln. Arch. f. Anat. u. Physiol. [anat. Abth.] 1 u. 2. p. 33. 1910.

„Das mit blossem Auge gut unterscheidbare Ganglion nodosum n. vagi beim Menschen, Hunde, Kaninchen und Schweine wird hauptsächlich durch Anhäufung einer grossen Menge von Nervenzellen an der Abgangsstelle des oberen Kehlkopfnerven gebildet. Beim Pferde, Rinde und Kalbe fehlt ein Ganglion nodosum, weil die Nervenzellen zwischen den Nervenfasern, angefangen vom Ganglion jugulare bis unterhalb der Abgangsstelle des oberen Kehlkopfnerven, derart vertheilt sind, dass sie den Nerven makroskopisch nicht verändern, obgleich bei mikroskopischer Untersuchung auch bei diesen Thieren an einigen Stellen grössere Nervenzellenhaufen angetroffen werden können. Wenn auch zugegeben werden muss, dass die Zellen des Ganglion jugulare und des Ganglion nodosum den sensiblen Vagusantheil bilden, so zwingen uns einige physiologische Untersuchungsergebnisse, über welche wir demnächst zu berichten gedenken, zur Behauptung, dass aus dem Ganglion nodosum ausser sensiblen noch motorische Fasern hervorgehen. In Uebereinstimmung mit L. Ranvier, Retzius u. A. muss den Zellen des Ganglion jugulare und des Ganglion nodosum der Charakter von Spinalganglienzellen zugesprochen werden."

566) Waledinsky, A., Einige Ergänzungen zur Frage nach der Gegenwart u. der Vertheilung der Nervenganglien in den Herzkammern einiger Säugethiere u. des Menschen. Mit 3 Abbildungen. Anat. Anzeiger XXXVII. p. 465. 1910.

Im Epikard und im Bindegewebe des oberflächlichen Myokards liegen auch beim Menschen wie bei anderen Säugern Ganglien aus multipolaren Ganglienzellen mit pericellulären Netzen und marklosen, seltener markhaltigen Nervenfasern. Die beiden oberen Drittel der Kammern sind reicher an solchen Zellenhaufen, als das untere.

567) Eiger, Margan, Die Topographie der intrakardialen Ganglien bei dem Meerschweinchen, der weissen Maus u. dem Menschen. Medycyna Nr. 12. 1909. Ref. in Folia neurobiol. III. p. 509. 1910.

Conform mit Krehl und Romberg (Kaninchen) fand E. bei Meerschweinchen, weissen Mäusen und Menschen im Herzen ein Ganglienfeld, das links von der Hohlvene, oben und vorne vom Perikard des Sinus transversus, oben hinten von der queren Kranzfurche begrenzt war. Am stärksten ist die Ganglienansammlung in der hinteren Wand des linken Vorhofes. Ausserdem sind Ganglien in der Scheidewand der Vorhöfe, in der queren Kranzfurche und um die Einmündung der Hohlvenen vorhanden. Das einheitliche grosse Ganglion der Hinterwand des linken Vorhofes bei der Maus zerfällt beim Meerschweinchen und noch mehr beim Menschen in mehrere verstreute Ganglien. Die Kammern besitzen keine Ganglien. Alle Ganglien liegen im subperikardialen Bindegewebe. Im Myokard giebt es keine Ganglien und keine Nervenzellen. Die extrakardialen Ganglien liegen zum Theil („Wrisberg'sches Ganglion") unter dem Aortenbogen und zum Theil („bulbärer Plexus") zwischen Aorta und Pulmonalis.

568) Prentiss, C. W., The development of the hypoglossal ganglia of pig embryos. 8 Figuren. Journ. of comp. Neurol. a. Psychol. XX. 4. p. 265. Aug. 1910.

569) Lippmann, Richard v., Abnormer Ursprung des Ramus descendens n. hypoglossi aus dem N. vagus. Mit 1 Abbildung. Anat. Anzeiger XXXVII. p. 1. 1910.

Bei einem 64jähr. Manne entsprang der Ramus descendens auf der linken Seite aus dem Vagus.

570) Goldstein, M., et J. Minea, Quelques localisations dans le noyau de l'hypoglosse et du trijumeau chez l'homme. Mit 12 Figuren. Folia neurobiol. III. p. 135. 1909.

571) Mingazzini, G., Osservazioni morfologiche sul nucleo dell'ipoglosso dell'uomo e dei primati. Con una tavola. Arch. di Fisiol. VII. p. 178. 1909.

Dedic. a Giulio Fano nel 25° Anniversario del suo insegnament. universitar.

572) Mingazzini, Ueber die centralen u. peripheren Verbindungen des Hypoglossuskernes beim Menschen. 16. internat. med. Congr. in Budapest vom 29. Aug. bis 4. Sept. 1909. Sektion für Neurologie.

Untersuchungen an Katzen und Affen in Gemeinschaft mit Polimanti. Exstirpation des XII-Kernes der einen Seite, Ausreissen des XII-Stammes der anderen Seite, dadurch Lösung aller Verbindungen des Kernes: Fibrae propriae bilden einen Plexus perinuclearis und Plexus endonuclearis. Die dorso-laterale Zellengruppe ist am wenigsten widerstandsfähig. Die lateralen Fasern sind am widerstandsfähigsten. Dorso- und ventromediale Zellengruppe stehen mit der gekreuzten Pyramide in Verbindung.

573) Essick, Charles R., On the embryology of the corpus ponto-bulbare and its relation to the development of the pons. Anat. Record III. 4. p. 254. 1909.

Embryologische Studien beweisen, dass das „Corpus ponto-bulbare" (s. den vor. Bericht) aus Zellen besteht, die bei der embryonalen Wanderung der Brückenkerne von der Rautenlippe des 4. Ventrikels zur Brückenbeuge liegen geblieben sind.

574) Mangeri, Vincenzo, La pars inferior del quarto ventricolo nell'uomo. 2 Taf. Arch. Ital. di Anat. e di Embriol. VIII. 2. p. 255. 1910.

575) Jacobsohn, L., Ueber die Kerne des menschlichen Hirnstammes (der Medulla oblongata, des Pons u. des Pedunculus). Vorläufige Mittheilung. Neurol. Centr.-Bl. p. 674. 1909.

576) Jacobsohn, L., Ueber die Kerne des menschlichen Hirnstammes (Medulla oblongata, Pons u. Pedunculus cerebri). Mit 12 Tafeln. Anhang zu d. Abhandl. d. Kgl. Preuss. Akademie d. Wissenschaften vom Jahre 1909. Berlin 1909. Georg Reimer.

577) Yoshimura, K., Experimentelle u. vergleichend anatomische Untersuchungen über die untere Olive

der Vögel. 5 Figuren im Text. Arb. a. d. Neurol. Inst. a. d. Wiener Univ. (Prof. *H. Obersteiner*) XVIII. 1. p. 46. 1909.

Es giebt 2 Typen des als untere Olive der Vögel anzusprechenden Ganglions, dessen Zusammenhang mit dem contralateralen Kleinhirn durch Marchi- und Nissl-Untersuchungen nach Kleinhirnläsionen festgestellt wurde: Bei der Mehrzahl der Arten ist die Olive eine quergestellte Windung mit dorsalem und ventralem Schenkel, lateralem Hilus. Beim Strauss ist nur ein dorsaler Schenkel vorhanden.

578) Thalbitzer, S., *Helweg's* Dreikantenbahn in der Medulla oblongata. 3 Tafeln. Arch. f. Psych. XLVII. p. 163. 1910.

579) Oeconomakis, Milt., Ueber „Taenia pontis". Neurol. Centr.-Bl. p. 626. 1909.

In einem Falle von Mikrogyrie und Porencephalie der rechten Grosshirnhemisphäre war die Taenia pontis rechts (auf der Seite der atrophischen Pyramide) atrophirt, auf der anderen Seite hypertrophirt, obgleich dort die gekreuzt atrophische Kleinhirnhemisphäre lag.

580) Schmidt, Rudolf, Das Nervensystem von Troglodytes niger. 1 Abbildung. Anat. Anzeiger XXXIV. p. 286. 1909.

Vollständige präparatorische Darstellung des gesammten peripherischen und centralen Nervensystems von einem weiblichen Schimpansen — eine ausserordentliche Leistung der Präparirkunst.

581) Dräseke, J., Zur Kenntniss des Hyracidengehirns. *Voeltzkow,* Reise in Ostafrika 1903—1905 IV. 2. 1910. [Dem *Ref.* nicht zugänglich.]

In einer zum Studium empfehlenswerthen Arbeit weist Meek (507) nach, dass die Gehirnnerven beim Kaninchenembryo die gleichen Beziehungen zu den Encephalomeren wie beim Vogel- und Selachierembryo haben, dass ferner der Oculomotorius und andere motorische Nerven ohne Zellenauswanderung vom Medullarrohr entspringen. Er bringt ausserdem ein Schema des Grundplans und des wahrscheinlichen Ursprungs des Nervensystems der Cranioten. Er fand beim Kaninchenfet wieder drei Prosomeren, zwei Mesomeren und dreizehn Rhombomeren. Das erste Prosomer steht mit dem Olfactorius, das zweite mit dem Opticus in Verbindung, das dritte besitzt keine Nervenverbindung. Das erste Mesomer lässt den Oculomotorius, das zweite den Trochlearis entspringen. Die Zahl der dem Hypoglossus angehörenden Rhombomeren beträgt wahrscheinlich fünf. Weder der Oculomotorius noch der Abducens enthält Zellen (vgl. die Resultate Dohrns über den Ursprung des Trochlearis). Alle Ventralwurzeln, auch der spinale Accessorius, sind zellenlos — eine glänzende Bestätigung der His'-schen Auswachstheorie. Die mit den letzten 4 bis 5 Rhombomeren in Verbindung stehenden Ganglien werden zu Lateralisganglien. Die vorderen acht stehen mit den X., IX., VIII., VII., VII., V., V., V.-Ganglien in Verbindung. Von den Proso- und Mesomeren ist nur das erste (Olfactorium mit Nervus terminalis) mit einem den rhombomerischen analogen Ganglion verbunden. Dem dritten Prosomer ist Platt's embryonaler N. thalamicus und dem ersten Mesomer Tretjakoff's Nervus mesencephalicus zugeordnet, dem zweiten vielleicht der Trochlearis. Der Nervus mesencephalicus und thalamicus besitzen Beziehungen zum Nervus ophthalmicus VII (nicht V). Das Ganglion des Trochlearis wird schon früh vom Ophthalmicus absorbirt, ebenso wahrscheinlich die Ganglien des N. thalamicus und mesencephalicus. Die Einschiebung des Gehörbläschens führt zu frontaler Verlagerung des VII./VIII., die Mittelhirnbeuge zu der des V. Ventralwurzeln entspringen aus den letzten drei Inter-Rhombomeren (= XII), aus dem 5. und 6. Inter-Rhombomer (= VI) und dem 1. und 2. Inter-Rhombomer (= III). Trochlearis und spinaler Accessorius sind ursprünglich gemischte Nerven. Einzelne Ventralwurzeln bestehen nur vorübergehend während des Embryonallebens. Vor dem Hinterhirn giebt es keine Dorsalwurzeln mit spinalem Charakter. Ueber das Verhältniss der mesodermalen Somiten zu den Encephalomeren muss das Original eingesehen werden. Nur soviel sei hier erwähnt, dass die Regio praeorbitalis den drei Prosomeren, die Regio orbitalis dem 1. Mesomer bis zum 6. Rhombomer entspricht, dass ferner von den ursprünglichen 6 Kiemenbögen, die im Bereiche des 3. Prosomer bis zum 3. Rhombomer mit Ganglien in Verbindung stehen, nur einer, der mandibulare, übrig bleibt. (Ueber die Phylogenie des Hirnnervensystems siehe Capitel III.)

Die phylogenetische Bedeutung der drei Augenmuskelnerven ist nach Gast (512) eine verschiedene: „Der Abducens entspricht wahrscheinlich einer Summe ventraler Wurzeln, die zu den sensiblen Elementen der entsprechenden Metameren keinerlei Beziehung haben. Der Trochlearis entspricht wahrscheinlich zwei vollständigen segmentalen Seitenhornnerven, deren sensible Elemente bei einigen Selachiern noch als Ganglien angelegt werden, im Laufe der ontogenetischen Entwickelung aber zu Grunde gehen, während sie bei anderen Selachiern im Zusammenhange mit dem Ganglion Gasseri als Ophthalmicus minor ohne Beziehung zum motorischen Trochlearis erhalten bleiben. Ueber den Oculomotorius, seine Beziehung zu sensiblen Elementen und seine morphologische Stellung sind in der umfangreichen Literatur die verschiedensten Ansichten ausgesprochen worden, und ihre Nachprüfung an einem günstigen Material, wie es die Embryonen der Selachier darstellen, war deshalb nothwendig.“ Diese Aufgabe hat G. unter Leitung und an dem grossen Material des leider zu früh verstorbenen Dohrn glänzend gelöst. Seine

Resultate sind folgende: „Das Ganglion mesencephalicum und der Oculomotorius gehören zum gleichen Metamer, oder wenn man Mittelhirn als aus zwei Neuromeren und die Prämandibularhöhle aus zwei segmentalen Mesodermabschnitten componirt annimmt, den gleichen Metameren an." „Beweis: Ganglienleisten-Elemente des Ganglion mesencephali und Neuroblasten des Oculomotorius stammen aus dem Mittelhirn. Der Oculomotorius tritt stets zu dem Ganglion in Beziehung, auch wenn es vom motorischen Endgebiet weit abgerückt ist. Aus dem Ganglion wachsen sensible Fasern längs des III-Stammes in's Mittelhirn ein. Das sympathische System des distalen N. III. wird vom Ganglion mesencephalicum abgespalten. — An der Bildung des Ganglion mesencephalicum betheiligen sich beide centrogenen Ganglienleisten: die laterale Leiste und die mediale Spinalganglienleiste. Die laterale centrogene Leiste legt sich wie jedes vollständige Kopfganglion an das Ektoderm; an der Contaktstelle bildet sich eine Placode (dorso-laterale Placode), von der aus sich das Ganglion laterale abspaltet und als dermatogenes Ganglion an das centrogene anschliesst. Die Placode wird zu einem später degenerirenden typischen Sinnesorgan, eben so degenerirt der zugehörige Nerv. Die für ein segmentales Kopfganglion charakteristische epibranchiale Placode ist (bei Torpediniden und Rajiden) vermuthlich in der epibranchialen Placode des Trigeminus enthalten." Der motorische Oculomotorius ist wahrscheinlich aus sekundärer Verschmelzung ventraler und Seitenhorn-Wurzeln entstanden. Das primär segmental angeordnete Mesocephalicus-Oculomotorius-System wird sekundär in die sensiblen und motorischen Elemente zerlegt: Die motorischen (Oculomotorius) behalten ihre centralen Beziehungen, die sensiblen (Ganglion mesencephalicum) erhalten eine neue Wurzel, die bei Selachiern aus Commissuren zwischen den einzelnen Vorderkopfganglien (V, IV, III) und weiter frontal angelegten Ganglien entstanden ist, unter Degeneration der ursprünglichen sensiblen Wurzeln. Sie erscheinen dann als Ophthalmicus profundus aus dem Ganglion Gasseri, so, wie der Ophthalmicus minor an Stelle der ursprünglichen sensiblen Wurzel des Trochlearis tritt.

Van der Schueren (518) hat unter van Gehuchten's Leitung bei Kaninchen die Nissl-Degenerationen und indirekten (retrograden) Marchi-Degenerationen nach Ausräumung der Orbita und Durchtrennung einzelner Nerven, sowie die direkten Marchi-Degenerationen nach Läsionen der Augenmuskelkerne und der Vestibulo-mesencephalen Faserung studirt. Seine Resultate bestätigen im Grossen und Ganzen frühere Resultate: Nur der dorsale Abschnitt der distalen drei Fünftel des III-Kernes entsendet gekreuzte Wurzelfasern. Der Trochlearis enthält einige ungekreuzte Wurzeln, der Abducens nur ungekreuzte. Es giebt keine III-Wurzeln aus dem Abducenskern und keine Verbindung des Abducenskernes mit dem Oculomotoriuskern. Dagegen enden neben anderen Fasersystemen die aus den Vestibularis-Endkernen stammenden Fasern des hinteren Längsbündels (wie bekannt! Ref. W.) in den Augenmuskelkernen. Für die Erklärung der seitlichen Blickbewegungen bedarf es nicht der Annahme eines besonderen Blickcentrums im Hirnstamme, da die Grosshirnverbindungen mit den Augenmuskelkernen dazu genügen (? Ref. W.).

Neue Versuche an Affen haben Bernheimer (515) wieder zu dem Schlusse geführt, dass die

Gegend des kleinzelligen medianen Oculomotoriuskernes als motorisches Centrum des Sphinkter pupillae anzusprechen ist, während der lateral davon gelegene Frontalpol des Hauptkernes den Levator palpebrae superioris innerviren soll (siehe dagegen den Befund des Ref. W.).

Durch eine Reihe von Durchschneidungsversuchen des Oculomotorius, Trochlearis und Abducens bei Kaninchen, Katzen und Affen konnten Tozer und Sherrington (519) mit Sicherheit nachweisen, dass diese Nerven auch sensible Elemente, und zwar lediglich „proprio-ceptive" im Sinne von Sherrington führen. Es gingen in allen Fällen die an den Sehnen und zwischen den Muskelfasern gelegenen sensiblen Nervenendigungen zu Grunde. Der Quintus ist nur mit wenigen Elementen an der Innervation dieser Endorgane betheiligt. — Einzelne nach Durchschneidung des 3., 4. und 6. Nerven normal bleibende (nicht degenerirende) Fasern der Augenmuskeln sind sympathischen Ursprungs (Ciliarganglion und Nebenganglion des Musculus obliquus inferior) und innerviren wahrscheinlich die Blutgefässwände. Die Augenmuskellähmungen der Tabiker sind wahrscheinlich nicht rein motorischer Natur, sondern im wesentlichen bedingt durch die Degeneration der beschriebenen afferenten proprioceptiven Fasern der Augenmuskelnerven mit ihren Endorganen.

Sala (521) hat eingehende Studien über die Struktur des Ganglion ciliare bei Hunden, Katzen, Menschen (Feten, Neugeborenen, Erwachsenen) mit Ramón y Cajal's Fibrillenmethode, nach Fixirung mit Alkohol-Ammoniak angestellt (vgl. die Arbeit von Lenhossék). Er konnte bei Katzen 4, bei Hunden 7, bei Menschen hauptsächlich 2 Arten von Zellen constatiren, auffallend viele

„gefensterte“. Wichtig ist eine zweifache Art der Faserendigung an den Zellen: 1) die der Sympathicusfasern — feinste, stark gefärbte Fasern, die spiralig Dendriten und Achsencylinder umwinden, und 2) die der motorischen Oculomotoriusfasern — grobe Fasern mit Ringbildung, varicösen Verdickungen, reich verzweigten pericellulären Netzen.

Johnston (529) hat an einem grossen Material (Scyllium stellare, Squalus Acanthias, Accipenser, Amia, Cryptobranchus, Kröte, Schildkröte, Maulwurf, Kaninchen, Ratte, Maus, Katze, Schweinefeten und jungen menschlichen Embryonen) Ursprung und Verlauf der mesencephalen Trigeminuswurzel studirt und kommt wieder (siehe Bericht 1905/1906) zu dem Resultat, dass es sich um eine sensible Wurzel handelt, im Gegensatz zu Kölliker, van Gehuchten, Ramón y Cajal, dem Ref. W. und Anderen. Unverständlich ist es, wie J. aus der Mittheilung des Ref. W. vom Jahre 1904, in der ganz klar ausgeführt ist, dass die Wurzelfasern sich bei Vögeln u. a. auch zur Brücke hinaus, das heisst in den motorischen V-Stamm degenerativ verfolgen lassen, herauslesen will, dass dieser Verlauf nicht mit der Marchi-Methode festgestellt sei. Von den Endresultaten von J.'s Arbeit seien hier nur die folgenden erwähnt: Die Zellen der mesencephalen Trigeminuswurzel liegen bei niederen Vertebraten im Dach des Mittelhirns und stammen wahrscheinlich auch bei Säugern von der Neuralleiste des embryonalen Gehirns ab, ähnlich wie die dorsalen Riesenzellen im Rückenmark niederer Vertebraten. Auch die Form der Zellen entspricht den Spinalganglienzellen und Dorsalzellen. Schon diese Lage und Form der Ursprungszellen, sowie die dorsale Lage des Bündels selbst spricht für seinen sensiblen Charakter. Die Collateralen zum motorischen Quintuskern entprechen den Reflexcollateralen der hinteren Wurzeln zum Vorderhorn. Dass ferner die mesencephale V-Wurzel die Brücke mit dem sensiblen Quintusstamme verlässt, ist ein weiterer Beweis für ihren centripetalen Charakter.

Schliesslich führt J. auch einen von Mendel beschriebenen Fall von Facialis-Atrophie an, in dem die Zahl der Zellen der Substantia ferruginea verringert war, als Beweis für die sensible Natur der mesencephalen Quintuswurzel.

May und Horsley (530) haben an grossem menschlichen Degenerationsmaterial (Marchi-Serien) die mesencephale Quintuswurzel und ihre Beziehungen zum Trigeminus und zur Haube des Hirnstammes studirt, daneben auch an Thieren physiologische Untersuchungen nach Durchschneidung ihrer Wurzel angestellt. Ihre Resultate stimmen sehr gut mit den früheren überein, namentlich auch bezüglich der vom Ref. W. und Nageotte beschriebenen Verbindungen der spinalen Quintuswurzel mit dem Kerne des Fasciculus solitarius. Die mesencephale Quintuswurzel enthält ausser centrifugalen auch centripetale Fasern. Die centrifugalen entspringen in den charakteristischen Zellen der Wurzel und gesellen sich der motorischen V-Wurzel bei, nur einzelne scheinen im Ganglion Gasseri zu enden. Ausreissen des dritten Trigeminusastes bedingt Chromatolyse der Zellen der mesencephalen Wurzel. Marchi-Degenerationen lassen sich dagegen nicht in die peripherischen Aeste verfolgen. Neuriten der Zellen des Locus coerulens scheinen nicht in den Trigeminusnerven zu gelangen. Die von Probst und Lewandowsky beschriebenen Verbindungen mit dem Octavus und Accessorius besitzen keine Beziehungen zum Trigeminussystem. Die centripetalen Fasern der mesencephalen Quintuswurzel stammen aus dem Ganglion Gasseri, vielleicht auch als Collateralen aus den centrifugalen Fasern (van Gehuchten). Es giebt keine gekreuzten Quintusfasern. Die mesencephale Trigeminuswurzel innervirt wahrscheinlich weder äussere Augenmuskeln noch Gaumenmuskeln.

Kappers (536) hat mit bewunderungswürdiger Sorgfalt das grosse ihm zur Verfügung gestellte Material an Hirnserien aller Vertebratenklassen dazu benutzt, um die Ursachen der Wanderung motorischer Hirnnervenkerne, des V., VI. und VII., und die dadurch bedingten Verschiedenheiten in dem Verlauf ihrer Wurzeln durch seine bekannte, auf einer von Ramón y Cajal ausgesprochenen Vermuthung fussenden Hypothese der Neurobiotaxis zu erklären. Es ist an dieser Stelle unmöglich, Einzelheiten aus dieser grosszügig angelegten und durchgeführten Arbeit wiederzugeben, deren Studium allen denen empfohlen sei, die auf dem Gebiete der vergleichenden Hirnanatomie arbeiten. Der motorische Quintuskern liegt (wie bekannt, Ref. W.) dem Theile des sensiblen V-Kernes an, der die Schleimhaut der Mundhöhle, besonders der Zunge, innervirt.

In einem von Goldstein und Minea (570) untersuchten Falle von Gesichtskrebs waren rechts der Musc. mylohyoideus und links der vordere Bauch des Biventer, der Mylohyoideus, Masseter und Pterygoideus internus zerstört, während der Temporalis und Pterygoideus externus erhalten waren. Nissl-Degenerationen der betreffenden Kerngruppen führten G. u. M. zur Unterscheidung von 6 Zellengruppen innerhalb des motorischen Quintuskerns: 2 dorso-caudale und 2 ventro-frontale Hauptgruppen, eine fünfte fast kreisrunde, ganz caudal und medial gelegene Gruppe, die sich dem Abducenskerne nähert, endlich eine sehr kleinzellige Gruppe X, ventral vom frontalen Drittel des eigentlichen motorischen Quintuskerns. Im untersten Drittel des motorischen V-Kernes liegt dorsolateral das Centrum für den Mylohyoideus, ventromedial das Centrum für den vorderen Bauch des Biventer. Weiter frontal ist dorso-lateral das in drei Untergruppen getrennte Centrum für den Temporalis gelegen, das bis zum Frontalpol des V-Kernes reicht, ventro-medial das für den Pterygoideus externus bestimmte, ventro-lateral das in 2 Gruppen gesonderte Centrum für den Masseter. Zwischen Masseter- und Temporalis-Centrum liegt der Kern für den Pterygoideus internus.

Ein von Kohnstamm (49, Cap. II) ventral vom Kaumuskelkern beobachteter „Nucleus juxtamasticatorius" ist wohl identisch mit dem von Goldstein und Minea beschriebenen Nucleus X.

Vogt (531) hat einen Fall untersucht, in welchem beiderseits die descendirende Trigeminuswurzel nicht in den Hirnstamm eindrang, vielmehr frei, lateral vom Kleinhirn bis in den Wirbelkanal hinabzog. Die mesencephale Wurzel verlief normal und vereinigte sich erst ausserhalb des Gehirns mit der frei im Schädel dahinziehenden. Eine motorische Wurzel wurde nicht aufgefunden, vielleicht verlief sie abnorm, denn ihr Kern war vorhanden. Trotz dieser abnormen Verhältnisse hatte sich bis in das Rückenmark eine Substantia gelatinosa an normaler Stelle ausgebildet. V. diskutirt im Anschlusse an diese Verhältnisse die Beziehungen, die zwischen der Selbstdifferenzirung der Nervenbahnen und der funktionellen Anpassung bestehen, ausführlich.

Nach Kappers (535. 536) besitzt der Abducenskern in frühen Embryonalstadien bei Selachiern, Teleostiern, Reptilien, Vögeln und Säugern trotz seines Ursprunges aus dem Periependymlager eine ventrale Lage, caudal vom Facialis-Austritt, nur bei Petromyzon ist er dem motorischen Quintuskern beigesellt. Bei Teleostiern rückt er mit seinen zwei Wurzeln dann unter dem Einflusse des Tractus tecto-bulbaris ventralis weiter ventral, und gleichzeitig frontal, besonders bei Pleuronectiden, bei Selachiern dagegen liegt er dorsal unter dem Einfluss des Tractus octavomotorius. Bei allen Plagiostomen findet er sich hinter dem Facialiskern, frontal vom Glossopharyngeuskern, entsprechend der grössten Entwickelung des Ursprungsgebietes des Tractus octavo-motorius. Bei Salamander liegt er dorsal, weniger bei Rana, weil sich hier eine Zellengruppe zwischen das hintere Längsbündel und den Boden der Rautengrube legt. Auch hier caudal vom VII-Kern wie bei Selachiern. Bei Reptilien dorsale Lage, aber gleichzeitig Vorrücken in frontaler Richtung bis vor den VII-Kern. Aehnlich bei Vögeln und Säugern. Bei den letzteren variirt der Facialisaustritt (caudal vom Kern bei Primaten, frontal bei Carnivoren). Die frontale Lage des Kerns bei höheren Säugern führt K. auf den Einfluss des dorsalen Tr. tecto-bulbaris und die frontale Verschiebung des Bechterew'schen Kernes zurück. Bei Reptilien, Vögeln, Carnivoren, Cetaceen und Insectivoren liegt der Kern medialer als bei Selachiern. Bei den anderen Säugern wandert er dorsolateralwärts, dem Deiters-Bechterew-Kern entgegen. Das Facialisknie wird nicht durch den Abducenskern bedingt, sondern durch Fibrae arcuatae dorsales vom Acusticum her.

Fuse (533) hat unter v. Monakow's Leitung

die feinere Struktur und die Verbindungen des Abducenskerns bei Meerschweinchen, Kaninchen, Katze, Hund, Ziege, Macacus und Mensch vergleichend untersucht und ist dabei zu sehr bemerkenswerthen Ergebnissen gelangt. Ueberall konnte er einen dorsalen „Ventrikelbodenantheil“ von einem ventralen „Retikularantheil“ unterscheiden. Beide Abschnitte besitzen verschiedene Entwickelung und Struktur bei verschiedenen Säugerarten. Bei niederen Säugern enthält der Ventrikelbodenantheil nur kleine Zellen und im Retikularantheil allein finden sich die motorischen Abducenswurzelzellen. Grössere Elemente (aber nicht Abducenszellen) enthält der dorsale Abschnitt bei Meerschweinchen, Katze und Hund an seiner ventralen Grenze (ventro-lateral vom Facialisknie). Bei Kaninchen, Ziege, Macacus und Mensch dagegen wandern die eigentlichen grossen Hauptzellen in den Ventrikelbodenantheil hinein, so dass beim Kaninchen und Menschen nur ein geringer Theil in dem Retikularantheil liegt. Bei Macacus sind die Hauptzellen in beiden Antheilen gleich gut entwickelt. Im Laufe der Entwickelung wächst die Zahl der kleineren Zellen und der Substantia gelatinosa. — Unter den Verbindungen des VI-Kernes erwähnt F. eine in der Säugerreihe stetig bis zum Menschen hin an Stärke zunehmende phylogenetisch junge Faserung aus dem Flockenstiel, ferner eine Verbindung des oralen grosszelligen Antheils des Nucleus triangularis (= Triangulartheil des Deiters'schen Kernes), die ebenfalls mit dem Aufsteigen in der Säugerreihe zunimmt, dann die bekannte Verbindung mit der Nebenolive, der mediodorsalen Nebengruppe der letzteren und den interolivären Zellengruppen, einen Zuzug vom lateralen centralen Höhlengrau, einen anderen aus der Formatio reticularis, ausserdem Verbindungen mit der Raphe und dem hinteren Längsbündel, mit Monakow's Striae acusticae. Entgegen Kappers hat F. den VI-Kern nicht gegen das hintere Längsbündel, sondern gegen den Ventrikelboden zu wachsen gesehen (das Bodengrau macht der Entwickelung des Abducenskernes auf Kosten der eigenen Platz). F. konnte auch Vogt's Befunde an Mikrocephalen mit Agenesie der Pyramiden nicht bestätigen, aus denen Vogt und Kappers (s. den vorigen Bericht) eine ventro-laterale Wanderung des VII-Kernes gegen die Pyramide zu folgerten.

Der Facialiskern wandert nach Kappers (534. 537) nur bei den Thieren caudalwärts, bei denen die Geschmackskerne stark entwickelt, daher die Geschmacksreflexe sehr ausgebildet sind. Die Wanderung in ventraler Richtung geschieht unter dem Einfluss von sekundären Geschmacksbahnen (Cyprinoiden), absteigender Quintuswurzel (Vögel, Säuger), Acusticus-Reflexen (Vögel, Säuger) daneben unter der neurobiotaktischen Wirkung der Pyramidenbahn (Säuger). Nur die Speichelsekretions-Zellen des VII-Kernes bleiben bei Säugern dorsal liegen, weil sie dem direkten Einfluss der dorsalen Geschmackskernsäule des V., VII. und IX. ausgesetzt sind. Unter dem *mechanischen* Einfluss der caudalwärts wachsenden oberen Olive wandert der Facialiskern bei Rodentia und Carnivora caudalwärts und legt sich dann zwischen Olive und Kern der spinalen Trigeminuswurzel. Die Facialiswurzeln werden theils durch die Trapezformation frontalwärts gedrängt (Vesperugo, Carnivora, Phocaena, Erinaceus), theils durch caudales Wachsthum der Brückenformation caudalwärts (Cercopithecus, Orang-Utang, Mensch). Das vordere Knie der Facialiswurzeln wird, wie erwähnt, durch dorsale Fibrae arcuatae der lateralen Schleife und das octavomotorische System bei Gadus, Tinca, Lophius und Reptilien gebildet, bei Säugern durch die dorsolaterale Wanderung des Abducenskernes.

Kappers (534) hat sich dann noch ausführlicher über den Einfluss der Neurone der Geschmackskerne auf die motorischen Kerne des VII. und IX, insbesondere über ihr Verhalten zur spinalen Quintuswurzel ausgesprochen. Die sekundären Geschmacksneurone des sensiblen Facialiskerns lagern sich bei Fischen der Radix spinalis V an und enden theilweise direkt, theilweise durch Collateralen in der dieser Wurzel angrenzenden grauen Substanz. Bei Säugern ist der Endverlauf der sensiblen Facialiswurzel dem Areal des Quintus näher gerückt. Ein grosses Areal des Gebietes, das vom Facialis mit Geschmacksfasern versorgt wird, erhält vom Trigeminus Tastfasern. Ein Theil der motorischen VII-IX-Kerne wird in Folge der oben besprochenen Beziehungen zwischen Trigeminus und sensiblem Facialis-Glossopharyngeus schon bei Fischen ventral in das dem Quintus benachbarte Grau verlagert, während die Hauptmasse noch die dorsale Lage beibehält. Diesem nur wenig ventral verlagerten Theile der motorischen IX-VII-Kerne der Fische entspricht die Lage der motorischen Speicheldrüsenkerne (VII = Submaxillaris, IX = Parotis) bei Säugern (Kohnstamm, Kosaka, Yagita, Hayama). Diese 2 Kerne behalten auch ihren Zusammenhang (als einheitlicher Kern) noch bei, wenn schon der übrige Theil der somatisch-motorischen Kerne sich in Nucleus ambiguus und Nucleus Facialis getrennt und ganz ventral verschoben hat. Falls Yagita und Hayama recht haben, dass bei Säugern der Nucleus ambiguus auch motorischer Herzkern ist, so würde dieser Gegensatz zu der unter dem Vagus-Einfluss allein stehenden dorsalen Lage des Herzkerns bei niederen Vertebraten nur dadurch erklärbar sein, dass der Herzkern bei Säugern unter den Einfluss thermoregulatorischer Bahnen gelangt (? Ref. W.).

Yagita (540) hat bei Hunden und Kaninchen experimentell die Nissl-Degenerationen des Facialiskerns nach Ausreissen einzelner Aeste studirt und den VII-Kern des Menschen zum Vergleich herangezogen. In Bestätigung seiner älteren Untersuchungen kommt er zu dem Resultate, dass der menschliche Facialiskern aus je einer dorsalen und ventralen Hauptabtheilung besteht, die wieder im mittleren Kerngebiete in je 4, weiter caudal und frontal in 3, unweit des spinalen und cerebralen Kernpols in je 2 oder 1 Unterabtheilung zerfällt. Zwischen die beiden Hauptabtheilungen sind in der Kernmitte intermediäre Nervenzellen eingelagert, ausserdem befindet sich ein rundlicher kleiner Kern ventromedial von der ventralen Hauptabtheilung. Die Zellen der ventralen Abtheilung sind grösser als die der dorsalen. Caudal geht der Facialiskern unmittelbar in den Nucleus ambiguus über. Die dorsale Abtheilung ist bei Menschen grösser, bei Hunden und Kaninchen kleiner als die ventrale. Die intermediäre Abtheilung gliedert sich bei Kaninchen der ventralen an. Gekreuzt entspringende Facialiswurzeln giebt es ebensowenig wie VII-Fasern aus dem Abducenskern oder einem anderen Kern. Der Augenfacialis entspringt bei Hunden in der lateralen Untergruppe der Dorsalabtheilung, bei Kaninchen in der ganzen Dorsalabtheilung. Die Ohrmuskeläste haben ihr Centrum beim Hunde im lateralen Abschnitt der Intermediärabtheilung, beim Kaninchen wahrscheinlich in der medialen Untergruppe der Ventralabtheilung, namentlich in deren dorso-lateralem Theile. Die 3 Untergruppen der ventralen Abtheilung bilden beim Hunde das Centrum für den unteren Facialis und zwar die mediale Gruppe für den N. subcutaneus colli superior, die mittlere und laterale für den Mundfacialis (buccolabialis superior und inferior).

Winkler (547) hat bei einem neugeborenen Kaninchen das linke Tuberculum acusticum mit der Stria acustica ohne wesentliche Nebenverletzung abgetragen und konnte dann 3 Jahre später constatiren, dass, abgesehen von der Atrophie der Stria und ihrer Fortsetzung via Monakow's Kreuzung, eine Atrophie im Gebiete des dorso-frontalen Theiles des ventralen Cochleariskerns, der dorsalen Lage des Trapezkörpers, des Tractus Deiters descendens, der Fasern aus der Stria zur gleichseitigen lateralen Abducenskerngrenze und zur medialen Grenze des gekreuzten Abducenskernes, ferner eine Atrophie der Fasern des hinteren Längsbündels und des ihm lateral anliegenden Tractus Deiters ascendens zu den gleichseitigen, weniger zu den gekreuzten Trochleariskernen eingetreten war. Atrophisch waren ferner, in der Fortsetzung der Stria acustica via Monakow's Kreuzung und dorsales Mark der oberen Olive, das gekreuzte mediale Bündel der lateralen Schleife (diese Theile fehlten auch bei einer taubstummen Katze!), das ventrale Mark des gekreuzten Corpus quadrigeminum posterius, das Corp. quadr. poster. selbst, das gekreuzte Geniculatum mediale, das gekreuzte Hemisphärenmark zwischen Incisura rhinica und der ersten dorsal davon gelegenen Furche und die Rinde (bes. die grossen Pyramidenzellen) im gleichen Gebiete. Caudalwärts atrophirten ausser dem Tractus Deiters descendens (trotz wohl erhaltenen Deiters'-

schen Kerns!) noch die Radix spinalis VIII, der Monakow'sche Hinterstrangskern, der eigene Kern des Corpus restiforme, das gleichseitige Vorderhorn. Alle diese Theile bilden nach W. einen „präexistirenden Totalverband", der um so vollständiger zu Grunde geht, je jünger das Thier bei der Operation war und je länger es hinterher lebte, sie sind ferner um so mehr geschlossene und „Exklusivverbände", je weiter „man vom höchsten Centrum entfernt ist". Ueber die Frage, wie weit die direkten Wurzelverbindungen des Octavus und direkte Striafasern reichen, besagt das Experiment natürlich nichts. Die Marchi-Methode andererseits zeigt zu wenig Degenerationen (nur „die allerersten Anfänge der Totalverbände"). Man kann also mit Marchi nicht eruiren, wie weit Wurzelfasern in die centralen Systeme eindringen. Der Ref. W. hält im Gegensatz zu Winkler auf Grund vieljähriger Erfahrungen die kritisch angewandte Marchi-Methode sehr wohl für diesen Zweck geeignet.

Cameron und Milligan (545) haben über die Entwickelung des Nervus octavus ausgedehnte Studien an Embryonen mehrerer Wirbelthierarten angestellt. Ihre Resultate sind folgende: Das Endorgan des Octavus hängt mit dem Hinterhirn continuirlich durch ein kernhaltiges Syncytium zusammen. Die Theilung des Octavus ist eine Folge der Differenzirung der Hörbläschenwand in mehrere Sinnesepithelgruppen, von denen jede sich mit einem Theile des Syncytium verbindet. Ursprünglich besitzt der Octavus beim Menschen 6 Abtheilungen: je eine für die drei Bogengänge, eine für den Utriculus, eine für den Sacculus und eine für die Cochlea. Drei Arten von Neuroblasten entstehen aus dem Syncytium. Von diesen entwickeln sich die zweite und dritte aus der ersten. Die einen („γ-Neuroblasten") lokalisiren sich im Hinterhirn, in der Wand des Hörbläschens und in dem verbindenden Syncytium, die andern („β-Neuroblasten") bilden das Neurilemm der Octavusscheide. In dem zunächst undifferenzirten Cytoplasma des Syncytium erscheinen allmählich Längsfibrillen. Der Octavus entsteht also multicellulär. Jedes Axon ist wahrscheinlich zunächst nur durch eine Fibrille repräsentirt. Die Einheit des Nervenbaus stellt daher die Fibrille dar, nicht der Achsencylinder. Da die dem Hinterhirn benachbarten Theile des Syncytium keine β-Neuroblasten bilden, ist dieser Abschnitt neurilemmscheidenfrei und für Toxine und andere Schädigungen mehr zugänglich als die anderen Octavustheile. Der Octavus ist mit seinem Endorgan und mit dem Hinterhirn continuirlich verbunden.

Die Resultate der Untersuchungen von Alagna (550) bestätigen im Allgemeinen ältere Ergebnisse. Bemerkenswerth ist das Auftreten einer lipoiden Grenzschicht der VIII-Ganglion-Zellen und mitochondrienähnlicher Körnchen in Form eines Netzapparates. Die Körnchen entsprechen den von Held an gleicher Stelle gefundenen Neurosomen. Sie konnten nur an den Zellen des Ganglion spirale nachgewiesen werden.

Die obere Olive entsteht nach Kappers (544) in der Umgebung des Akusticum (caudal-dorsale Lage des hinteren Poles bei Amphibien, Reptilien und Vögeln). Ihre ventrale Wanderung ist bisher nicht erklärt. Unter den Reptilien besitzt die grösste Olive Alligator, unter den Säugern Phocaena (ausser Carnivoren), also in beiden Fällen im Wasser lebende Thiere, trotzdem scheint die Olive nicht unter dem Einfluss des Gleichgewichtsapparates zu stehen.

Die Neuronen der grossen Zellen in der oberen Olive kreuzen nach Kohnstamm u. Quensel (552) im gleichen Niveau zum Seitenstrang der anderen Seite (Brückenseitenstrangbahn, akustische Abwehrbahn?)

Aus dem Nucleus angularis Bechterew entspringen nur Fasern des Hirnstammes, aus dem grosszelligen Deiters'schen nur Spinalfasern, aus dem ventrocaudalen (mittelgrosszelligen) Abschnitt beide Faserarten. Der Nucleus angularis ist Coordinationskern der Augenmuskelkerne. Es besteht ein Uebergang zwischen Quintuskern und Nucleus angularis („Nucleus trigemino-angularis"), der wohl dem Trigeminus angehört, nicht dem Vestibularisgebiet.

Lewy (553) hat die Struktur des Deiters'schen Kernes bei einer Menge von Säugerarten und beim Menschen vergleichend untersucht. Er unterscheidet (conform mit Kohnstamm) ausser den bekannten grosszelligen drei Gruppen (dorsale, mediale und laterale Gruppe) eine kleinzellige ventrale Gruppe, die nach Hemisektion im Halsmarke bei einem neugeborenen Kaninchen am wenigsten atrophisch und beim Menschen relativ stark entwickelt ist. Die dorsale, mediale und laterale Gruppe steht durch das Deitero-spinale Bündel mit dem gleichseitigen Vorderseitenstrang und via hinteres Längsbündel mit dem Vorderstrang in Verbindung.

Yagita und Hayama (556) haben beim Hunde die Chorda tympani einerseits, den Jacobsohn'schen Nerven in der Bulla ossea andererseits zerstört und die Nissl-Veränderungen im Bulbus studirt. Controlpräparate von gesunden Thieren lehrten, dass schon unter normalen Bedingungen im Bereiche der von Kohnstamm als „Nucleus salivatorius inferior" bezeichneten Zellengruppe, die zwischen dem Nucleus ambiguus und der lateralen Olivenspitze ganz ventral gelegen ist, Chromatolyse besteht. Sie können daher die Bedeutung dieses Kerns als Centrum für die Parotis-Sekretion nicht bestätigen. Das Centrum für den Submaxillaris und Sublingualis („Nucleus salivatorius superior“ Kohnstamm) liegt ventral vom Deiters'schen Kerne in der lateralen Formatio reticularis (lateral vom Facialisschenkel), conform mit Kohnstamm.

Im weiteren Verfolg seiner Studien über das Parotis-Centrum gelangte dann Yagita (557) zu ganz eindeutigen Resultaten: Das sekretorische Parotis-Centrum liegt in der caudalen Fortsetzung des motorischen Chorda-Centrums, medial vom dorsalen Horn des spinalen Quintuswurzel-Querschnitts, ventrolateral vom dorsalen Vaguskerne und medio-ventral von der spinalen VIII-Wurzel, in der Höhe des frontalen Poles der „dichten“ Formation des Nucleus ambiguus, sowie des caudalen Poles des Facialiskerns. Einzelne Zellen liegen ventraler. Jede Parotis steht hauptsächlich mit dem gleichen Kerne in Verbindung.

Kosaka (555) fasst die Resultate seiner Nissl-Untersuchungen nach Zerstörung einzelner Vagusäste dahin zusammen, dass beim Hunde der *dorsale* Vaguskern das motorische Centrum für die glatte Muskulatur des Oesophagus und Magens bildet (wahrscheinlich indirekt via Sympathicus) und zwar der caudale Theil für den Magen. Dass Tracheal- und Bronchialmuskeln ebenfalls vom dorsalen X-Kern versorgt werden, ist wahrscheinlich. Der frontale Theil des *Nucleus ambiguus* (= „dichte Formation“ Bunzl-Federn) versorgt mit lateralen Zellen die quergestreiften Schlund- und Speiseröhrenmuskeln sowie den Musculus crico-thyreoideus mit medialen Zellen. Der mittlere Abschnitt des Nucleus ambiguus, mit dem Schluckcentrum theilweise noch auf gleicher Höhe, ist motorisches Gaumencentrum. Die untere Abtheilung des Nucleus ambiguus versorgt den Recurrens mit dorso-medialen Zellen und ist Herzhemmungscentrum mit ventro-lateralen Zellen (conform Marinesco).

Molhant (558) verdanken wir eine unter van Gehuchten's Leitung entstandene äusserst werthvolle Monographie über den dorsalen Kern des Vagus, seine Verbindungen und seine Funktion. M. giebt zunächst eine eingehende historische Uebersicht, schildert alsdann auf Grund eigener Studien die normale Anatomie des Vagus, seiner Ganglien und des dorsalen Vaguskerns, ferner nach embryologischen Untersuchungen die Markreifung der verschiedenen Faser-Kategorien innerhalb des Vagus und seiner Kerne, er verfolgt ferner die degenerativen Faser- und Zellen-Veränderungen nach sorgfältiger Durchschneidung der einzelnen Vagusäste und beschreibt endlich die physiologischen Erscheinungen nach Aetzungen einzelner Abschnitte des dorsalen Vaguskerns bei Kaninchen. Aus den mit bewunderungswürdiger Consequenz durchgeführten Untersuchungen geht vor Allem hervor, dass sich M. und damit wohl auch van Gehuchten der in den letzten Jahren herrschend gewordenen Ansicht der Autoren anschliesst, die den dorsalen Vaguskern oder Stilling'schen Kern lediglich als motorisches Centrum für die glatte Muskulatur des Vagusgebietes ansehen, dass insbesondere der Recurrens, soweit er die Larynxmuskeln innervirt, nicht vom dorsalen Kern, sondern vom Nucleus ambiguus entspringt. Entgegen der Ansicht von Kosaka, Marinesco und Anderen glaubt M., dass der frontale Pol des Nucleus dorsalis den Magen, der caudale wahrscheinlich die Trachea und die Bronchien versorgt, die dazwischen liegenden Abschnitte stehen mit den Lungen- und Herz-Aesten des Vagus in Verbindung (also umgekehrte Reihenfolge der Ursprungskerne im Vergleich zu den Endorganen). Mit dem Glossopharyngeus hat der dorsale Vaguskern nichts zu thun. Der Vagusstamm enthält 3 Arten von Fasern (solche mit dicker Markscheide, solche mit mittlerer und mit dünner). Dicke Markscheiden besitzt der Accessorius spinalis, der Ramus pharyngeus und der Theil des Recurrens, der in den Kehlkopf gelangt. Der Vagus thoracicus und der Theil des Recurrens, welcher sich im Oesophagus, der Trachea auflöst und Rami cardiaci superiores enthält, besitzt dünne oder mittlere Markscheiden, der „Nervus Cyon" nur dünne Fasern, der Laryngeus superior nur solche mittleren Kalibers. Der dorsale Vaguskern steht nur mit feinfaserigen Vagusästen in Verbindung. Diese feinfaserigen Aeste erhalten ihre Markscheiden später als die grobfaserigen. Den Cyon'schen Nerven hält M. für im Wesentlichen sensibel, vereinzelte motorische Fasern desselben kommen wahrscheinlich aus dem dorsalen Vaguskerne.

In einer eingehenden, alle früheren Forschungen über Anatomie und Physiologie des Vagus zusammenfassenden Monographie wird von Müller (562) nach einer Schilderung des Ursprunges, des Verlaufes und der Funktion der Vagusfasern, die Histologie der Vaguskerne in der Medulla oblongata und die Histologie des Ganglion jugulare und des Ganglion nodosum besprochen. Färbt man Schnitte aus diesen beiden Ganglien des Vagus mit der Bielschowsky'schen Methode, so zeigt sich, dass im Jugularknoten neben überwiegenden unipolaren Ganglienzellen auch stets vereinzelte multipolare Zellen zu finden sind, wie sie ganz ähnlich die Ganglienknoten des Grenzstranges zusammensetzen. Im Ganglion nodosum wurden ausschliesslich unipolare Ganglienzellen nachgewiesen. Der Stamm des Nervus vagus besteht aus Nervenfasern ganz verschiedenen Kalibers, neben breiten Markscheiden verlaufen sehr zahlreiche, ausserordentlich zarte Markfasern, je weiter der Nerv nach unten zieht, desto mehr verlieren sich die Markscheiden und desto zahlreicher treten marklose Fasern auf. In den *Bronchien* ziehen ausschliesslich markhaltige Fasern, dem Autor gelang es, in der Bronchialschleimhaut multipolare Ganglienzellen darzustellen. Ein genaueres Studium des Verlaufes der zum *Herzen* ziehenden Vagusäste ist, da diese mit den sympathischen Nervenfasern aus dem Grenzstrang einen oberflächlichen und tiefer gelegenen Plexus eingehen, nicht möglich. Es scheinen hier individuelle Verschiedenheiten zu bestehen. So gelingt es durchaus nicht jedesmal ein Ganglion Wrisbergii aufzufinden. Die extrakardialen Ganglienzellen sind nicht immer zu einem makroskopisch erkennbaren Knötchen zusammengefasst. Lässt sich aber ein solches finden, so zeigt sich, dass es multipolare Ganglienzellen vom selben Typus beherbergt, wie den Ganglienknoten des Grenzstranges eigen ist. Besondere Schwierigkeit macht es, die *intra*kardialen Ganglienzellen *mit* ihren Fortsätzen zur Darstellung zu bringen. Gelingt dieses aber auf Schnitten durch den Sinusknoten oder durch die Vorhofscheidewand, so zeigt sich, dass die Ganglienzellen hier ganz andere Gestaltung bieten, als sonst irgendwo im animalischen oder vegetativen Nervensystem. Sie senden nach allen Seiten zahlreiche, dünne Fortsätze und werden von einem dichten Nervenfasernetz umgeben. Wieder anderer Art sind die Ganglienzellen des *Magens*. In der Nähe der Kardia liegen unmittelbar unter der Serosa Gruppen von grossen Ganglienzellen, die zahlreiche, weithin zu verfolgende Dendriten aufweisen.

Zum Schlusse wird darauf hingewiesen, dass die visceralen Fasern des Vagus genau dieselben Innervationsbedingungen haben wie die vegetativen Fasern, die in den sonstigen cerebrospinalen Nerven verlaufen.

Aehnlich wie die Vasomotoren und die Fasern, die zu den Thränen-, Speichel- oder Schweissdrüsen ziehen, werden auch die visceralen Vagusfasern ausser durch den adäquaten Reiz durch Stimmungen und dann durch den körperlichen Schmerz in ihrer Funktion beeinflusst. Es besteht also kein Grund, dem Vagus eine Sonderstellung vor den übrigen Gehirn- und Rückenmarksnerven einzuräumen. (Autorreferat.)

Möllgaard (560) nahm Durchschneidung der zu den Lungen ziehenden Nerven, ja Exstirpation einer Lunge vor und studirte dann die Veränderungen, die sich sekundär an den Nerven und den Ganglienknoten des Vagus und des Halssympathicus ausbildeten. Er bediente sich dazu der Weigert'schen, der Marchi'schen und der Nissl'schen Tinktionsmethoden. Auf Grund dieser sehr mühevollen Untersuchungen kommt M. zu der Ueberzeugung, dass weder vom verlängerten Mark, noch vom Rückenmark Nervenfasern ohne Unterbrechung zu den Lungen ziehen, vielmehr werden alle solche Fasern von Ganglienzellen unterbrochen. Für die sympathischen Lungenfasern bilden das untere (bei der Katze) und das mittlere (beim Hund) Cervikalganglion eine Ganglienzellenstation. Die spinalen Centren für diese Fasern werden im Seitenhorn des oberen Brustmarkes vermuthet. Die Vagusfasern, welche zur Lunge ziehen, und zwar sowohl die centripetalen als die centrifugalen, sollen ihr primäres Centrum im Ganglion plexiforme haben, ihre bulbäre Endigung ist im „dorsalen" Vaguskern zu suchen. Die centrifugalen Vagusfasern, welche zur Lunge ziehen, sind broncho-motorisch. M. vermuthet, dass die broncho-constriktorischen Fasern über multipolare Ganglienzellen, die Bronchodilatationsfasern über unipolare Ganglienzellen des Ganglion plexiforme gehen. Ob es möglich ist, auf Grund von Nissl-Präparaten der Ganglienknoten, die hier angeschnittenen Fragen zu entscheiden, möchte der *Ref.* bezweifeln. Wissen wir doch noch nicht einmal sicher, ob die visceralen Nervenfasern bei der Degeneration denselben Gesetzen unterliegen wie die Fasern des animalen Nervensystems. Auf alle Fälle muss es aber sehr dankbar anerkannt und hoch eingeschätzt werden, dass M. sich mit der überaus schwierig zu beurtheilenden Lungeninnervation so eingehend beschäftigt hat. L. R. Müller (Augsburg).

An Kaninchen wurde von Zweig (563) der Bulbus mit den Vago-Glossopharyngeuswurzeln freigelegt, andererseits der Magen und die Kardia frei präparirt und durch faradische Reizung einzelner Wurzelfäden das motorische Gebiet der einzelnen Vagustheile abgegrenzt. Es ergab sich, dass die oberen Wurzeln des Vagus mehr die Schliessmuskulatur der Kardia beherrschen, die mittleren Fasern für die Bewegungen des präpylorischen Magenabschnitts bestimmt sind.

Der Accessorius spinalis entwickelt sich nach Prentiss (568) bei Schweine-Embryonen sehr früh und rückt während der Entwickelung weiter spinalwärts bis zum 8. Cervikalganglion.

Prentiss hat auch die von Froriep entdeckten passageren Hypoglossusganglien bei Schweinefeten untersucht und fand dabei Folgendes: Aus der Ganglienleiste entstehen neben den Spinalganglien die Ganglien des Vagus, Glossopharyngeus und Hypoglossus, letztere später als die ersteren, in der Zahl von 8 mit einander verbunden. Die Eintheilung der Hypoglossusganglien in cephalische und präcervikale ist künstlich. Das erste Cervikalganglion und andere spinale Ganglien sind oft verdoppelt und besitzen gewöhnlich zwei distale Nervenwurzeln. Frorieps Ganglion mit seiner vereinzelten peripherischen Wurzel kann daher nur als ein halbes Spinalganglion angesehen werden, die Gesammtzahl der ganzen XII-Ganglien beträgt also 4 $\left(=\frac{8}{2}\right)$. Die Entwickelung der Hypoglossusganglien schwankt bei verschiedenen Embryonen und auf beiden Seiten desselben Embryo. Ein Theil der Ganglien besitzt distale Wurzeln, die sich dem Hypoglossusstamme anlegen. Die Verbindung des XII-Ganglion mit dem Jugularisganglion ist noch ein Ueberrest des gemeinsamen Ursprunges aus der Ganglienleiste. Der Hypoglossus-Nerv besitzt beim Schweine-Embryo 5—6 getrennte Ventralwurzeln. Beim Erwachsenen persistiren zuweilen am kaudalen und frontalen Pole des Hypoglossus Reste der Ganglien.

Goldstein und Minea (570) haben die so glücklich begonnenen Versuche, innerhalb des Hypoglossuskernes die Centren der einzelnen Muskeln abzugrenzen, fortgesetzt. In dem oben erwähnten Falle von Gesichtskrebs griff der Tumor auf die Musculi geniohyoidei über und hatte zu Nissl-Veränderungen der mediodorsalen Zellengruppe im kaudalen XII-Kernabschnitt geführt (contra

Kosaka, Yagita und Parhon). Die Autoren kommen bezüglich der Lokalisation im Hypoglossuskerne zu folgenden Schlüssen: Der Ramus descendens XII entspringt nur aus dem Cervikalmark. Die ventro-mediale Gruppe des Hypoglossuskerns innervirt den Musc. genioglossus, die dorso-laterale Gruppe in der Höhe des mittleren Kerndrittels den Geniohyoideus, die laterale Gruppe im mittleren Drittel den Hyoglossus, die laterale Gruppe im oberen Drittel (nicht die Fortsetzung des Hyoglossuscentrums, sondern etwas dorsaler gelegen) den Styloglossus und Palatoglossus.

Mingazzini (571. 572) hat an eigenem Material und mit Hülfe der Obersteiner'schen Sammlung vergleichende Studien über den Hypoglossuskern des Menschen (Feten, Neugeborene, Erwachsene) und der Primaten angestellt und kam dabei zu dem Resultat, dass die groben endonuclearen Fasern, die oft den XII - Kern in mehrere Gruppen theilen, phylogenetisch älter sind als das feine perinucleare und endonucleare Fasernetz, das beim Menschen erst im Laufe der ersten Lebensjahre markreif wird, bei den anthropoiden Affen fast völlig fehlt, dagegen bei Ateles vorhanden ist. Das spricht wieder für die grosse Verwandtschaft von Ateles mit dem Menschen, ebenso wie die von Hatschek entdeckte Aehnlichkeit der Struktur des rothen Haubenkerns bei Ateles und Mensch (s. den vorigen Bericht).

Mingazzini und Polimanti (502. 572) haben bei Affen und Katzen den Nerv. hypoglossus vor und hinter dem Ramus descendens ausgerissen, daneben auch gleichzeitig das entspr. Rindencentrum exstirpirt und die Veränderungen im Hypoglossuskerne nach Pal und van Gieson studirt. Sie kamen dabei zu folgenden Ergebnissen: Die centralen Zellen des XII-Kernes besitzen im distalen, weniger im proximalen Kernabschnitte keine Beziehungen zu den Hypoglossuswurzeln, sondern zu den Pyramidenfasern. Ein Theil des Hypoglossuskerns innervirt wahrscheinlich Gaumen-Larynx-Fasern. Laterale Zellen sind vorwiegend mit lateralen Zungenmuskeln verbunden (Bestätigung früherer Befunde). Die Fibrae afferentes nerv. XII haben nichts mit der Pyramidenbahn für den Hypoglossuskern zu thun, sie bleiben intakt nach Zerstörung des Rindencentrums. Dagegen betheiligen sich die Pyramidenfasern an der Bildung des endonuclearen Fasernetzes, das ausserdem von Wurzelfasern, sensiblen Fasern und von Vaguselementen gebildet wird.

Jacobsohn (575. 576) hat an 4 Nissl-Serien die Kerne des menschlichen Hirnstammes studirt und neu benannt. Wesentlich Neues bringt die Arbeit nicht, und es ist nach Ansicht des Ref. W. nicht recht einzusehen, warum altbekannte Kerne mit neuen Namen belegt werden, die nicht immer glücklich gewählt und prägnant genug sind, um Lage und Funktion genügend zu kennzeichnen. Ueber die Struktur der Zellen innerhalb der Kerne sagt J.: „Je mehr sich der Nervenstrom von der sensiblen Anfangsstation des Centralnervensystems der motorischen Endstation desselben nähert, um so mehr verwandelt sich die Struktur des Protoplasmas der zu passirenden Nervenzellen aus einer feinkörnigen in eine grobschollige".

Jacobsohn unterscheidet im Hirnstamm:

A. Motorische Gruppen (Endneurone):

a) Neben der Medianlinie und dorsal gelegene (Nucl. „supraspinales", hypoglossi, abducentis, trochlearis, oculomotorii),
b) In der seitlichen Haubenregion und ventral liegende (Nucl. motor. N. vagi, Nucl. retrofacialis, Nucl. facia-

lis, accessorius facialis, motorius retrotrigeminalis, motorius trigemini).

B. Motorische Gruppen (übergeordnete Neurone):

1) Nucl. motor. (dissipatus) formation. reticulares medullae oblongatae,
2) Nucl. motor. (dissipatus) formation. reticulares medullae pontis,
3) Nucl. motor. (dissipatus) formation. reticulares medullae pedunculi,
4) Nucl. motor. vestibularis (Deiters'scher Kern),
5) Nucl. motor. (tecti) cerebellaris,
6) Nucl. motor. tegmento-peduncularis (motor. Theil des rothen Haubenkerns),
7) Nucl. motor. corpor. bigemin. anter. et Nucl. motor. tegmento-bigeminalis.

C. Motorisch-sympathische Gruppen:

1) Nucl. sympath. Nerv. vagi (dorsaler Vaguskern),
2) Nucl. sympath. Nerv. oculomotor. (Edinger-Westphal'scher Kern),
3) Nucl. motor. radic. mesencephal. N. trigemini.

D. Motorische Gruppe von besonderer Funktion:

Nucleus pigmentosus subthalamo-peduncularis (Substantia nigra Soemmeringii).

E. Sensible Gruppen.

1) Nucl. sensibil. principalis N. V,
2) Nucl. sensibil. radic. descend. N. V,
3) Nucl. fascicul. solitar. et alae cinereae,
4) Nucl. funicul. gracilis,
5) Nucl. funicul. cuneat. parvocellularis,
6) Nucl. funicul. cuneat. magnocellularis.

F. Sensible Pigmentkerne:

1) Nucl. pigmentos. pontis (Substantia ferruginea),
   a) Nucl. pigmentos. tegmento-pontinus,
   b) Nucl. pigmentos. tegmento-cerebellaris,
2) Nucl. pigmentos. vagi (bezw. medullae oblongatae).

G. Sensorische Gruppen (distale Neurone):

1) Nucl. N. cochlearis,
2) Nucl. N. vestibularis,
3) Nucl. marginal. corpor. restiformis,
4) Nucl. bulbo-pontinus,
5) Nucl. extern. corporis bigemin. anterioris.

H. Sensorische Gruppen (übergeordnete Neurone):

1) Nucl. olivaris superior,
2) Nucl. corpor. trapezoides,
3) Nucl. bigemin. posterior. et corpor. geniculati medialis,
4) Nucl. interpeduncularis,
5) Nucl. commissurae posterioris (?).

I. Zum Kleinhirn in Beziehung stehende Gruppen:

1) Nucl. funicul. lateralis,
2) Nucl. arciformis,
3) Nucl. olivar. inferior,
4) Nucl. parolivaris medio-ventralis,
5) Nucl. parolivaris dorsalis,
6) Nucl. pontis.
   a) Processus tegmentosus medialis nuclei pontis (N. reticularis tegmenti Bechterew),
   b) Processus tegmentosus lateralis nuclei pontis (Kern der lateralen Schleife),
7) Nucl. rotundus subthalamo-peduncularis (sensibler Theil des rothen Haubenkerns).

Mangeri (574) unterscheidet (conform mit Wilson) am Obex einen dorsalen „membranösen" Theil, den caudalen Pol des Ventrikeldaches, von einem ventralen „gelatinösen" oder „gliösen", der dem centralen Höhlengrau angehört. M. beschreibt ausserdem im caudalen Winkel des Ventrikelbodens eine „Area postrema", die frontale Fortsetzung des Obex gelatinosus (= Ponticulus Staderini). Die von Wilson als „Nucleus postremus" bezeichneten Zellen konnte M. dort nicht finden. Die innere Begrenzung der Area postrema wird durch einen gliösen „Funiculus separans" mit wenigen Markfasern gebildet. Eine „Area plumiformis" frontal vom Obex ist wohl nichts anderes als der „Calamus scriptorius".

Das Helweg-Bechterew'sche Bündel enthielt in einem von Goldstein (483) beschriebenen Falle von Compression des Lumbalmarks und unteren Cervikalmarks centripetal zum Hilus der Olive degenerirende Fasern (die Bahn ist also doppelläufig), deren Ursprung mindestens bis zum 1. Lumbalsegment herabreicht.

Thalbitzer (578) lässt beim Menschen die Helweg-Bechterew'sche Dreikantenbahn im Corpus dentatum der Oliva inferior entspringen und mit den vorderen Wurzeln des 3. und 4., weniger des 2. und 5. Cervikalsegments das Rückenmark verlassen. Gleichzeitig mit dieser Bahn verläuft eine aus gröberen Fasern zusammengesetzte, die von Helweg beschriebene „diffuse Formation," die im Halsmark sich über den ventralen Theil des Seitenstranges ausbreitet und erst im oberen Dorsalmark sich den vorderen Wurzeln anschliesst, wie die Dreikantenbahn den Cervikalwurzeln. Thalbitzer betrachtet diese Bahnen wieder wie Helweg als vasomotorische und die untere Olive als vasomotorisches Centrum.

Kohnstamm (49) hält den Nucleus reticularis tegmenti pontis für einen Theil des Brückengrau-Systems.

Goldstein (483) konnte in seinen Fällen von Compression des Lumbalmarks und des unteren Cervikalmarks Marchi-Degenerationen direkter Hinterstrangsfasern in das Areal der dorsalen und ventralen Spinocerebellarbahn in der Oblongata von der Höhe der Schleifenkreuzung bis zur Austrittsstelle des Vagus hin verfolgen und zwar auf dem Wege der Fibrae arcuatae externae dorsales und „mediales" (supra-, infra- und trans-trigeminales). G. nennt diese Fasern „Tr. spino-cerebellaris posterior". Anscheinend gesellt sich auch ein Faserzug aus den Hintersträngen dem Tractus spinothalamicus hinzu. Edinger's und Flechsig's gekreuzte Hinterstrang-Strickkörperbahn via Fibrae arcuatae externae anteriores wird bestätigt.

X. Sympathicus, Spinalnerven, Plexus, Wurzeln; Rückenmark.

(Vgl. auch Capitel III und XI.)

582) Kuntz, Albert, The role of the vagi in the development of the sympathetic nervous system. With 4 figures. Anat. Anzeiger XXXV. 15. 16. p. 381. 1909.

583) Kuntz, Albert, The development of the sympathetic nervous system in mammals. With 18 figures. Journ. of comp. Neurol. a. Psychol. XX. 3. p. 211. June 1910.

584) Kuntz, Albert, The development of the sympathetic nervous system in birds. 10 figures. Journ. of comp. Neurol. a. Psychol. XX. 4. p. 265. Aug. 1910.

585) Kuntz, Albert, A contribution to the histogenesis of the sympathic nervous system. 2 figures. Anat. Record III. 8. p. 458. 1910.

Der Sympathicus entsteht durch Auswanderung indifferenter Zellen (Schaper) und Neuroblasten längs der Wurzeln der Spinal-Nerven und deren Visceral-Aeste. Aus den Neuroblasten entwickeln sich die Ganglien, aus den indifferenten Zellen das Neurilemm.

586) Marcus, H., Ueber den Sympathicus. 2 Abbildungen. Sitz.-Ber. d. Gesellsch. f. Morphol. u. Physiol. in München 1909. Sitzung vom 22. Dec. 1909.

587) Michailow, Sergius, Experimentelle Untersuchung über die Verbindung des peripheren sensiblen Neurons mit dem sympathischen Nervensystem. Folia neurobiol. III. p. 152. 1909.

588) Michailow, Sergius, Versuch einer systematischen Untersuchung der Leitungsbahnen des sympathischen Nervensystems. Experim. anat.-pathol. Untersuchung a. d. Geb. d. Ganglion stellatum u. Ganglion cervicale inferius. 9 Taf. u. 23 Fig. Arch. f. d. ges. Physiol. CXXVIII. 6. 9. p. 283. 1909.

589) Michailow, Sergius, Die Methode der sekundären Degeneration u. ihre Anwendung zur Untersuchung der Leitungsbahnen des sympathischen Nervensystems. (In Bezug auf den Artikel von *Langley* „Some remarks on *Michailow's* account of the course taken by sympathetic nerve fibres".) Centr.-Bl. f. Physiol. XXXIII. 20. p. 675. 1909.

Langley hatte die von Michailow zum Studium der sympathischen Leitungsbahnen angewandte Methodik angegriffen und speciell der Marchi-Methode jeden Werth für die Untersuchung sympathischer Leitungswege abgesprochen. M. vertheidigt die Marchi-Methode gegen diese Vorwürfe und weist auf ihre Vorzüge gegenüber der von Langley geübten Zupfmethode hin.

590) Michailow, Sergius, Ueber die sensiblen Nervenendapparate der centralen sympathischen Ganglien der Säugethiere. 2 Taf. Journ. f. Psychol. u. Neurol. XVI. 5 u. 6. p. 269. 1910.

591) Michailow, Sergius, Der Bau der centralen sympathischen Ganglien. 4 Taf. u. 1 Fig. Intern. Mon.-Schr. f. Anat. u. Physiol. XXVIII. 1. 3. p. 26. 1910. [Dem *Ref.* nicht zugänglich.]

592) Sauvage, H. E., La partie thoracique du grand sympathique chez les Sauriens. Compt. rend. Acad. Sc. CL. 12. p. 799. 1910.

Beschreibung des intrathoracalen Sympathicus bei Lézard ocellatus.

593) Granier, Charles, et Ferdinand Villemin, Sur les „ganglions pharyngien et lingual" du sympathique cervical de l'homme et leur texture. Compt. rend. Soc. Biol. LXVIII. 11. p. 554. 1910.

Beide Ganglien sind lediglich cellulose gangliforme Plexusbildungen und rein sympathischer Natur.

594) Pitzorno, Marco, Su alcune particolarità delle cellule del cordone simpatico dei Cheloni. 2 Tafeln. Monitor. Zoolog. Ital. XXI. 5. p. 111. 1910.

An den Zellen des Grenzstranges sah P. Lappenbildung und merkwürdige Beziehungen zweier Nachbarzellen: Einlegen eines Lappens der einen Zelle in eine Concavität der benachbarten, Umgreifen der Nachbarzelle durch einen Dentritenbaum der anderen. Das pericelluläre Fibrillennetz besteht aus Fibrillen derselben Zelle und aus denen fremder Zellen.

595) Müller, L. R., Studien über die Anatomie u. Histologie des sympathischen Grenzstranges, insbesondere über seine Beziehungen zu dem spinalen Nervensysteme. 6 Abbildungen im Text u. 13 Abbildungen auf 11 Tafeln. Verh. d. Congr. f. innere Med. Wiesbaden 1909.

Die Ganglienzellen des Grenzstranges sind stets multipolar. Der Ram. internodialis des Grenzstranges besteht aus markhaltigen und marklosen Fasern mit Einlagerung von Ganglienzellen. Auch in die postganglionären Nerven treten markhaltige Fasern verschiedenen Calibers ein.

596) Winkler, C., u. G. A. van Rynberk, Experimentelle Untersuchungen über Segmentalinnervation der Haut des Hundes. VI. Ueber Form u. Lage der Dermatome der Hinterpfote. Verlag d. Kon. Acad. v. Wetensch. (afd. Wis- en Natuurk.) p. 307. 1910.

Beschreibung der anästhetischen Segmentzonen nach Durchschneidung der Hinterwurzeln im Rückenmarkskanale extradural nach Sherrington's Methode.

597) Braus, Hermann, Experimentelle Untersuchungen über die Segmentalstruktur des motorischen Nervenplexus. Mit 5 Abbildungen. Anat. Anzeiger XXXIV. p. 529. 1909.

Versuche an Selachiern beweisen, dass jedes Segment zu mehreren Muskeln in Beziehung steht und jeder Muskel zu mehreren Segmenten, wenn auch der vorwiegende Einfluss eines Segments einen Muskel betrifft.

598) Braus, H., Ueber Nervengeflechte (mit Demonstrationen). Mit 1 Tafel u. 3 Abbildungen im Text. Verh. d. anatom. Gesellsch. a. d. 24. Vers. in Brüssel vom 7.—11. Aug. 1910. Anat. Anzeiger XXXVII. Erg.-H. p. 14. 1910.

Durch elektrische Reizung und sorgfältige Präparirung konnten innerhalb der Brustflossenmuskulatur von Selachiern (Rochen) Plexusbildungen der motorischen Nerven nachgewiesen werden, durch die eine Versorgung mehrerer Muskelstreifen durch einen Spinalnerv und umgekehrt die Versorgung eines Muskelstreifens durch mehrere Spinalnerven ganz im Sinne Sherrington's und v. Schumacher's bewiesen wird.

599) Schumacher, Siegmund v., Die segmentale Innervation des Säugethierschwanzes als Beispiel für das Vorkommen einer „kollateralen Innervation". 2 Taf. u. 4 Fig. Anat. Hefte Abth. 1. Arb. a. d. anatom. Inst. Heft 120 (XL. 1) p. 47. 1909. [Dem *Ref.* nicht zugänglich.]

600) Rossi, Ferruccio, Contributo all'innervazione spinale segmentale della regione lombo-sacrale della cute del cane, studiata mediante tagli transversali del midollo spinale. 38 Fig. Arch. Farmac. e Sc. affini IX. 1. p. 8. 1910.

601) Rossi, Ferruccio, Ein experimenteller Beitrag zur Kenntniss der segmentalen Spinalinnervation der lumbosacralen Hautgegend des Hundes, nach Querschnitten des Rückenmarkes studirt. Mit 38 Figuren im Text. Folia neurobiol. IV. p. 342. 1910.

Sehr markante Abgrenzung der einzelnen Segmentterritorien, Bestätigung der Bolk'schen Ergebnisse bezüglich einer dorsalen und ventralen axialen Linie der Extremitäten.

602) Dunn, Elizabeth Hopkins, A statistical study of the medullated nerve fibers innervating the legs of the leopard frog, rana pipiens, after unilateral section of the ventral roots. With 1 figure. Journ. of comp. Neurol. a. Psychol. XIX. 6. p. 685. 1909.

603) Ransom, S. Walter, A preliminary note on the non-medullated nerve fibers in the spinal nerves. 4 Fig. Anat. Record III. 5. p. 291. 1909.

Darstellung der marklosen Fasern innerhalb des N. tibialis, ischiadicus und anderer Nerven beim Kaninchen mittels modificirter Ramón y Cajal'scher Alkohol-Ammoniak-Silbernitrat-Färbung.

604) Barbieri, N. A., Les racines dorsales ou postérieures des nerfs spinaux sont centrifuges, motrices, et trophiques. Compt. rend. l'Assoc. des Anat. 11. Réunion. Nancy p. 72 1909.

Durchschneidung dorsaler Spinalwurzeln bei Hunden und Affen giebt motorische und trophische Lähmung, auch wenn die Vorderwurzeln erhalten sind, umgekehrt lassen sich trotz der Durchschneidung der Vorderwurzeln Contraktionen in den betreffenden Muskeln erzielen, falls die Dorsalwurzeln intakt sind.

605) Barbieri, Les racines dorsales ou postérieures des nerfs spinaux sont centrifuges, motrices et trophiques. Verh. d. anatom. Gesellsch. a. d. 23. Vers. in Giessen vom 21.—24. April 1909. Anat. Anzeiger XXXIV. Erg.-H. p. 77. 1909.

606) Barbieri, Expériences sur la région lombosacrée de la moëlle épinière d'un macaque. Avec 8 figures. Verh. d. anatom. Gesellsch. a. d. 23. Vers. in Giessen vom 21.—24. April 1909. Anat. Anzeiger XXXIV. Erg.-H. p. 164. 1909.

Demonstrationen zu den Hinterwurzel-Resultaten und zu den Opticus-Durchschneidungen (siehe oben). Ausserdem zeigt er eine isolirte Nervenfaser mit Bindegewebescheide und homogenem Neuroplasma, eine degenerirte Faser, fortsatzlose Sympathicus-Ganglienzellen, Ganglienzellen, deren Nervenfortsatz in die Schwann'sche Scheide eindringt, dünnste Opticusfasern, degenerirte Opticusfasern, Retinapräparate.

607) Mawas, J., Sur la structure des cellules nerveuses ganglionnaires de la moelle amyélinique des cyclostomes. Compt. rend. Acad. Sc. CL. 2. p. 126. 1910.

Die kleinen spinalen Zellen der Cyclostomen (Petromyzon marinus und Ammocoetes branchialis) enthalten Fäserchen und Körnchen, die M. für Mitochondrien hält. Ausserdem sah er intracelluläre Bläschen, die wahrscheinlich lipoiden Charakter besitzen.

608) Ransom, Alterations in spinal ganglion cells following neurotomy. Journ. of comp. Neurol. a. Psychol. XIX. 1. p. 125. 1909.

609) Zappert, Ueber die Spinalganglien des Kindes. 81. Vers. Deutscher Naturf. u. Aerzte in Salzburg vom 19.—25. Sept. 1909. Sektion f. Neurol. u. Psych. Ref. im Neurol. Centr.-Bl. p. 1115. 1909.

Viele pathologische Veränderungen der Zellen auch bei sonst gesunden Kindern.

610) Agosti, Francesco, Le forme cellulari atipiche nei gangli cerebro-spinali dei feti di alcuni mammiferi. Riv. Ital. di Neuropatol., Psichiatr. ed Elettroter. II. 3. p. 105. 1909.

Kleine Säuger besitzen keine gefensterten und mit Keulenanhängseln versehenen Zellen, der Mensch nur wenige, Schafe und Rinder sehr zahlreiche. A. unterscheidet mit Levi (s. den vor. Bericht) die normalen atypischen Zellenformen von den pathologischen.

611) Agosti, Francesco, Particolarità morfologiche delle cellule nervose dei gangli cerebro-spinali dei feti di alcuni mammiferi. Boll. di Soc. med. di Parma S. 2. II. 2. p. 10. 1909. [Dem *Ref.* nicht zugänglich.]

612) Esposito, Giovanni, Funzioni e rapporti di elementi nervosi e non nervosi nei gangli spinali. 1 Taf. Il Manicomio. Arch. di Psich. e Sc. affini XXIV. 1. p. 1. 1908. [Dem *Ref.* nicht zugänglich.]

613) Donaggio, A., Le fibre collagene nei gangli spinali. Comunicat. 2. Congr. di Soc. Ital. di Neurol. in Genova Ottobre 1909.

Bei Orthagoriscus mola dringen in's Innere der Spinalganglienzellen feinste Bindegewebefasern ein, in deren Verlauf zahlreiche kleine Zellen eingelagert sind.

614) Donaggio, Arturo, Nuovi dati sulle propaggini nervose del citoplasma e sulle fibre collagene dei gangli spinali. Riv. sperimentale di Freniatr. XXXVII. 1. 1911.

Bestätigung der Befunde bei Orthagoriscus auch bei Xiphias gladius: Die Fensterung der Spinalganglienzellen wird nicht durch das Cytoplasma, sondern durch Fortsätze bewirkt, die dem Achsencylinderfortsatz homolog sind. Die collagenen Fasern dringen nie in's Innere der Zellen hinein.

615) Chase, Martin R., A histological study of sensory ganglia. 23 Fig. Anat. Record III. 3. p. 121. 1909.

Vergleichende Studien an Spinalganglienzellen aller Vertebratenklassen bestätigten im Allgemeinen frühere Befunde. Schon bei Selachiern bestehen Uebergänge der bipolaren Spinalganglienzellen zu unipolaren, ferner accessorische Neuriten mit Endkolben und mit Anastomosen ähnlich den von Levi bei Schildkröten beschriebenen, auch bei Amphibien und Säugern beobachteten. Gefensterte Zellen hat Ch. nirgends gesehen, dagegen vacuolenhaltige.

616) Dejerine, J., et André Thomas, Dégénération d'origine radiculaire du cordon postérieur dans un cas d'amputation de la cuisse rémontant à 71 ans. Revue Neurol. 15. 1910.

Das Rückenmark eines 85jähr. Mannes, dessen rechtes Bein 71 Jahre vor dem Tode im Hüftgelenke amputirt war, zeigte rechts Degenerationen der 1. und 2. Dorsalwurzel und der 3. bis 5. Lumbalwurzel, dementsprechend Veränderungen der Spinalganglien, des Goll'schen Stranges und des Hinterhorns, auf der gekreuzten (linken) Seite leichte Degeneration der „bandelette externe" des Hinterstranges in der Höhe der 1. Sacralwurzel; ausserdem Veränderungen der Vorderwurzeln und des Vorderhorns.

617) Handelsman, Ueber die sekundären Degenerationen bei Erkrankungen der Cauda equina. Medycyna 1908. Ref. im Neurol. Centr.-Bl. p. 193. 1910.

Cauda-Läsion durch cariösen Process hatte zu den bekannten Sekundär-Degenerationen geführt. Unter Anderem zeigte auch das ventrale Hinterstrangsfeld Degeneration. Da es vom oberen Dorsalmarke ab nur vom Burdach'schen Strange aus versorgt wurde, hält H. es für eine exogene Bahn (der Ref. W. hat sowohl endogene, wie exogene Fasern darin nachweisen können). Die Lissauer'sche Zone steht in direktem, auch topischem, Zusammenhange mit den Hinterwurzeln.

618) Peterson, E. G., Ascending tracts in the spinal cord of the cat. Amer. Assoc. Section I. Winnipeg 1909.

Dorsalwurzeldurchschneidung bei Katzen ergab keine direkten Hinterstrang-Kleinhirnfasern, auch keine langen Fasern zum gekreuzten Hinterstrange, dagegen einige wenige zur gekreuzten Substantia grisea via Commissura posterior; andere Degenerationen sind zum Theil bekannt (Endigung in der gleichseitigen Clarke'schen Säule) zum Theil durch Mitverletzungen bedingt.

619) May, W. Page, Preliminary note on the origin and function of the postero-septal tract. 79. Rep. British Assoc. Adv. Sc. Winnipeg 1909, ersch. 1910. p. 644.

Der Tractus steht *nicht* zu den Pyramiden oder anderen willkürlichen motorischen Bahnen, noch zu vasomotorischen Vorgängen in Milz, Niere und anderen wichtigen Organen in Beziehung.

620) Münzer, E., u. H. Wiener, Experimentelle Beiträge zur Lehre von den endogenen Fasersystemen des Rückenmarkes. 61 Abbildungen. Mon.-Schr. f. Psych. u. Neurol. XXVIII. p. 1. 1910.

621) Münzer u. Wiener, Studium der endogenen Rückenmarksfasern. 3. Jahresversamml. d. Gesellsch. Deutscher Nervenärzte in Wien vom 17. bis 19. Sept. 1909. Deutsche Ztschr. f. Nervenhkde. XXXVIII. 3—4. p. 283. 1909.

Zerstörung des Hinterhorns im Halsmarke ergab auf- und absteigende Hinterstrangsdegenerationen in 2 Feldern, einem medialen, dem Septum medianum anliegenden, und einem lateralen, das als schmaler Streifen von der hinteren Commissur durch die Mitte des Hinterstranges in convexem Bogen zur dorsalen Peripherie zog. Im Vorderseitenstrange degenerirte ausser der Grenzschicht das gekreuzte Gowers'sche Bündel, wie schon längst bekannt, aufwärts, daneben geringe Kleinhirnseitenstrangdegeneration. Analoge Resultate zeigten sich nach Brust- und Lendenmarkdurchschneidungen. Die Zahl der innerhalb der Pyramidenseitenstrangbahn (bezw. Hinterseitenstrangbahn) laufenden endogenen Elemente wächst bei niederen Säugern und Vögeln erheblich an.

622) Petrén, Ueber die sensorischen Bahnen im Rückenmark. 16. internat. med. Congr. in Budapest vom 29. Aug. bis 4. Sept. 1909. Sektion f. Neurologie. Ref. im Neurol. Centr.-Bl. p. 1117. 1909.

Nur physiologisch. Der Tastsinn besitzt eine ungekreuzte Hinterstrangbahn und eine gekreuzte Seitenstrangbahn.

623) Fabricius, H., Ueber die Anordnung der sensiblen Leitungswege im menschlichen Rückenmark. 16. internat. med. Congr. in Budapest vom 29. Aug. bis 4. Sept. 1909. Sektion f. Neurologie. Ref. im Neurol. Centr.-Bl. p. 1118. 1909.

Nur physiologisch. Siehe Petrén.

624) Sala, Guido, A proposito di un caso di sezione trasversa completa del midollo spinale. 5 Fig. Pavia, tip. coop. 8°. Boll. d. Soc. med.-chir. di Pavia, comm. f. u. seduta d. 10. 6. 1910. [Dem *Ref.* nicht zugänglich.]

624a) Ascenzi, Edoardo, Compression médullaire par le mal de *Pott*. 6 Figuren. L'encephale Nov. 11. 1910.

Compression des oberen Dorsalmarkes führte zu Marchi-Degenerationen, die lediglich bekannten Verlauf besitzen.

625) Catola, Giunio, Le processus de myélinisation de la moelle épinière dans trois foetus trijumeaux. 4 Figuren. Revue neurol. XVII. p. 1263. 1909.

Bei Drillingen geht die Markumscheidung des Rückenmarkes langsamer vor sich als bei Einzelgeburten.

626) Mayr, Emil, Weitere Untersuchungen über die physikalische Chemie des Rückenmarkes. Journ. of Psychol. u. Neurol. XVII. p. 110. 1910.

Die Verschiedenheit im Aufbau der einzelnen Fasersysteme des Rückenmarkes zeigt sich u. A. auch in dem verschiedenen Verhalten der physikalisch chemischen Vorgänge. „Bei Behandlung mit destillirtem Wasser oder Kochsalzlösung lösen sich stickstoffhaltige Substanzen. Bei fäulnisswidrigem Vorgehen kommt es nur innerhalb der grauen Substanz zu einem nachweisbaren autolytischen Zerfall der coagulablen Substanzen, während ein solcher Vorgang in der weissen Substanz keine besondere Rolle zu spielen scheint. Die Zerstörung erfolgt dort vielmehr hauptsächlich auf dem Wege einer physikalischen Auflösung, wobei aber, dem histologischen Bilde vollkommen entsprechend, die coagulablen Stickstoffsubstanzen der Hinterstränge in bedeutend grösserer Menge gelöst werden als die der Vorder- und Seitenstränge, während die incoagulablen Stickstoffsubstanzen aus beiden Substraten in ungefähr gleicher Menge ausgelaugt werden.“

627) Messner, Emil, Ueber die Veränderungen des Nervensystems bei Defektmissbildungen der Gliedmaassen. 5 Figuren. Journ. f. Psychol. u. Neurol. XII. 5 u. 6. p. 239. 1909.

Bei einer Ziege mit Defektmissbildung der rechten Vordergliedmaassen (Perobrachius) war u. A. zu constatiren: Atrophie der peripherischen Nerven, der Spinalwurzeln, der gleichseitigen Hinterstränge, der gleichseitigen Halsanschwellung, und zwar des Dorsal- und Ventralhorns.

628) Goldstein, Kurt, Ueber segmentäre Bauchmuskellähmung (bei Poliomyelitis acuta anterior u. Compression des Rückenmarks). Mit 5 Abbildungen. Deutsche Ztschr. f. Nervenhkde. XXXVIII. p. 93. 1909.

In einem Falle von Compression des Lumbalmarkes bis zum 10. Dorsalsegment hinauf, mit besonderer Betheiligung der Wurzeln des 11. und 12. Dorsalnerven war der Rectus abdominis beiderseits intakt, während das untere Drittel der Obliqui gelähmt war. G. schliesst daraus, dass die Recti von höheren Segmenten als die Obliqui innervirt werden, und dass die einzelnen Bauchmuskelabschnitte ihre gesonderten Kerne besitzen.

629) Dejerine, M. et Mme., Contribution à l'étude des localisations motrices spinales dans un cas de désarticulation scapulo-humérale rémontant à l'enfance. 10 Figuren. Revue neurol. p. 593. 1909.

630) Elders, C., Die motorischen Centren u. die Form des Vorderhorns in den fünf letzten Segmenten des Cervikalmarkes u. dem ersten Dorsalsegmente eines Mannes, der ohne linken Vorderarm geboren ist. 2 Tafeln. Mon.-Schr. f. Psych. u. Neurol. XXVIII. p. 491. 1910.

631) Bikeles, G., Zur Kenntniss der retrograden Veränderungen nach Durchschneidung vorderer (event. auch hinterer) Wurzeln. Mit 8 Abbildungen. Deutsche Ztschr. f. Nervenhkde. XL. p. 181. 1910.

632) Schilder, Paul, Vergleichend histologische Untersuchungen über den Nucleus sacralis *Stillingi*. Arb. a. d. Neurol. Inst. a. d. Univ. Wien (Prof. *H. Obersteiner*) XVIII. p. 195. 1910.

Sympathicus.

Ueber die Genese des Sympathicus ist in der Berichtszeit eifrig gearbeitet worden. Bekanntlich ist Held (111) der Ansicht, dass der Sympathicus lediglich aus der Spinalganglienanlage hervorgeht und in Form von Zellenhaufen oder Zellenketten aus dem Spinalnerven in die späteren intestinalen Endigungsstellen (Aorta u. a.) hineinwächst. Hier sind die sympathischen Elemente „nicht äusserlich den Gewebelücken eingesetzt, sondern organisch mit dem allgemeinen Gewebe verbunden". „Die von seinen Neuroblasten her sich entwickelnden Nervenfasern folgen ebenso wie die des Ramus communicans dem Gewebe selber, in welchem sie bei der Ausbreitung sich angesiedelt haben".

Im Gegensatze zu Held stehen die Resultate, welche Kuntz (582—585) und Marcus (586) bei ihren vergleichend embryologischen Forschungen erhalten haben. Nach Kuntz (583) wandern zahlreiche Zellen aus dem Nervenrohr in die motorische Spinalnervenwurzel und an ihr entlang peripheriewärts, die ebenso zur Bildung von sympathischen Neuronen beitragen wie die, die aus den Spinalganglien stammen.

In einem ausführlichen zusammenfassenden Vortrag behandelt Marcus (586) die Probleme der Entstehung des Sympathicus und das Verhältniss des Sympathicus zum Vagus. Er berücksichtigt dabei eingehend die Literatur und äussert auf Grund von Beobachtungen an Gymnophionen und an Torpedo folgende eigene Anschauungen: Was die Entstehung des Sympathicus anbetrifft, so ist er der Meinung, „dass die Ganglienleiste das Bildungsmaterial auch für den Sympathicus darstellt". Diese Anschauung kann nach seiner Meinung zugleich zu einer Erklärung der in der Literatur vorliegenden Gegensätze führen. „Je nachdem der Sympathicus zeitlich früher oder später angelegt wird, erhalten wir die Modifikationen in der Entstehungsweise, die von den verschiedenen Forschern in der Wirbelthierreihe beschrieben worden sind. Bei den Selachiern kann er vielleicht so frühzeitig erkannt werden, dass er als „Verlängerung des Spinalganglions" aufgefasst werden kann, bei anderen Formen kann man ihn erst identificiren, wenn das Spinalganglion sich völlig herausdifferenzirt hat und somit erhält man den Eindruck, dass er von den Neuroblasten des gemischten Spinalnerven, die ja auch Abkömmlinge der Ganglienleiste sind, geliefert wird". Was das Verhältniss des Vagus zum Sympathicus in der Wirbelthierreihe betrifft, so meint, Marcus, „dass ein reciprokes Verhältniss hier vorliegt, aber, was von principieller Bedeutung ist, es sind stets beide Gebilde vorhanden, und morphologisch sind diese stets getrennt, wenn sie auch physiologisch vielleicht gleichwerthig sind. Sämmtliche Kranioten besitzen einen Sympathicus. Dort, wo er schwach entwickelt ist, ist der Vagus sehr mächtig und umgekehrt. Das sind aber nur quantitative Verschiebungen. Wo der Grenzstrang fehlt (Myxine), hat der Vagus zahlreiche Anastomosen mit den Spinalnerven und funktionirt somit als Längscommissur. Es tritt also in der Wirbelthierreihe eine Verdrängung des Vagus durch die Spinalnerven ein."

Alb. Kuntz (582—585) hat in mehreren Arbeiten die Rolle der Vagi in der Entwickelung des Sympathicus, sowie die Bildung desselben bei Säugethieren und Vögeln behandelt. Was die *Bedeutung des Vagus* bei der Entstehung des Sympathicus betrifft, so kommt er (582) auf Grund von Untersuchungen an Schweine-Embryonen zu folgenden Ergebnissen: „1) Die Anlagen des Plexus myentericus und submucosus, des Plexus pulmonalis und cardiacus haben ihren Ursprung in Nervenelementen, die aus den Vagusganglien und den Seitentheilen des Hinterhirns entlang den Vagus-Fasern auswandern. 2) Aus dem Vagus-Strang wandern Zellen aus, entweder direkt durch das Gewebe hindurch oder an sich bildenden Verzweigungen entlang; sie sammeln sich zu zwei Zellengruppen an in Form zweier durchbrochener Ringe um den Oesophagus herum. Diese Zellenansammlungen bilden die Anlagen des Plexus myentericus und submucosus. In den vorderen Regionen des Digestionsrohrs wandern aus den Anlagen dieses Plexus Zellen aus und bilden die Plexus im Intestinum. 3) Die Plexus pulmonales haben ihren Ursprung in Zellen, welche bei ihrer Auswanderung aus dem Vagusstrang der dorsalen und vorderen Fläche der Bronchien folgen. 4) Die Anlagen des Plexus cardiacus erscheinen zuerst als Zellengruppen ventral von der Trachea in dem Winkel zwischen der Aorta und der Arteria pulmonalis. Diese Gruppen werden gebildet von Zellen, welche dorthin vom Vagusstrang ausgewandert sind. Die ersten Faserverbindungen sind solche mit den Nervi vagi. Sympathische Nerven gehen später ein in den Plexus cardiacus . . . . . . Es ist wahrscheinlich . . ., dass Zellen von den Ganglien des Sympathicusstranges an der weiteren Entwickelung des Plexus cardiacus theilnehmen. 5) Zellen aus der Medulla wandern aus dem Hinterhirn aus in die Vagus- und Accessoriuswurzeln. Die Vagi enthalten zahlreiche Zellen, welche augenscheinlich peripheriewärts wandern. Die meisten dieser Zellen können als Schaper'sche „indifferente Zellen" angesehen werden, nur wenige unter ihnen als Schaper'sche „Neuroblasten". 6) Die Vagusganglia und die Seitentheile des Hinterhirns bilden eine Quelle, die ausreicht für alle Zellen, welche an der ersten Entwickelung der oben beschriebenen Plexus theilnehmen. Zellen aus den Sympathicusganglien nehmen wahrscheinlich an der späteren Entwickelung dieser Plexus theil, doch sind solche Verbindungen mit dem Sympathicusstrange sekundär."

Zu ähnlichen Resultaten kommt Kuntz bei seinen Untersuchungen über die Entstehung des Sympathicus bei *Säugethieren* und *Vögeln* (583. 584). Auch hier stammen die Bildungszellen des Sympathicusstranges aus dem Neuralrohr und zum Theil aus den Spinalganglien. Sie sind Abkömmlinge der His'schen Keimzellen, d. h. „indifferente" Zellen und Neuroblasten von Schaper. Da sie somit den Mutterzellen der Neuronen und der Neurogliazellen homolog sind, steht der Sympathicus in genetischer Beziehung zum Nervensystem, und seine Neuronen sind nach Kuntz homolog den afferenten und efferenten Componenten im Centralnervensystem. Weiter schliesst Kuntz aus der vergleichenden Morphologie, dass bei den Vögeln das sympathische Nervensystem weiter vom ancestralen Typus abgewichen ist als bei den Säugethieren (584), und dass die embryologische und anatomische Untersuchung zu der Schlussfolgerung berechtigt, dass die sympathischen „excitatory neurones" von denjenigen Zellen sich herleiten, welche aus dem Neuralrohr die motorischen Nervenwurzeln entlang auswandern, während die sympathischen „sensory neurones" falls solche Neuronen existiren, von den Zellen aus den Cerebrospinalganglien entstehen (583).

Bei den Vögeln beobachtete Kuntz das nacheinander erfolgende Auftreten zweier Sympathicusstränge, eines primären und eines sekundären, ähnlich wie vor ihm His jun.

Das Remak'sche *Ganglion* entsteht bei den

Vögeln (584) in der Mitte des vierten Bebrütungstages und ist eine ovale Zellensäule, die im Mesenterium dorsal vom Rectum liegt. Die Zellen, die dasselbe bilden, entstammen direkt den Anlagen des Plexus hypogastricus. Ein Gebilde, das sich mit dem Remak'schen Ganglion vergleichen lässt, fehlt den Säugethieren; bei der Schildkröte findet man an seiner Statt dicht am Rectum Zellenansammlungen. K. bringt die starke Entwickelung des Remak'schen Ganglions bei den Vögeln mit dem Eierlegen in Zusammenhang.

Die *Plexus praevertebrales* stammen direkt von den Sympathicusanlagen ab. Sie entstehen bei Vögeln in der Mitte des vierten Bebrütungstages.

Ref. 582—586 Dr. P. Röthig.

Aus der breit angelegten, unter Bechterew's Leitung entstandenen Arbeit von Michailow (588), die sich hauptsächlich auf Marchi-Degenerationen nach Isolirung des Ganglion stellatum und Ganglion cervicale inferius bei Hunden nach Durchtrennung ihrer Verbindungen stützt, können an dieser Stelle nur die Schlussfolgerungen Platz finden: Die centrifugalen sympathischen Bahnen des Ganglion stellatum und Ganglion cervicale inferius stammen aus Zellen des Rückenmarkes und vielleicht der Spinalganglien, gehen via VII. Cervikal-, I. und II. Dorsalwurzel, Rami communicantes zum Ganglion stellatum, zum Theil via Grenzstrang, theils durch dorsale und ventrale Schlinge der Ansa Vieusenii in das Ganglion cervicale inferius, von dort via Vago-Sympathicus cerebralwärts, auf anderem Wege zum Herzen und zu anderen Organen. Rückläufige sympathische Bahnen kommen auch aus Zellen des Rückenmarkes und vielleicht der Spinalganglien, Wurzeln des VII. Cervikalsegments, I. und II. Dorsalsegments,

Rami communicantes, Ganglion stellatum, Rami communicantes zum VII. und VIII. Cervikal-, I. Dorsalsegment, von da in den peripherischen Seiten- und Hintersträngen auf- und absteigend. Centripetale sympathische Bahnen: Ganglion stellatum, cervicale inferius und superius, mit ersterem durch die Ansa Vieusenii verknüpft, Rami communicantes Dors. I. und II., Cervic. VI.—VIII., Rami vertebrales Cervic. III.—V., vordere und hintere Wurzeln des Cervic. III.—VIII., Dors. I.—V., untere Brust- und obere Lendennerven im Rückenmark, ebenfalls auf- und absteigend im Seiten- und Hinterstrang, daneben absteigend im Vorderseitenstrang und intermediärem Spino-cerebellarstrang. Spinale sympathische Bahnen: Ganglion cervikale superius et inferius, Ansa Vieusenii, Ganglion stellatum, Rami communicantes, I. Dorsalnerv, hintere Wurzel, pericelluläre Netze der Spinalganglienzellen. „Innere" sympathische Bahnen: Zellen des Ganglion cervicale superius, inferius, stellatum, Ansa Vieusenii, pectorale sympathische Ganglien, via cervicaler Vago-Sympathicus zum Ganglion cervicale superius. „Aeussere" sympathische Bahnen: Ganglion stellatum, Rami communicantes, Cervik. VI.—VII., Nerv. cervic. VI.—VII. zur Peripherie zum Theil via Ansa Vieusenii und Vago-Sympathicus, theils durch die Rami cardiaci zum Herzen und zu den anderen inneren Organen.

Michailow (590) hat in centralen sympathischen Ganglien mehrere Typen von sensiblen Nervenendapparaten gefunden: 1) Baumartige Endapparate, 2) uneingekapselte Nervenknäuel, 3) netzförmige Endigungen, 4) knäuelförmige Endapparate mit Platten, 5) kometenförmige Endapparate, 6) Endkolben.

Marchi-Degenerationen nach Durchschneidungen der Wurzeln der Ansa Vieusenii beim Hunde, sowie Methylenblau-Färbungen normaler Spinalganglienzellen zeigten Michailow (587), dass in den Spinalganglien nur eine Art von pericellulären Faserendigungen oder Geflechten existirt und zwar die aus den Fortsätzen sympathischer Zellen hervorgegangenen, die via Rami communicantes aus den sympathischen Ganglien in die hinteren Wurzeln eintreten. Folgender Weg besteht in dem speciellen Falle der Ansa Vieusenii: Ganglion cervicale inferius, 2. Zweig der ventralen Gruppe der Ansa Vieusenii, Ganglion stellatum, Rami communicantes zum N. dorsalis I., hintere Wurzel, Endigung an Zellen des zugehörigen Spinalganglions und zwar subcapsuläre (zwischen Kapsel und Zellenkörper).

Spinale Nerven, Plexus, Wurzeln, Spinalganglien:

Dunn (602) hat bei Rana pipiens die Spinalwurzeln durchschnitten und nach 8 Monaten die markhaltigen Fasern der das operirte und das gesunde Bein versorgenden Nerven vergleichend gezählt. Sie kam dabei zu folgenden Resultaten: Die Fasern der ventralen Wurzeln gehen nahezu alle in die Muskeln, nicht in die Haut und die Gelenke. Von den 2301 Dorsalwurzelfasern des Oberschenkels auf der operirten Seite gehören 34% den Muskelnerven an, 66% den Hautnerven. Von den 1397 Dorsalwurzelfasern, die für die Unterschenkel bestimmt sind, kommen 22% auf Muskelnerven, 78% auf Hautnerven. Das Verhältniss der Dorsalwurzelzahl für die Haut des Ober- und Unterschenkels ist gleich dem des Flächeninhalts der Haut beider Gliederabschnitte (7 : 5).

Neue Experimente Barbieri's (604—606) bei Hunden und Affen sollen wieder (s. den vorigen

Bericht) die centrifugale Natur der Dorsalwurzeln beweisen: Zerstörung der Dorsalwurzel des V. und VI. Cervikalsegments beim Hunde, deren vordere Wurzeln das Zwerchfell innerviren, hatte Tod durch Zwerchfelllähmung zur Folge. Zerstörung der Vorderwurzel des V. und VI. Cervikalsegments und gleichzeitige Isolirung dieser Segmente durch obere und untere Durchschneidung des Rückenmarks ergab bei elektrischer Reizung der Dorsalwurzeln Zwerchfellbewegungen: also die Dorsalwurzeln des Phrenicusursprungs sind centrifugal, motorisch. Nach Durchschneidung der Vorderwurzeln des III.—VII. Lumbal-, I. und II. Sakralsegments ergab die Reizung der Hinterwurzeln Bewegungen der Hinterextremitäten, auch nach Durchschneidung der Lumbalanschwellung, sowie nach Isolirung der Hinterwurzeln vom Rückenmark durch völlige Entfernung des letzteren. Bei Reizung der hinteren Cervikalwurzeln nach Durchschneidung der zugehörigen Vorderwurzeln traten ähnliche Folgen ein. Die Vorderwurzeln versorgen mehr Muskeln als die entsprechenden Hinterwurzeln und sind reizbarer als die letzteren. Die Reizbarkeit der Hinterwurzeln vermindert sich durch Luftzutritt, erhöht sich durch Isolirung vom Rückenmark. Bei Macacus sind die Dorsalwurzeln stärker als die Ventralwurzeln, daher auch leichter motorisch erregbar. In einer zweiten Gruppe von Untersuchungen bei Hunden folgte Paralyse der betroffenen Muskelgebiete auf Durchschneidung der Hinterwurzeln trotz Intaktheit der vorderen. Umgekehrt blieb die Reizbarkeit der Muskeln trotz Durchschneidung der Vorderwurzeln erhalten. Aus diesen Resultaten zieht Barbieri wieder den Schluss, dass alle Dorsalwurzeln im Rückenmark entspringen, dass die Muskeln von Ventral- und

Dorsalwurzeln innervirt werden. Atrophische Lähmung folgt auf Durchtrennung der ersteren ebenso wie auf die der letzteren. Das (fibrillenlose) Neuroplasma ist beweglich, es giebt einen neuroplasmatischen Kreislauf. Das ganze Nervensystem ist ausschliesslich sensibel. Schon Edinger wies in der Diskussion nach, dass Barbieri's Behauptungen bisher jeder Beweis fehlt.

Ransom (608) hat die zweite rechte Cervikalwurzel bei jungen weissen Ratten durchschnitten und die Nissl-Veränderungen der zugehörigen Spinalganglienzellen studirt. Er fand, dass mittelgrosse gekörnte Zellen vom II. Typ (Dogiel) darauf nicht reagirten, also ihren Achsencylinder wahrscheinlich nicht zum peripherischen Nerven schicken. Es degeneriren 52% der Zellen vollständig, 85% reagiren (zum Theil nur durch Chromatolyse), obwohl nur 33% der Spinalganglienzellen mit markhaltigen Fasern des durchschnittenen Nerven in Verbindung stehen. Die kleinen Zellen reagiren früher als die grossen. Die verschiedenen Zellenarten differiren auch in der Art und Weise der Reaktion. R. fand keine Lokalisation innerhalb der Spinalganglien. Die grossen Zellen erholen sich häufiger von den Reaktionsveränderungen als die kleinen, die zum Theil ganz zu Grunde gehen und wahrscheinlich mit marklosen Fasern verknüpft sind. Dadurch findet das Missverhältniss zwischen der Zahl markhaltiger Fasern im peripherischen Nerven und der Zahl degenerirter Ganglienzellen, ebenso das Missverhältniss zwischen der Markfaserzahl der peripherischen Nerven und der totalen Zahl der Spinalganglienzellen seine Erklärung.

Bikeles (631) hat bei Hunden die retrograden Veränderungen der Vorderwurzeln und Vorderhornzellen nach Durchschneidung vorderer Lumbalwurzeln mit und ohne Oberschenkelamputation, bei verzögerter Restitution, ferner nach Durchquetschung oder Durchschneidung hinterer Wurzeln ebenfalls mit und ohne Oberschenkelamputation, endlich die Regeneration der hinteren Wurzeln nach einfacher Durchquetschung und nach Combination von Durchquetschung und Amputation studirt. Dabei ergaben sich sowohl nach Oberschenkelamputation wie nach Durchtrennung der Vorderwurzeln ausser einer Verminderung der Zahl der Vorderhornzellen atrophische Veränderungen in den letzteren. Trotz dieser Veränderungen zeigten sich Regenerationsspuren an den centralen Faserstümpfen. Die Schwere der Zellenreaktion stand in umgekehrtem Verhältniss zur Entfernung der Läsionsstelle von den Ursprungszellen der Wurzeln. Bei verzögerter Restitution nach Wurzeldurchschneidung fanden sich viele Zellen in pyknomorphem Zustande. Hinterwurzeldurchschneidung und Durchquetschung hatten keinen wesentlichen Einfluss auf die Vorderhornzellen. Die Regeneration hinterer Lumbalwurzeln war bei älteren Hunden nach Durchquetschung ebenso auf der Seite der vorausgegangenen Oberschenkelamputation wie auf der nicht amputirten eingetreten, und zwar trotz Atrophie und Chromatolyse der zugehörigen Spinalganglienzellen.

Rückenmark.

Münzer und Wiener (620. 621) haben die Resultate ihrer bekannten schon in den früheren Berichten des öfteren erwähnten Versuche zur Ermittelung endogener Fasersysteme des Rückenmarks bei Säugern und Vögeln zusammen gefasst und sind dabei zu Folgerungen gekommen, die grösstentheils sehr gut zu früheren Ergebnissen stimmen. Die endogenen in dorsalen Theilen des Rückenmarkgrau entspringenden Hinterstrangfasern verlaufen auf- und absteigend zusammen mit den Hinterwurzeln. Die aus dem Hals- und Brustmark absteigenden können 3—5 Segmente caudalwärts verfolgt werden, die aus dem Lendenmark nur auf kurze Strecken. Die Kleinhirnseitenstrangbahn (Tr. spino-cerebellaris dorsalis) entspringt gleichseitig und zwar im Wesentlichen aus dem Lendenmark. Auch im Areal der Pyramidenseitenstrangbahn laufen endogene Fasern, deren Zahl um so kleiner ist, je höher wir in der Säugerreihe aufsteigen. Der Tractus antero-lateralis (spino-cerebellaris ventralis) entspringt theils direkt aus der Grenzschicht derselben Seite, theils mit wenigen Fasern indirekt, theils gekreuzt indirekt via vordere Commissur zum Vorderstrang.

In einem Falle von frühzeitiger Amputation der rechten Oberextremität mit Einschluss der Scapula fanden Herr und Frau Dejerine (629) nach dem 44 Jahre später eingetretenen Tode eine Hemiatrophie der grauen und weissen Substanz, besonders des Burdach'schen Stranges im Cervikalmark, neben geringer kachektischer Aufhellung der Goll'schen Stränge. Innerhalb des Vorderhorns waren zwar einzelne Zellengruppen stark gelichtet und alterirt, andere dagegen normal geblieben. Zahl und Grösse derselben innerhalb der Mittelzone waren auf der Läsionsseite geringer. Es eignen sich nach D. die im frühen Alter erworbenen Extremitätendefekte nicht zur Lösung der Frage nach der motorischen Lokalisation im Rückenmark.

Elders (630) hatte Gelegenheit das Rückenmark eines Mannes zu untersuchen, der ohne linken

Vorderarm geboren war. Dabei zeigte sich eine bemerkenswerthe Differenz der beiden Vorderhörner im Bereiche des 3. bis 8. Cervikalsegments und des 1. Dorsalsegments. Es fehlten hauptsächlich laterale Theile und ganz besonders die grosse dorso-laterale Handmuskelgruppe im untersten Cervikalsegment, die, entsprechend der stärkeren Inanspruchnahme der rechten Hand, im rechten Vorderhorn sehr stark hypertrophirt war. Ein Vergleich der atrophischen Gruppen mit denen der gesunden Seite zeigte eine weitgehende Uebereinstimmung mit den Resultaten von Sano, Parhon, Goldstein und Marinesco über die motorische Lokalisation innerhalb des menschlichen Rückenmarkes. Bemerkenswerth ist auch die Schlussfolgerung E.'s, dass die individuellen Variationen in der Form des menschlichen Vorderhorns theilweise mit den verschiedenen Berufen der betr. Individuen zusammenhängen, dass ferner der complicirteren Funktion der Oberextremität gegenüber der unteren auch eine complicirtere Vorderhornform entspricht. E. schlägt vor, die einzelnen Zellengruppen des Vorderhorns speciell nach den Muskeln zu benennen, die sie innerviren, analog den motorischen Hirnnervenkernen. Die Unterabtheilungen der postero-lateralen Gruppe für die kleinen Handmuskeln können nur auf Grund von Untersuchungen an Menschen und an den höchst stehenden Affen differenzirt und benannt werden.

Schilder (632) hat an dem reichen Material der Obersteiner'schen Sammlung vergleichende Untersuchungen über den „Sakralkern" (Stilling) bei verschiedenen Säugern und dem Menschen angestellt. Er nennt Sakralkern „einen bald im oberen, bald im mittleren und unteren Sakralmark gelegenen, der Mittelzone angehörigen Kern, an dessen Aufbau sich Clarke'sche Zellen und Mittelzellen betheiligen". Beide Zellenarten können sich gegenseitig vertreten und zeigen Uebergangsformen, die für gleiche oder ähnliche Funktion sprechen (Reich). Der Kern liegt im Wesentlichen ventraler als die Clarke'sche Säule, besitzt bei einzelnen Thierklassen eine ventrale und eine dorsale Abtheilung, zeigt erhebliche Differenzen in Form, Grösse, Lage, Anzahl und Form der Zellen. Ein Zusammenhang mit der Schwanzentwickelung war nicht nachzuweisen. Sch. weist schliesslich auf grosse, Vorderhornzellen ähnliche Elemente im ventralen Hinterhorn des Sakralmarks von Felis domestica, Felis pardus und Canis familiaris hin.

XI. Vergleichende Anatomie.

Ref. Dr. Paul Röthig (Charlottenburg).

A. Nervus terminalis.

633) Brookover, Charles, The olfactory nerve, the nervus terminalis and the pre-optic sympathetic system in Amia calva L. 1 Taf. u. 32 Fig. Journ. of comp. Neurol. a. Psychol. XX. 2. p. 49. 1910.

634) Döllken, A., Beiträge zur Entwickelung des Säugergehirns. 4. Mitth. Ursprung und Centren des Nervus terminalis. 4 Taf. Mon.-Schr. f. Psych. u. Neurol. XXVI. Erg.-H. Festschr. f. Flechsig p. 10. 1910.

635) Herrick, C. Judson, The nervus terminalis (Nerve of Pinkus) in the Frog. Journ. of comp. Neurol. a. Psychol. XIX. 1909. Anatom. Record III. 4. p. 259. 1909.

636) Herrick, C. Judson, The Morphology of the forebrain in Amphibia and Reptilia. Journ. of comp. Neurol. a. Psychol. XX. 1910.

637) Sheldon, R. E., and Charles Brookover, The nervus terminalis in teleosts. Report at Baltimore meeting. Assoc. Amer. Anat. 1909.

638) Sheldon, R. E., and Charles Brookover, The nervus terminalis in teleosts. Anatom. Record III. 4. 1909. [Proceed. of the Assoc. of Amer. Anatom.]

639) Sheldon, R. E., The nervus terminalis in the carp. Journ. of. comp. Neurol. a. Psychol. XIX. 2. 1909.

640) Snessarew, P., Material z. vergleichenden Anatomie des Nervensystems. Zur Hirnbildung des Frosches und der Eidechse. Anatom. Anz. XXXVII. 1910.

Der sogenannte „*Nervus terminalis*" hat in letzter Zeit eine Reihe wichtiger Bearbeitungen gefunden. So für die *Amphibien* durch C. J. Herrick (635. 636) und P. Snessarew (640), für *Amia calva* durch Ch. Brookover (633), für die *Teleostier* durch R. E. Sheldon und Ch. Brookover (637—639), für die *Säuger* durch A. Döllken (634).

Bei einer Kaulquappe, einer Larve von *Rana catesbiana* und erwachsenen Exemplaren von *Rana pipiens* beschreibt C. J. Herrick (635) einen Nervenzug, der dem Nervus terminalis (Pincus'scher oder Locy'scher Nerv) der Fische entspricht. Seine Verbindung mit dem peripherischen Riechorgan wurde nicht beobachtet, dagegen liess sich sein Verlauf von einer Stelle rostralwärts von der Formatio bulbaris an caudalwärts gut verfolgen. Er liegt zuerst an der medio-ventralen Fläche eines jeden Nervus olfactorius, nimmt dann eine ganz ventrale Lage innerhalb der Riechnerven ein, trennt sich weiter rückwärts von diesen und liegt an jeder Seite ventral von den Fila olfactoria zwischen ihnen und den Meningen. Im Vorderhirn liegt er zunächst ventral vom medialen Vorderhirnbündel und lateral vom Tractus olfactorius medialis, rückt dann dorsalwärts und verliert sich zum Theil direkt, zum Theil unter Kreuzung in der Lamina terminalis, im Nucleus medianus septi. Es ist möglich — aber nicht sicher —, dass er dort endet. In ähnlicher Weise spricht C. J. Herrick in seiner zweiten Arbeit (636) die Vermuthung aus, dass der Nervus terminalis zum Corpus praecommissurale in Beziehung steht. Nach vorläufigen Beobachtungen von P. S. Mc. Knibben liegt bei Urodelen ferner die Möglichkeit einer Verbindung mit der Pars ventro-medialis der Hemisphäre, dem Nucl. praeopticus und dem Hypothalamus vor. Nach P. Snessarew (640) dringt der Nerv in ventromedialer Richtung in das Hemisphärium ein, zieht zur Comm. ant. und kreuzt mit dem der anderen Seite. Der Theil im Innern des Hemisphärium ist von P. Snessarew früher (Ueber die Nervenfaser des Vorderhirns beim Frosche, russisch) unter der Bezeichnung „das innere commissurale Bündel Osborns" beschrieben worden. Die Eintrittsstelle des Nervus terminalis in das Gehirn variirt bei verschiedenen Arten, liegt bei erwachsenen Exemplaren näher an der medialen Linie und mehr caudal.

In der grossen Arbeit von Ch. Brookover (633) wird darauf hingewiesen, dass der Nervus terminalis eher als eine Componente des Nervus olfactorius denn als ein segmentaler separater Hirnnerv betrachtet werden muss. Seine Fasern gehören wahrscheinlich nicht zu demselben funktionellen Typus wie die Fila olfactoria; denn sie unterscheiden sich in ihren Nervenzellen, ihrer Lage, der Zeit ihrer Entwickelung und ihren centralen Verbindungen. Wahrscheinlich ist bei den Fischen der Nerv zum Vomero-nasal-Organ (Jacobson'-schen Organ) eher dem medianen der beiden Nn. olf.-Zweige homolog, als dem Nervus terminalis. Möglich ist, dass bei verschiedenen Species der höheren Wirbelthiere der ganze oder ein Theil des

Nervus terminalis mit dem zum Jacobson'schen Organ ziehenden Nerven eng verbunden ist. Im Uebrigen kommt Ch. Brookover zu folgenden Schlussfolgerungen: „1) Die Untersuchung bestätigt die Arbeit von Allis, dass es bei *Amia* einen mit Ganglien versehenen Nerven giebt, der wahrscheinlich dem zuerst von Pincus bei Protopterus entdeckten Nerven und dem von Locy bei zahlreichen Haifischen gefundenen Nerv. terminalis homolog ist. 2) Das Ganglion des Nervus terminalis von Amia entsteht gemeinsam mit dem Nervus olfactorius von einer ectodermalen Placode. 3) Auf frühen Entwickelungsstadien kann man die Zellen dieses Ganglion nicht von den undifferenzirten Zellen unterscheiden, welche die „sheath cells" der Fila olfactoria erzeugen. 4) Es wird die Beobachtung bestätigt, nach welcher die olfactorischen Neuronen erster Ordnung im Ectoderm entspringen und dort beim Erwachsenen liegen bleiben. 5) In späteren Stadien entwickeln sich vom embryonalen Ganglion ungefähr Tausend Nervenzellen. Die meisten von ihnen liegen beim Erwachsenen in den Nasalkapseln; einige wenige aber findet man intracraniell an der ventralen Seite des Nerv. olfactorius in einem mehr oder weniger distincten Zweig dieses Nerven. 6) In der Nasalkapsel des Erwachsenen liegen die Zellen des Nervus terminalis in dem dorsalen Sulcus zwischen den beiden Zweigen des Nerv. olfactorius. Wenige sind etwas dorsal hiervon zerstreut. 7) Die Fortsätze der Zellen des Nervus terminalis besitzen beim Erwachsenen Neurofibrillen; in ihrem Protoplasma befinden sich Tigroidschollen, und zeigen so, dass sie funktionirende Ganglienzellen sind. 8) Diese Zellen zeigen die drei Hauptformen von sympathischen Ganglienzellen. 9) Einige ihrer Nervenfortsätze folgen den Arterien, andere verzweigen sich um die Zellkörper der Ganglien des Nervus terminalis. 10) Nur 40 Axonen der Tausend Ganglienzellen des Erwachsenen erreichen den Bulbus olfactorius. Manche dieser Fasern durchziehen den Bulbus und enden im Prosencephalon. 11) Ganglienzellen von gleichem Charakter findet man in wachsender Zahl, wenn sich der Nerv. terminalis dem Bulbus olfactorius nähert. 12) Es wird der Fund von Allis bestätigt, wonach Fasern, die zum Nerv. terminalis zu gehören scheinen, sich caudal fortsetzen in die Gegend des Chiasma opticum ventral vom Bulbus olf., sie treten nicht in das Gehirn ein, wie es Allis bei Protopterus vermuthet zu haben scheint, sondern verbinden sich mit dem postoptischen sympathischen System. 13) Präparate nach Golgi und Ramón y Cajal zeigen, dass überall in der Schädelhöhle die Blutgefässe innervirt werden. Auch die Paraphysis ist mit Nerven versehen. 14) Ein Zweig des Trigeminus dringt in die Schädelhöhle dorsal gegenüber der Commissura anterior ein. Einige dieser Fasern sind Markfasern und versehen die Paraphysis-Schläuche. 15) Man findet in der Schädelhöhle Ganglienzellen entlang dem Zweige des Trigeminus. Ihre grösste Zahl ist beim Erwachsenen an jeder Seite ungefähr 30. 16) Man hat Grund zu der Annahme, dass die Paraphysis eine bedeutende Nervenversorgung besitzt. 17) Die Epiphysis, der Pinealstiel, ist reich versehen mit Zellen und Fasern gleich dem Plexus sympathicus im Intestinum der Wirbelthiere. Sie entsendet ungefähr vierzig Fasern central zum Gehirn nach einer Drüsenstruktur an seiner Basis. Einige dieser Fasern verlaufen — wie es scheint — zum Gangl. habenulae, aber die grosse Mehrzahl verliert sich proximal an der Wand des dritten Ventrikels. 18) Man kann annehmen, dass die Innervation des Pinealstieles zusammenhängt durch den Trigeminus mit dem postoptischen sympathischen System. 19) In einer Anzahl Präparate wurde ein Faserbündel gefunden, das bei Erwachsenen in der Palliumfalte zwischen den beiden Vorderhirnhälften verlief. Hierin kann eine Verbindung des Nerv. terminalis mit dem postoptischen sympathischen System liegen, aber die Hauptverbindung wird wahrscheinlich durch ein Bündel dargestellt, ventral vom Eintritt des Trigeminus in die Hirnhöhle und von da entlang der A. carotis. int. zum Bulb. olf. 20) Man findet den Nerv. terminalis bei Lepidosteus und den Teleostiern."

In der gemeinsamen Arbeit von R. E. Sheldon und Ch. Brookover (637) wird die Existenz eines Nervus terminalis auch bei den *Teleostiern* nachgewiesen, seine peripherischen und centralen Verbindungen und das Verhalten seiner Ganglienzellen geschildert. Was letzteres anlangt, so findet man sie an der ventro-medianen Seite des Nervus olfactorius zwischen der Formatio bulbaris und der Riechkapsel, sowie caudal an der Glomerularregion und rostral an den Nasalkapseln. Bei einem jungen *Ameiurus* wurden die Ganglienzellen ebenfalls gefunden.

Der *centrale Verlauf* des Nervus terminalis bei *Cyprinus carpio* wird von R. E. Sheldon (639) geschildert. Es ist dies ein Zug markloser Fasern, auf weite Strecken von markhaltigen Fasern umgeben. Er kreuzt in der vorderen Commissur und endet central in einem Kern. Zwischen dem caudalen und cephalen Ende des Bulbus olfactorius liegt er, umgeben von den Fasern des Tr. olfactolobaris medialis, an der ventro-medialen Seite des Bulbus. Eine ähnliche Lage behält er in den Crura olfactoria bei. In den Hemisphären befindet er sich zwischen dem Tr. olf. lob. med. und der Radix olf. med. propria. In der Nähe der Commissura anterior zieht er nach median und kreuzt in der Mittellinie in dem am meisten rostral gelegenen Theile dieser Commissur. Ein Theil seiner Fasern endet ohne zu kreuzen an derselben Seite. Die Endigung findet dicht bei der Mittellinie in einem Kern mit zahlreichen, kleinen Zellen statt.

An einem grossen Materiale von Säugethierembryonen (Maus, Kaninchen, Schwein, Meerschweinchen, Mensch), konnte A. Döllken (634) den Ursprung des Nervus terminalis und seinen Verlauf zu den centralen Endstätten darstellen. Er geht aus vom Jacobson'schen Organ, und seinem System gehören die frühesten Faserbahnen des Grosshirns an. Seine Fasern verlaufen vom Ursprungsorgan zu einem am oralen Ende der Hemisphäre medial gelegenen Ganglion terminale, von welchen verschiedene Radices terminales ausgehen, um nach dem basalen Theile der Hemisphäre hinter dem Stirnpol zu ziehen. Ihre Endigungen im Gehirn, die am klarsten bei den untersuchten Thieren sich zeigen, werden genau beschrieben. Hervorgehoben sei, dass ausser der Hemisphäre für einen Theil der Terminalwurzeln das Septum eine Endstätte bildet. Die vordere Terminalwurzel stellt den frühesten Antheil des Cingulum dar. Vom *Septum* geht aus eine hypothalamische Faserung, der Fasciculus hypothalamicus septi, und ein Fasciculus basalis septi, der mit dem basalen Längsbündel Ganser's in tiefer gelegene Gegenden zieht. Das Septum hat einen speciellen Eigenapparat, der sich in frühen Stadien besonders mit der Silbermethode analysiren lässt. Es ist nach Döllken ein Gebilde, das mit dem Striatum im

Bau und in Beziehung zur Rinde übereinstimmt, man kann es vielleicht als vordere selbständige Abtheilung des Striatum betrachten.

B. Cyclostomen.

641) Johnston, J. B., A comment upon recent contributions on the brain of Petromyzonts. 9 Fig. Anat. Anz. XXXVII. p. 153. 182. 1910.

Johnston bespricht und kritisirt einige neuere Arbeiten, vor Allen die von Tretjakoff über das Nervensystem von Ammocoetes, und erörtert des genaueren die Differenzen zwischen diesem Autor und ihm. Seine Arbeit erlaubt in Folge dessen kein Referat, sondern muss im Original eingesehen werden.

642) Tretjakoff, D., Das Nervensystem von Ammocoetes. I. Das Rückenmark. Arch. f. mikroskop. Anat. u. Entwickelungsgesch. LXXIII. 1909.

Der Verfasser hat in einer grossen mit den modernsten technischen Hülfsmitteln verfassten Arbeit das Rückenmark von Ammocoetes untersucht, giebt eine genaue Schilderung der von ihm beobachteten und unterschiedenen Zellenformen und erörtert den Bau des Rückenmarkes auch insofern, als er sich bemüht für die eigenthümliche Form desselben eine physiologische Erklärung zu finden. Er sieht diese in der Art der Blutversorgung und in der Inanspruchnahme seitens des langgestreckten Körpers des Thieres. Ein genauer literarischer und vergleichend anatomischer Abschnitt ist der Arbeit beigefügt. Es kann hier nicht die Aufgabe sein, im Einzelnen die morphologischen Ergebnisse Tr.'s darzustellen; der Referent begnügt sich daher mit einer Recapitulation der von Tr. selbst zusammengestellten Hauptresultate:

„In dem Rückenmark von Ammocoetes unterscheide ich 3 Typen motorischer Zellen. Die Dendriten der Zellen des 1. Typus verzweigen sich in einem schmalen Quergebiet des Rückenmarkes, welches an Höhe kaum die Dicke der Zelle selber übertrifft. Die Zellen des 2. und 3. Typus entsenden ihre Dendriten in der Längsrichtung des Rückenmarks auf mehr oder weniger weite Entfernungen.

Die Coordinationszellen entsprechen nur zum Theil den Strangzellen bei anderen Thieren; nach der Anordnung ihrer Dendriten zerfallen sie auch in 3 Typen. Bloss bei einer Gruppe der Zellen des 3. Typus kann einer der Fortsätze als Nervenfortsatz angesprochen und die Zellen als echte Strangzellen bezeichnet werden. Bei den anderen Coordinationszellen unterscheidet er sich durchaus nicht von Dendriten, die Zellen stellen *amakrine* Zellen dar. Die Zellen des dorsalen Kernes — die Hinterzellen der Autoren — stellen einen Typus von Associationszellen vor und haben keine unmittelbare Beziehung zu den dorsalen Wurzeln.

Die Commissurenfasern (der vorderen Commissur) gehören aller Wahrscheinlichkeit nach besonderen Zellen an, welche ihrer Form nach sich nicht von den motorischen Zellen unterscheiden und zu den Associationszellen gehören.

Ein Contakt geht vermittelst der Endfäden der Zellenfortsätze vor sich. Ausserdem umflechten die Endfäden, indem sie sich zwischen den nackten Achsencylindern verzweigen, dieselben und stehen augenscheinlich mit ihnen in Contaktverbindung.

Die Fasern der dorsalen Wurzeln entstehen nicht aus den Dorsalzellen, sondern gelangen ins Rückenmark von extramedullären Zellen und endigen in ihm in Endverzweigungen.

Das Rückenmark von Ammocoetes ist, meiner Meinung nach, im Princip ebenso aufgebaut wie das Rückenmark eines beliebigen anderen niederen Wirbelthieres bis zu den Reptilien einschliesslich ..."

643) Tretjakoff, D., Das Nervensystem von Ammocoetes. II. Gehirn. Arch. f. mikroskop. Anat. u. Entwickelungsgesch. LXXIV. 1909.

Tr. kommt in seiner umfangreichen Arbeit zu folgenden Hauptergebnissen: „Auf der äusseren Fläche des Gehirns von Ammocoetes befindet sich ein Geflecht, durch welches ein Contakt verschiedener Nervenelemente ermöglicht wird. Die rationelle Eintheilung des Gehirns von Ammocoetes halte ich nur auf der Grundlage der Leitungsbahnen und ihrer gegenseitigen Beziehungen für zulässig. Nach der Analyse der Leitungsbahnen und ihrer Verbindungen unterscheide ich im Gehirn von Ammocoetes fünf Zonen — die dorsale Coordinationszone, zwei Associationszonen, zwei motorische Zonen. Der Coordinationszone gehören die Crista cerebellaris, das Cerebellum und das Tectum opticum an. Die sensiblen Kerne gehören meistens den Associationszonen an. In der Vertheilung der nervösen Zellenmassen spricht sich keine echte Metamerie aus. Zwar erscheint eine solche in der Gruppirung der motorischen Kerne der Kopfnerven, doch ist diese als sekundär zu betrachten, denn in der ventralen motorischen Zone liegen die Elemente ohne metamere Anordnung. Bei Ammocoetes sind die Wurzeln dreier spino-occipitalen Nerven vorhanden. Der am meisten frontale ist rudimentär, sein sensibler Antheil ist dem Vagus angeschlossen, der motorische dem folgenden spino-occipitalen Nerven (N. sp.-occ. ventr. I.). Der N. lateralis ist unmittelbar mit dem Cerebellum verbunden. Der N. acusticus hat durch den Tr. octavo-motorius anter., post. und super. direkten Einfluss auf die Zellen des Müller'schen Kerns, dessen Nervenfasern enge Beziehungen zu der Schwanzmuskulatur haben. Das System des Deiters'schen Kerns wird durch den Tr. bulbo-oculomotorius dargestellt. Der motorische Abducenstrigeminuskern gehört der dorsalen motorischen Zone an. Die sensiblen Fasern des Trigeminus bilden zwei absteigende Bahnen. Der N. trochlearis entspringt von den Zellen im Velum anticum. Der N. oculomotorius hat 3 Kerne. Das Tectum opticum bildet nur Commissuren, aber gar keine Projektionsfasern. Der Thalamus wird mit dem Vorderhirn durch efferente und afferente Bahnen verbunden. Die Verbindung des Vorderhirns mit dem Tegmentum ist sehr schwach ausgebildet und scheint weit mehr durch das Infundibulum und die Decussatio postoptica vermittelt zu sein. Die Commissura habenularis verbindet im Wesentlichen die Nuclei taeniae beider Hemisphären. Der Präthalamus bildet keine eigentlichen efferenten Bahnen und steht in Beziehung zu den parapinealen Fasern. Die Hemisphäre von Ammocoetes besitzt gar keine Anlage des Episphärium und entspricht nicht nur dem Hyposphärium. Sie birgt vielmehr in sich die Möglichkeit der Differenzirung dieser nur bei den höheren Thieren erscheinenden Formationen. Die Glomeruli der Formatio bulbaris stellen einen modificirten Plexus perimedullaris dar. Die Genesis der Rinde hängt von dem Vorhandensein des äusseren Geflechts in den sekundären olfactorischen Centren ab."

644) Tretjakoff, D., Nervus mesencephalicus bei Ammocoetes. Anatom. Anzeiger XXXV. 5 u. 6. 1909.

Tr. beschreibt am Gehirn von Ammocoetes einen nur mikroskopisch nachweisbaren Nerven von vermuthlich sensibler Natur, den er *„N. mesen-*

cephalicus" nennt, da er „beiderseits vom Mittelhirn, ungefähr an der Grenze desselben mit dem Zwischenhirn in der dorso-lateralen Region der Seitenfläche" entspringt. Die 6—7 feinen Fasern, aus denen der Nerv besteht, durchziehen das arachnoidale Gewebe, durchbohren die Kranialmembran, laufen an der medialen Fläche des Musc. rect. oculi sup. entlang und treten in das Ganglion trigemini I ein. Er stellt nach Tr.'s Ansicht „den zweiten echten metameren Nerven des Kopfendes dar" und wird von ihm als der „bis an die Endstadien des Ammocoetes erhalten gebliebene N. thalamicus (auctorum)" betrachtet.

Beim erwachsenen Petromyzon ist dieser Nerv bislang nur einmal von Tr. gefunden worden.

645) Favaro, Giuseppe, Das Centralnervensystem der Cyclostomen. Mit Taf. Bronns Klassen u. Ordnungen des Thierreichs. Bd. VI. Abth. 1. Fische. Lief. 29—31. 1910.

646) Favaro, Giuseppe, Das periphere Nervensystem und der Sympathicus der Cyclostomen. Bronns Klassen u. Ordnungen des Thierreichs. Bd. VI. Abth. 1. Lief. 32 u. 33. 1910.

Beide Arbeiten geben eine zusammenfassende Darstellung unserer Kenntnisse vom Centralnervensystem, dem peripheren Nervensystem und dem Sympathicus der Cyclostomen.

647) Johnston, J. B., Additional notes on the cranial nerves of petromyzonts. Journ. of comp. Neurol. a. Psych. XVIII. p. 569. 1908.

Betrifft nur die peripherischen Hirnnerven. Ref. W.

648) Beccari, Nello, Le cellule dorsali o posteriori dei Ciclostomi. Ricerche nel petromyzone marinus. 2 Taf. u. 1 Textfigur. Monitor. zool. Italiano XX. 11. 1909.

Die Dorsalzellen von Petromyzon marinus sind bipolar und senden einen Fortsatz in die Hinterwurzel. Die von Freud beschriebenen Zellen sind echte Dorsalzellen. Die Dorsalzellen der Cyclostomen, sowie die der Ichthyopsiden sind wahrscheinlich funktionell den Spinalganglienzellen gleichwerthig.

C. Selachier, Teleostier, Ganoiden.

649) Parker, C. H., Olfactory reactions in fishes. Journ. of experim. Zool. VIII. 4. p. 535. Physiologisch.

650) Sheldon, Ralph Edward, The sense of smell in Selachians. Journ. of experim. Zool. X. 1. 1911.

Physiologisch: Nachweis, dass der Olfactorius bei Selachiern ganz ähnliche Geruchsempfindungen auslöst wie bei Landthieren.

651) Sterzi, Gius., Il sistema nervoso centrale dei vertebrati. Ricerche anatomiche ed embriologiche. 2. Pesci. Libro 1: Selaci. Parte 1: Anatomia. 385 Figg. Padova 1909. 986 S.

Das schöne Werk von Sterzi nimmt seinen Fortschritt. Der 2. Band behandelt zunächst die Selachier und bringt, wie schon der erste, gerade über die bisher so vernachlässigten äusseren Verhältnisse, die Scheiden und ihre Blut- und Lymphbahnen, über das Endocranium sehr viel Neues und gut Illustrirtes. Auch bei der Darstellung des Rückenmarks und der Oblongata, die wieder sehr genau ist, ist die Vaskularisation sorgfältig berücksichtigt. Es folgt eine reich illustrirte Beschreibung der Aussenform des Gehirns, wobei namentlich stark vergrösserte Abbildungen der Oblongata zu begrüssen sind, dann die Darstellung derselben auf Schnitten. Hier wären weniger schematische Bilder und mehr Details recht erwünscht. Bei der Schilderung der Tela chorioidea tritt wieder die Stärke St.'s in der Schilderung solcher Aussentheile hervor. Wir besitzen trotz der Burckhard'schen Darstellung nichts so reich illustrirtes. Die an sich genaue Schilderung der Hirnnerven bringt für die Kernverhältnisse nichts Neues, und dem Kleinhirn wäre eine eingehendere Darstellung zu wünschen gewesen, ebenso dem Mittelhirn und dem feineren Aufbau des Zwischenhirns. Aber gerade im letzteren finden sich wieder ausgezeichnete Schilderungen der äusseren Form, zahlreiche Abbildungen und genaue Berücksichtigung des Epi- und Hypothalamus mit der Hypophyse. Das Vorderstück der membranösen Deckplatte der Vorderhirnhöhle, St. nennt es Arco parafisale, wird ausgezeichnet nach seinen mikroskopischen und makroskopischen Verhältnissen geschildert, und diese Darstellung, wie überhaupt die des ganzen Buches stützt sich auf zahlreiche Selachierarten. Es folgt die sehr lesenswerthe Darstellung des Vorderhirns und des Riechapparates, die St. auf die Weigert- und Golgi-Methode gründet, und das Werk schliesst mit einer vollständig originalen Darstellung der Blutgefässe des gesammten Selachiergehirns. Dieser eine Band Selachier umfasst fast 1000 Seiten. [Ref. E.]

652) Meek, Al., The encephalomeres and cranial nerves of an embryo of Acanthias vulgaris. Anat. Anzeiger XXXIV. 1909.

Bei einem Acanthias-Embryo unterscheidet Meek unter den Encephalomeren: *drei* Prosomeren, die in die Bildung des Prosencephalon, *zwei* Mesomeren, die in die des Mesencephalon, und dreizehn Rhombomeren, die in die des Metencephalon eingehen. Die hintere Grenze des Kopfes liegt nach ihm am ersten deutlich ausgebildeten Dorsalganglion. Der Nervus V gehört dem 2., der VII. und VIII. dem 4., der VI. dem 5. und 6., der IX. dem 7., der XI. dem 8. Rhombomer an. An der hinteren Grenze des Ohrbläschens liegt das 7., an seiner vorderen Grenze das 4. Rhombomer.

653) Barbieri, Ciro, Neuromeri e somiti metaotici in embrioni di Salmonidi. Mit Tafeln. Atti Soc. Ital. Sc. N. Milano XLVII. p. 185. 1909. [Dem *Ref.* nicht zugänglich.]

654) Hammarsten, Olaf, Ueber den Nervus collector bei den Teleostiern. Mit Figuren. Zool. Anzeiger XXXIV. p. 677. 1909.

655) Dakin, W. J., The visceral ganglion of pecten, with some notes on the physiology of the nervous system, and an inquiry into the innervation of the osphradium in the lamellibranchiata. 2 Taf. u. 1 Fig. Mitth. a. d. Zool. Stat. Neapel XX. 1. p. 1.

Ausführliche, werthvolle und interessante Arbeit, für deren Einzelheiten aber auf das Original verwiesen werden muss.

656) Droogleever Fortuyn, A. B., On the motor facialis- and abducens-nucleus of lophius piscatorius. Koninklijke Akademie van Wetensshappen te Amsterdam June 25. 1909.

Seine Ergebnisse formulirt Dr. folgendermaassen:

1) In Lophius piscatorius part of the motor facialis-nucleus is displaced towards the tractus tecto-bulbaris, which conducts particularly powerful stimuli from the tectum opticum to the facialis nerve, because the sense of sight is well developed and in catching a prey, after stimulation of the eye, the gill-cavity must be closed and the mouth be opened, by a strong reaction of the particularly strongly developed facial muscles.

2) Contrary to other Teleosteans (Gadus, Tinea) part of the abducens-nucleus lies dorsally by the side of the posterior longitudinal bundle, a phenomenon which is more pronounced either in animals with a strongly developed and well-coordinated motility of the body or in animals with well-coordinated ocular movements.

3) The musculus levator operculi is here not innervated by the facialis-nerve, but by a branch of the vagus.

657) Tello, F., Contribución al conocimiento del encéfalo de los teleósteos. Los Núcleos bulbares. 11 Fig. Trabayos del laboratorio de investigaciones biológicas de la universidad de Madrid VII 2. 3. p. 1. 1909.

Tello hat an jungen Forellen, Leuciscus rutilus, Cyprinus carpio umfassende Studien über die

Struktur der Hirnnervenkerne angestellt. Von den Ergebnissen der zum Studium angelegentlichst zu empfehlenden Arbeit seien hier nur folgende erwähnt: Der Hypoglossus besitzt einen dorsalen grosszelligen und einen ventralen mittelgrosszelligen Kern. Dem Vagus gehört ein kleines intracranielles Ganglion an, das im Nerv. lateralis vagi eingelagert ist. Die Ergebnisse betreffend den Glossopharyngeus und Facialis bestätigen ältere Angaben. Der Acustico-Lateralis endigt im „Nucleus tangentialis“ Ramón y Cajal (s. den vor. Bericht) mit 2 Lappen, ferner im Nucleus Deiters, Nucleus dorsalis und in den Cristae cerebelli. Aus dem Unterlappen des Nucleus tangentialis geht der Tractus descendens ventralis (= Tract. octavo-spinalis cruciatus lateralis Wallenberg) hervor. Aus dem oberen Lappen desselben Kerns entspringt der Tract. descendens und ascendens dorsalis contralateralis (= Tract. octavo-motorius Kappers), aus dem Deiters'schen Kerne der Tract. descendens dorsalis homolateralis, vom Nucleus dorsalis ein Tract. descendens cristae cerebelli und ein Tract. ascendens cruciatus (= Tract. octavo-mesencephalicus). Der Abducenskern empfängt Fasern aus dem Tract. octavo-spinalis cruciatus lateralis, aus dem Fascic. longitudin. dorsalis, vom Tract. tecto-bulbaris cruciatus und homolateralis. Der Trigeminus besitzt eine Radix mesencephalica am Uebergange der Commissura posterior in die frontale Grenze des Tectum opticum. Der motorische Kern zerfällt in eine vordere frontale und in eine hintere caudale Zellengruppe; der frontale besitzt eine ventrale und dorsale Gruppe. Im Kerne verzweigen sich viele Fibrae tecto-bulbares. Zwischen dem hinteren Längsbündel, dem Tract. tecto-bulbaris medialis cruciatus, lateralem Längsbündel und Formatio reticularis erstreckt sich vom XII-Kerne bis zum motorischen V-Kerne eine frontale äussere, frontale innere und eine ventrale Gruppe von Haubenkernen. T. beschreibt ausserdem einen „Nucleus tegmenti praeventricularis“ in der Höhe des Frontalpols der Crista cerebellaris, dicht am Ependym des 4. Ventrikels zwischen dem sensiblen Facialis, Fibrae arcuatae internae, Fasciculus longitudin. poster. und dem motorischen Facialis. Die Bedeutung dieses Kernes ist noch unbekannt.

658) Wallenberg, Adolf, Neue Beiträge zur vergleichenden Anatomie des Centralnervensystems. 1) Das Verhältniss des Bindearms zum hinteren Längsbündel bei Säugern, Vögeln u. Knochenfischen. Aerztl. Verein Danzig. Sitzung vom 18. Nov. 1909. Deutsche med. Wchnschr. XXXVI. 16. 1910.

Da das Kleinhirn phylogenetisch aus einer Differenzirung eines Theiles der gemeinsamen Endkerne des N. octavus und der N. laterales (Nerven der Seitenorgane bei Fischen und Amphibien) hervorgeht, so ist zu erwarten, dass in den centrifugalen Verbindungen des Kleinhirns einerseits, der Ganglia octavo-lateralia (= Vestibulariskerne höherer Vertebraten) andererseits sich Analogien offenbaren werden. Der Deiters'sche Kern (+ v. Bechterew'sche Kern?) steht bekanntlich in Verbindung mit gleichseitigen ventro-lateralen Vorderhornabschnitten (Tract. Deiters descendens), mit gleichseitigen ventro-medialen Vorderhorngruppen, entsprechenden Theilen des Abducens- und Hypoglossuskernes (Vögel), gleichseitiger dorso-medialer Gruppe des Oculomotoriuskernes (Vögel), gleichseitigem Kerne des hinteren Längsbündels und gekreuztem Hypothalamus (Vögel, Fische) durch lateralste Fasern des gleichseitigen hinteren Längsbündels, mit gekreuzten dorso-medialen Zellengruppen des Vorderhorns, des Hypoglossuskernes, mit gekreuztem Trochleariskern, dorso-lateralen Zellengruppen des Oculomotoriuskerns (Vögel), gekreuztem Kern des hinteren Längsbündels, gleichseitigem Hypothalamus durch die mediale Abtheilung des gekreuzten hinteren Längsbündels (Vögel, Fische). Bei Säugern dürften wohl ähnliche Verhältnisse vorliegen, und die Zellengruppen, zu denen die Deiters'schen Fasern gelangen, überall als Centren für bestimmte Muskeln zu betrachten sein (gekreuzte und gleichseitige zu gemeinsamer Associationsbewegung vereinigt). Der Bindearm enthält nun ebenfalls gleichseitig lateral absteigende, wahrscheinlich auch gleichseitig medial aufsteigende (Vögel), ferner gekreuzt absteigende und gekreuzt aufsteigende Fasern und endigt im gekreuzten und gleichseitigen Zwischenhirn (Säuger, Vögel, Fische), zum Theil nach doppelter Kreuzung. Der principielle Unterschied zwischen den Fasersystemen aus dem Deiters'schen Kern und aus den centralen Kleinhirnkernen besteht darin, dass die Deiters'schen Fasern in Rückenmark, Oblongata und Mittelhirn direkt zu motorischen Kernen gelangen, während die Bindearmfasern in Coordinationskernen (= Nucleus motorius tecti Edinger) enden, soweit sie nicht im Zwischenhirn aufsplittern. Dieses Princip ist aber bereits durchbrochen durch Fasern, welche bei Säugern (Klimoff), Vögeln und Fischen (Wallenberg) nach der Bindearmkreuzung in den gekreuzten Oculomotoriuskern einstrahlen. Der Ref. W. hat bei Tauben nachgewiesen, dass diese Fasern in einer anderen (ventro-medialen) Zellengruppe des Oculomotoriuskernes enden als die Deiters'schen, dass sie ferner nahezu isolirt durch Verletzung bestimmter Theile des äusseren Kleinhirnkerns zur Marchi-Degeneration gebracht werden können. Während sie aber bei Säugern und Vögeln das hintere Längsbündel durchbrechen, um zu der Endstätte zu gelangen, schliessen sie sich bei Teleostiern (Cyprinus auratus), wie der Ref. W. zweimal durch Degenerationsversuche nach Durchschneidung des Bindearms hat feststellen können, dem hinteren Längsbündel ventral an und bilden eine kurze Strecke hindurch einen integrirenden Bestandtheil desselben („Bindearmantheil des hinteren Längsbündels“). Hier ist demnach die Analogie des Kleinhirnes und der Ganglia octavolateralia auch in dem gemeinsamen Verlaufe der ausführenden Fasern gewahrt.

659) Wallenberg, Adolf, Neue Beiträge z. vergleichenden Anatomie des Centralnervensystems. 2) Zwei bemerkenswerthe Bestandtheile im Tractus opticus der Knochenfische. Aerztl. Verein Danzig, Sitzung vom 18. Nov. 1909. Deutsche med. Wchnschr. Nr. 16. 1910.

Der Ref. W. hat das Centralnervensystem eines etwa 20 mm langen Forellenembryo nach Weigert untersucht, den er der Liebenswürdigkeit des Herrn Dr. Ziegenhagen verdankt, und bei dem das linke Auge in ganz frühen Entwickelungsstadien zu Grunde gegangen war. Obgleich vom Bulbus oculi nur eine minimale Cyste übrig geblieben war, konnten alle Augenmuskeln und ihre Nerven in guter Ausbildung nachgewiesen werden. Die Muskeln setzten sich grösstentheils an der Haut und den darunter liegenden Schädelknochen an. Der Opticus fehlte links vollständig. Trotzdem liess sich am rechten Thalamusrande ein dünnes markhaltiges Bündel bis in die ventralsten Theile des Tectum opticum verfolgen. Dieses Bündel entspricht dem schon früher von Bellonci und Mayser gesehenen, von Krause als centrifugales, in dem Tectum opticum entspringendes, in der Retina endigendes Bündel des Opticus beschriebenen Faserzuge. Der Ref. W. hält es aber nicht für ausgeschlossen, dass es Commissurenfasern zwischen den beiden Tecti optici sind, besonders weil eine Fortsetzung des Bündels über das Chiasma hinaus fehlt und weil einzelne Fasern die Tendenz haben, zur linken Seite hinüber zu kreuzen. Ein zweites Bündel konnte W. degenerativ nach Durchschneidung bulbo-tectaler Bahnen an der caudalen Mittelhirngrenze (via ventraler und lateraler Rand der Mittelhirnbasis) bis in den Tractus opticus hinein und mit ihm zusammen bis in die oberflächliche Schicht des frontalsten Tectum opticum verfolgen. Auch dieser „bulbo-tectale Antheil des Tractus opticus" ist bereits von Mayser, Bellonci gesehen, von Krause degenerativ dargestellt worden. Falls es sich bestätigt, dass diese Opticuswurzel eine sekundäre Bahn aus somatisch-sensiblen Bulbuskernen (Trigeminus) darstellt, so würde Johnston's Hypothese von der ursprünglichen Bedeutung des Tectum opticum als sekundärem somatisch-sensiblem Centrum eine neue Stütze erhalten.

660) Panschin, B. A., Die peripheren Nerven des Hechtes. Anat. Anzeiger XXXV. 18 u. 19. 1910.

In seiner Arbeit hat sich P. dem Studium der peripherischen Nerven des Hechtes gewidmet. Er ist dabei makroskopisch - präparatorisch zu Werke gegangen, und seine Arbeit giebt ein Verständniss für die peripherische Nervenanordnung und ihre Bedeutung; doch ist es nicht möglich, sie im Referat zu besprechen, es muss daher auf die Originalarbeit verwiesen werden.

661) Sheldon, R. Edm., The reactions of the dogfish to chemical stimuli. Journ. of comp. Neurol. a. Psychol. XIX. 3. 1909. (Physiologisch.)

D. Amphibien und Reptilien.

662) Herrick, Judson C., The morphology of the cerebral hemispheres in amphibia. Anat. Anzeiger XXXVI. 23 u. 24. 1910. (Vgl. auch die ausführliche Arbeit Nr. 636.)

Anatomie: Herrick (636. 662) unterscheidet am Hemisphären-Hirn 5 Bezirke; zunächst den Bulbus olfactorius, dann 4 andere Abtheilungen, die in der Frontalebene neben und über einander liegen: Eine Pars ventro-medialis, eine Pars ventro-lateralis, eine Pars dorso-lateralis und dorso-medialis. Die letztere — die Pars dorso-medialis — wird auch Primordium hippocampi genannt; ihre Zellen lassen sich in zwei Categorien scheiden, in solche, die über das ganze Gebiet des Primordium hippocampi locker vertheilt und sodann in solche, die distincter am medio-dorsalen Hemisphärenrande angeordnet sind und sich durch ihre Form von ersteren unterscheiden. Sie bedeuten wahrscheinlich die erste Bildung einer wahren Cortex cerebri. Die Pars dorso-lateralis ist das Primordium des Lobus piriformis der Säugethiere. Das Primordium hippocampi wird von der Pars ventro-medialis durch die Zona limitans medialis und die Fissura limitans hippocampi (Elliot Smith), die Pars dorso-lateralis von der Pars ventro-lateralis durch die Zona limitans externa und die Fissura endorhinalis (Turner) geschieden. Die Partes dorsales empfangen sekundäre Riechfasern aus dem Bulbus olfactorius und zwar die Pars dorso-lateralis reichlicher als die Pars dorso-medialis. Beide sind mit auf- und absteigenden Fasern verbunden, die für die Pars dorso-lateralis im lateralen Vorderhirnbündel, für die Pars dorso-medialis im medialen Vorderhirnbündel liegen. Unter sich sind die beiden dorsalen Partien durch Associationsfasern verbunden. Die Pars ventro-medialis schliesst in sich die Vorläufer des Septum, des Corpus praecommissurale und des Tuberculum olfactorium, die Pars ventro-lateralis die des Striatum der Säugethiere. Bei den Urodelen sind diese Bezirke nicht ganz so leicht erkennbar wie bei den Anuren, was darauf zurückzuführen ist, dass bei ersteren die Trennung der medialen und lateralen Componente des basalen Vorderhirnbündels nur unvollkommen ist. Das Diencephalon der Anuren und Urodelen zerfällt in Epithalamus, Thalamus, Hypothalamus. Epi- und Hypothalamus sind auf der Ventrikelfläche vom Thalamus durch zwei Furchen geschieden und zwar durch den Sulcus diencephalicus dorsalis und ventralis, und der Thalamus selbst zerfällt wieder durch eine Furche der Ventrikelfläche — Sulcus diencephalicus medius — in einen dorsalen und einen ventralen Theil. Dem zu Folge unterscheidet H. auf einem Sagittaldiagramm von Amblystoma tigrinum am Diencephalon folgende Abschnitte: An das Foramen Monroi schliessen sich rückwärts an drei Furchen, der Sulcus diencephalicus dorsalis, medius und ventralis. Der erstere umgrenzt in seinem vorderen Theile die Habenularegion, in seinem hinteren einen zum Epithalamus gehörenden nicht differenzirten posthabenularen Abschnitt. Der Sulcus diencephalicus ventralis scheidet vom Thalamus ab vorn den Nucleus praeopticus, hinten den Hypothalamus. Der Nucleus praeopticus ist bei den Amphibien sehr gross; er zerfällt in eine Pars. ant. und posterior (magnocellularis). Letztere entspricht dem Nucl. magnocellularis strati grisei der Fische. Der Sulcus diencephalicus medius scheidet die beiden Theile des Thalamus, nämlich die Pars dorsalis s. afferens und die Pars ventralis s. efferens von einander. *Embryologie:* Mit Johnston und His geht Herrick von dem Neuralrohr aus, das 6 Abschnitte unterscheiden lässt, die Deck- und Bodenplatte und jederseits die beiden dorsalen und ventralen Abschnitte der Wand. Durch weitere Theilung letzterer entstehen die 4 Abschnitte des Zwischenhirns, die den eben beschriebenen Abschnitten des Diencephalon entsprechen. Bei der Ausstülpung des Telencephalon aus dem Neuralrohr und der Weiterbildung der ausgestülpten Partien kann man nun die Bezirke des ursprünglichen Neuralrohres in den ausgestülpten Theilen wiederfinden. Es entsprechen nämlich die Pars dorsalis thalami der Pars dorsolateralis, die Pars ventralis thalami der Pars ventrolateralis der Hemisphären. Epithalamus und Hypothalamus entsprechen der Pars dorso-medialis und ventro-medialis der Hemisphären. Die Stelle ihrer Vereinigung wird dargestellt durch die Zona limit. int. Es sind somit die beiden dorsalen Theile der Hemisphären auf die dorsale oder sensorische Platte, die beiden ventralen Theile auf die ventrale oder motorische Platte des früheren Neuralrohres zurückzuführen. *Phylogenie:* Der vorderste Theil des ausgestülpten Telencephalon ist jederseits der Bulbus olfactorius. Somit besteht eine jede ausgestülpte Hemisphäre aus einem primären (Bulbus olf.) und einem sekundären Riechcentrum. Zu letzterem gelangen vom Thalamus her Bahnen, die während der Phylogenese immer mehr an Bedeutung zunehmen. Sie bleiben besonders mit den ventralen Hemisphärenabschnitten verbunden, und sind hier wichtige Reflexbahnen. Die dorsalen Hemisphärenabschnitte bilden sich weiterhin aus sekundären olfactorischen Centren um zur Cortex cerebri. Sie empfangen zwar Riechfasern, aber dies doch besonders in dem lateralen Abschnitte, der zum Lobus piriformis wird. Auf Grund der Phylogenese unterscheidet Herrick ein Pallium telencephali und eine Cortex cerebri. Unter *Pallium telencephali* versteht Herrick folgendes: „Dies ist die dorsale Wand des Telencephalon, entweder häutig oder massiv, entweder in die Hirnhemisphären ausgestülpt oder im Telencephalum medium zurückbleibend; hinten begrenzt durch Velum transversum, vorn durch den Bulbus olfactorius, lateral durch die Fissura endorhinalis, medial wenigstens in der ausgestülpten Hemisphäre durch die Fissura limitans hippocampi." *Cortex cerebri* ist „Correlationsgewebe, als oberflächliche graue Masse mitten in der dorsalen (pallialen) Wand der Hemisphäre entwickelt."

Bei der Gegenüberstellung von Archipallium und Neopallium äussert sich Herrick (636) über beide Begriffe wie folgt: Die hauptsächliche Struktur und physiologische Bedeutung des medialen Theiles der dorsalen Wand der Amphibienhemisphäre ist die des Hippocampus, die des lateralen Randes die des Lobus piriformis; das Gewebe dorsal zwischen beiden Rändern ist noch undifferenzirt. Von ihm leitet sich das somatische Pallium der höheren Wirbelthiere ab. Doch darf man das Primordium hippocampi der *Amphibien* nicht lediglich als eine einfach entwickelte Cortex hippocampi der Säugethiere betrachten; denn es dient noch *allen* cortikalen Associationen der Thiere, wenngleich die Riechassociationen überwiegen. Wenn sich bei den Säugethieren neo-palliale Rindenassociationen ausbilden, dann bleiben die olfactoreceptiven der Cortex hippocampi, im speciellen der Fascia dentata, bestimmt. Bei den *Reptilien* ist wahrscheinlich der ventrale Rand der Cortex dorsomedialis morphologisch und physiologisch ähnlich dem Säuger-Hippocampus und die Cortex lateralis vergleichbar dem Lobus piriformis mit überwiegend neo-pallialen Beziehungen, doch muss man sich auch hier noch klar sein darüber, dass die Ausdrücke „Cortex hippocampalis" und „Cortex neo-pallialis" Bezeichnungen für Bezirke in vorwiegend einer gemeinsamen Matrix sind, Bezirke die noch gemeinsam olfactorische und nicht olfactorische Bedeutung (in letzterer Hinsicht sensorisch-motorische Beziehung) haben. Hieraus folgt, dass die Unterscheidung zwischen Neopallium und Archipallium (Formatio hippocampalis), die physiologisch und histologisch bei den höheren Hirnformen besteht, sich nicht bezieht auf einen Unterschied bei ihrem ersten Entstehen; denn Primordium archipallii und Primordium neopallii sind gleich alt. Die frühesten Spuren einer Cortex cerebralis dienen eben beiden Funktionen. Gleichwohl ist der Ausdruck Neopallium deshalb berechtigt, weil unzweifelhaft die Formatio hippocampalis phylogenetisch ihre funktionelle Bedeutung früher als das Neopallium erreicht, das augenscheinlich im Menschengeschlecht noch jetzt in Weiterbildung begriffen ist.

In dieser ausführlichen Herrick'schen Arbeit werden ferner bei Amphibien und Reptilien die einzelnen Faserzüge genau beschrieben, die sich im Vorderhirn darstellen, bez. von den verschiedenen Autoren bisher beschrieben worden sind und es wird ihre Homologie erörtert. Für die Einzelheiten dieses Theiles der Herrick'schen Arbeit sei auf das Original verwiesen.

Am Schlusse seiner Auseinandersetzungen bespricht H. ferner die Eintheilung des Vorderhirns, zu der man auf Grund seiner morphologischen Untersuchungen kommen kann; auch sie muss aus dem Originalwerke entnommen werden. Zahlreiche schöne Abbildungen erläutern in dem Werke von Herrick (636) die Anschauungen dieses bedeutenden Forschers; er hat in seiner Arbeit ein für die vergleichende Hirnanatomie überaus wichtiges Werk geschaffen.

663) Snessarew, P., **Material zur vergleichenden Anatomie des Nervensystems. Zur Hirnbildung des Frosches und der Eidechse.** Anat. Anzeiger. XXXVII. 1910.

Die Arbeit giebt eine kurze Mittheilung einiger Beobachtungen S n.'s über den Aufbau des Gehirns bei Rana und Lacerta. Es wird im Vorderhirn der Verlauf des Nervus terminalis, im Mittelhirn der des Nervus mesencephalicus superior beschrieben. Die Theile der Ventriculi laterales, die S n. früher beim Frosch beobachtet hatte, findet er auch, wenngleich etwas modificirt, bei Lacerta wieder; er unterscheidet da einen Recessus sup., Recessus inf., Recessus long. lat. und medialis. Was den Verlauf der Tr. olf. betrifft, so bemüht sich S n., eine Homologie auch bei Lacerta mit den von ihm bei Rana beschriebenen Zügen durchzuführen. Schliesslich giebt er einen kurzen Hinweis auf einige Formen von Nervenzellen bei Rana im Vorderhirn und Diencephalon, erwähnt auch das Vorkommen von Gliazellenkernen, die bei einigen Nervenzellen als „Begleitzellen" dienen. (Gleiches Referat im Neurol. Centr.-Bl. 1910.)

664) Griggs, Leland, Early stages in the development of the central nervous system of Amblystoma punctatum. Journ. of Morphol. XXI. 3. 1910.

Gr. gebraucht in seiner Arbeit folgende Bezeichnungen: Er vermeidet den Ausdruck „Primitivgrube". Statt dessen bezeichnet er die durch den Blastoporus-Schluss entstehende Grube als „Blastogrube". Die beiden vor letzterer liegenden Grübchen nennt er „Keimeinsenkungen". Seine „Neuralgrube" liegt im Boden des Neuralkanales. Die Bezeichnung „Neuralplatte" wendet er im gewöhnlichen Sinne an. Was die Eintheilung dieser Platte in verschiedene Regionen betrifft, so ersetzt er den Ausdruck „Hirnplatte" und „cephalic plate" durch den Namen „Lobi procephalici" (procephalic lobes), und versteht darunter den Theil der Neuralplatte, der vor einer deutlichen Querfurche liegt;

letztere nennt er „quere Kopffurche“ (transverse cephalic groove). Man kann theoretisch nach ihm die hinter dieser Querfurche liegende Region in eine „Mesencephalon-Platte“ und eine „Spinal cord plate“ scheiden. Die enge Rinne am Rande der Neuralplatte wird „peripherische Rinne“ (peripheral groove) genannt; sie liegt zwischen der Neuralplatte und den Neuralwülsten. Den vorderen Umschlag der Neuralplatte nach unten belegt er mit dem Namen „Infundibulareinsenkung“. Der Ausdruck „Neuromer“ wird gebraucht auf frühen Stadien statt „primäre Neuromeren“. Die späteren Abtheilungen im Neuralrohr heißen „Neuromeren“ nur in so weit, als sie auf diejenigen der offenen Neuralplatte zurückgeführt werden können.

Die Ergebnisse seiner Arbeit sind die folgenden: „Am Embryonalschild erscheinen in folgender Reihenfolge vier Gruben: die hintere Keimeinsenkung, die vordere Keimeinsenkung, die Blastogrube, die Neuralgrube. Nur die letztere persistirt bis zur Bildung des Neuralrohres. Die Neuralgrube theilt die Neuralplatte der Länge nach; aussen wird die Neuralplatte von der „peripherischen Grube“ umgeben. Die Neuralwülste entstehen unabhängig von der Neuralplatte und sind von ihr durch die „peripherische Grube“ getrennt. Der Anus ist die hintere Verlängerung der Blastogrube. Das vordere Ende der Neuralplatte sind die Lobi procephalici; sie sind vom Rest der Platte durch eine tiefe Querfurche geschieden, und heben sich von ihm durch ihre dunkele Farbe, grössere Breite und Hervorwölbung ab. Die Lobi procephalici enthalten vier Neuromeren. In Folge des unregelmässigen Auftretens und frühzeitigen Verschwindens der Neuromeren *hinter* den Lobi procephalici lässt sich das Verhalten dieser nicht verfolgen. Die Anlagen des Seitenauges und der Lobi optici treten lateral von der Neuralachse vor Schluss des Nervenrohres auf. Die Lobi optici bilden Dach und Seite des Mittelhirns. Der Verschluss der Nervenwülste erfolgt zuerst gegenüber dem Anus, darauf am vorderen Ende und über den Lobi procephalici. Der vordere Neuroporus bleibt für eine kurze Zeit offen. Die Ohranlage ist pigmentirt. Man bemerkt am geschlossenen Neuralrohr von Amblystoma eine Reihe von Abtheilungen; diese aber entsprechen nicht genau den wirklichen Neuromeren der offenen Neuralplatte. Die Kleinhirnfalte liegt zur Seite des vierten Neuromers der Lobi procephalici; daraus lässt sich schliessen, dass diese Lobi eine Region einnehmen, welche dem Vorderhirn, Mittelhirn und einem Theile des Hinterhirns entspricht."

665) Norris, H. W., The cranial nerves of Amphiuma means. Journ. of comp. Neurol. a. Psychol. XVIII. 6. 1908.

In dieser schönen Arbeit giebt N. eine ausführliche, mit instruktiven Abbildungen versehene Darstellung der Hirnnerven von Amphiuma; für ihre Einzelheiten muss auf das Originalwerk verwiesen werden. Es zeigt sich, dass bei Amphiuma viel individuelle Verschiedenheiten vorliegen, und dass dieses Thier in vieler Hinsicht einen primitiven Amphibien-Typus darstellt.

666) Belogolowy, J., Studien z. Morphologie des Nervensystems der Wirbelthiere. Moscou 1910. Bull. de la Soc. Impér. des Natur. de Moscou 1910.

Die Arbeit, für deren Einzelheiten auf das Original verwiesen werden muss, behandelt in ausführlicher und sorgfältiger Weise die Entwickelung der Nervus trigeminus-Gruppe bei den Reptilien. Es wurden untersucht Tropidonotus natrix, Eutaenia radix, Emys lutaria, Chelydra serpentina, Lacerta vivipara, Ascalabotes fascicularis, Alligator. In einem

Schlusscapitel erfolgt die Vergleichung der bei den Sauropsiden erhobenen Befunde mit den Verhältnissen bei anderen Wirbelthiergruppen.

667) Grieb, A., Sullo sviluppo del sistema nervoso centrale della Lacerta muralis. Monit. Zool. ital. XXI. 11. u. 12. p. 287. (Rend. 9. Assoc. Unione Zool. ital. Napoli 1910.) Dem Ref. nicht zugängl.

E. Vögel.

668) Frenkel, Br., Die Kleinhirnbahnen der Taube. Bull. de l'Acad. des Sc. de Cracovie. Cl. de Sc. math. et naturell. 1909.

Seine experimentellen, mit der Marchi-Methode gewonnenen Ergebnisse fasst Fr. wie folgt zusammen:

„I. Zu dem Kleinhirn der Taube ziehen folgende zuleitende Bahnen: 1) Tractus spino-cerebellaris, welcher an der Basis der hinteren Rückenmarkshörner beginnt; 2) Fasern aus den Hinterstrangkernen; 3) Tractus tecto-cerebellaris (aus dem Corpus bigeminum). Das Vorhandensein einer von Brandis beschriebenen Bahn aus den Olivenkernen habe ich experimentell, ebenso wie andere Autoren, nicht nachweisen können. Sämmtliche zuleitende Fasern endigen vorwiegend in der Kleinhirnrinde, zum geringen Theile auch in den Kleinhirnkernen; sie verbinden sensible Gebiete des Centralnervensystems mit dem Kleinhirn. — II. Aus der Kleinhirnrinde gehen bei den Vögeln neben den Associations- und Commissuralbahnen nur Fasern zu den Kleinhirnkernen und zu den Vestibulariskernen. — III. Ableitende Kleinhirnbahnen treten aus den Kleinhirnkernen heraus. (Eine Ausnahme bilden die zur Area acustica ziehenden Fasern, welche zum Theil auch aus der Kleinhirnrinde stammen.) Es gehören hierher: 1) Tractus cerebello-bulbo-spinalis; diese Bahn verbindet das Kleinhirn mit den motorischen

Kernen des N. trigeminus und facialis und mit den motorischen Rückenmarkskernen; im Rückenmark verläuft sie in den Seitensträngen (theils gekreuzt, theils ungekreuzt); 2) Fibrae arcuatae externae verbinden das Kleinhirn mit den Olivenkernen im verlängerten Mark; 3) Die innerhalb des Fasciculus long. posterior verlaufenden Fasern; diese verbinden das Kleinhirn mit den Oculomotorius- und Trochleariskernen sowie mit den motorischen Rückenmarkskernen. Im Rückenmark verlaufen sie im Bereich der Vorderstränge; 4) Tractus cerebello-mesencephalicus verbindet das Kleinhirn mit dem gekreuzten Nucleus ruber und mit den Oculomotoriuskernen; 5) Tractus cerebello-diencephalicus geht ungekreuzt bis zu den Thalamuskernen und zum Ganglion ektomammillare hin. Wahrscheinlich giebt es auch Fasern, die zu den Kernen des N. abducens und hypoglossus gehen. Eine sichere Entscheidung wird durch den Umstand erschwert, dass der Fasciculus long. posterior, in welchem diese Fasern zu suchen wären, an der unmittelbaren Grenze dieser Kerne liegt. Sämmtliche ableitende Bahnen gehen entweder zu den motorischen Kernen (den Kernen des N. III, IV, V, VII, den Kernen in den vorderen Rückenmarkshörnern), oder zu den Kernen, die im innigen Zusammenhang mit dem motorischen System stehen (Nucleus ruber), oder endlich zu solchen Theilen des Centralnervensystems, durch welche zusammengesetzte Reflexe vermittelt werden (Thalamus, Hypothalamus)."

669) Ansalone, G., Il nucleo motore del V nel mesencefalo degli uccelli. Il ganglio ectomammillare. 1 Taf. Il Manicomio, Arch. di Psich. e Sc. affini XXIII. 3. p. 405. 1907. Dem Ref. nicht zugänglich.

Nachtrag.

Zu Capitel IIIc.

670) Marinesco, G., et J. Minea, L'influence de la narcose sur la greffe des ganglions nerveux. Compt. rend. de la Soc. de Biol. LXIX. 28. 1910.

Narkose verzögert die Degeneration und verlangsamt die Phagocytose.

Zu Capitel IVe.

671) La Salle Archambault, Contribution à l'anatomie et à la pathogénie de la soi-disant agénésie du corps calleux. Nouv. Iconogr. de la Salpêtr. Sept.—Oct. 1910.

Auf Grund einer sehr minutiösen Untersuchung von Weigert-Serien in einem Falle von sogenannter Agenesie des Balkens kommt La Salle Archambault zu folgenden Schlüssen: In den Fällen von sogenannter Agenesie des Balkens fehlt nur die Balken-Commissur im eigentlichen Sinne. Als Ursache lässt sich in vielen Fällen eine fetale Meningitis ventricularis nachweisen, die entweder einen grossen Theil der periventrikulären Balkenschicht zerstört, oder eine Verbindung der Ventrikelwände veranlasst, die dann mechanisch die Entwickelung einer Balken-Commissur verhindert. Der Fasciculus occipito-frontalis ist conform Sachs lediglich eine Heterotopie des Balkens und fehlt im normalen Gehirn. Das Trigonum cerebrale wird nicht nur von direkten Fasern des Gyrus hippocampi gebildet, sondern auch von Fasern des ersten Gyrus limbicus nach Durchquerung des Balkens. Das Stratum sagittale internum des Lobus fronto-parietalis (= Zona reticularis Sachs) ist die Markstrahlung des ersten Gyrus limbicus.

Neben Balkenfasern enthält das Tapetum in seinem temporalen Abschnitte wahrscheinlich auch Elemente aus der Commissura anterior.

Register.

Die Zahlen beziehen sich auf die Titelnummern.

A.

Adolphi, H., 21.
Agosti, Francesco, 610. 611.
Aitken 285.
Alagna, G., 550.
Alexandrowicz, Terzy Stanislaw, 206.
Alten, Hans v., 209.
Alzheimer 132.
Amato, Alessandro, 224.
Anderson, J. H., 286 a.
Anglade 407.
Ansalone, G., 669.
Anthony 323.
Anton 42.
Aoyagi, T., 251.
Arena, Guido, 424.
Arkin 317.
Ascenzi, Edoardo, 624 a.
Ashworth, J. H., 205.
Aubaret 439.
Auerbach, Leopold, 245.

B.

Bach, L., 526.
Barbieri 91. 346. 347. 604. 605. 606.
Barbieri, Ciro, 653.
Bauer, Julius, 400.
Bean, Robert Bennett, 25.
Beccari, Nello, 482. 648.
v. Bechterew 325.
Beevor, C. E., 284.
Belogolowy, J., 666.
Bendl 266.
Berliner, K., 28. 29.
Bernheimer, St., 515.
Berry, Richard, 286 a.
Besta, C., 48. 55. 56. 169. 170. 177.
Bethe, Albrecht, 97. 248. 249.
Biach, Paul, 494.
Biakowska, Wanda, 185.
Bianchi, V., 385.
Biedl, Arthur, 408. 480.
Bielschowsky, M., 146.
Bien, Gertrud, 127.
Bikeles, G., 631.
Biondi, G, 513.
Bishop, H. N., 539.
Blumenau 359.
Bluntschli, H., 288.
Boeke, J., 261. 270. 425.
Boettger, Otto, 210.
Bolk 298. 299. 307.
Bolton, J. Shaw, 332.
Bonfiglio, F., 230.
Bonvicini, G., 32.
Bossalino, D., 350.
Botezat, E., 98. 264. 265. 266. 269.
Boule, L., 202. 323.
Bouman, K. H., 382. 392.
Braus, Hermann, 597. 598.
Bremer, John Lewis, 53.
Brock, Gustav, 546.
Brodmann 314. 333. 334.
Brookover, Charles, 633. 637. 638.
Bumke, Oswald, 527. 528.
Bundschuh, Eduard, 471.
Burrows, Montrose T., 117

C.

Cajal, S. Ramón, 1. 58. 90. 150. 151. 152. 217.
Cameron, John, 545.
Capparelli, A., 166. 167. 168.
Carraro, Arturo, 426.
Casamajor, L., 214.
Casasco, A., 427.
Catola, Giunio, 625.
Cerletti, Ugo, 277. 278. 279.
Chase, Martin R., 615.
Choroschko, W. K., 485.
Civalleri, Alberto, 232. 428.
Clunet, Jean, 429.
Collin, Remy, 181. 182. 218. 219.
Comolli, Antonio, 489. 490.
Constantini, G., 409.
Cortese, Giuseppe, 135. 136.
Crentzfeldt 430. 431.
Curran, E. J., 34. 360.
Cushing, Harvey, 463.
Cutore, G., 410.
Cyon, E. v., 411.

D.

D'Abundo, G., 154. 155.
Da Costa, A. Celestino, 432.
Da Fano, C., 389.
Dahl, W., 524.
Dakin, W. J., 185. 655.
Dammermann, K. W., 425. 433.
Dejerine, J., 616. 629.
Dejerine, Mms, 469. 470. 629.
De Lange, P. J., 69. 479.
Dendy, A., 393. 394. 395. 412.
De Vries, Ernst, 353. 372.
Doellken, A., 634.
Dogiel, A., 5. 260.
Dogiel, Johann, 565.
Dolley, David H., 228a.
Donaggio, A., 41. 174. 179. 226. 227. 613. 614.
Donaldson, Henry H., 9. 10. 11.
Dorello, Pimo, 511.
Draeseke, J., 581.
Drooglever, Fortuyn A. B., 656.
Ducceschi, V., 261. 262. 310.
Ducos 407.
Dürken 121.
Dunn, Elizabeth Hopkins, 602.
Duret, H., 283.
Dustin, A. P., 160.

E.

Economo, C. J. v., 397.
Edinger, L., 43. 487. 488.
Eiger, Maryan, 567.
Elders, C., 630.
Elze, Curt, 287.
Engel, E. A., 280.
Ernst 366.
Esposito, Giovanni, 612.
Essick, Charles R., 573.

F.

Fabricius, H., 623.
Favaro, Giuseppe, 645. 646.
Fayolle 309.
Feliciangeli, Guido, 308.
Fieandt, Halvar v., 82.
Fischer, B., 434.
Fischer, Otto, 63.
Flashman, J. Fronde, 474.
Flechsig, P., 510.
Flores, A., 335.
Foderà, F., 435. 436. 437.
Franchini, Giuseppe, 438.
Frankfurter, Walter, 93.
Frankhauser, E., 273.
Frenkel, Br., 668.

Frisch, Karl v., 413. 414. 415.
Fuse, G., 533.

G.

Galasescu, P., 417.
Gargano, Claudio, 416.
Gariaeff, Wl., 191.
Gast, Reinhard, 512.
Gentes, L., 439.
Gierlich 466.
Goldfarb, A. J., 139.
Goldschmidt, R., 197. 198. 199.
Goldstein, Kurt, 483. 628.
Goldstein, M., 317. 570.
Golgi, C., 54. 99. 100. 188.
Gordon-Shaw, C., 286.
Gowers, A. Ninian, 498.
Grabower, H., 561.
Granier, Charles, 593.
Grant, James, 250.
Greppin, L., 65.
Grieb, A., 667.
Griggs, Leland, 664.
Grinstein 357. 358. 472.
Grosser, Otto, 564.
Guccione, A., 80.
Gurewitsch 175.

H.

Haberfeldt, W., 440.
Haeberlin 361. 362.
Haller, B., 92. 293. 336. 337. 338. 441. 442.
Haller, M., 204.
Halliburton, W. D., 344.
Hammarsten, Olaf, 654.
Handelsmann 617.
Harrison, Ross Granville, 115. 116. 131.
Harvey, Richard, 20. 33.
Hasse, C., 282.
Hatai, S., 12. 13. 253.
Hayama, S., 556.
Heidenhain, Martin, 87.
Held, Hans, 111. 271. 272.
Henneberg 322.
Herlitzki, Amedeo, 39.
Herrick, C. Judson, 101. 102. 254. 506. 635. 636. 662.
Herzog 6. 481.
Hindelang, F. J., 398. 484.
Hoestermann, Ernst, 505.
Hoeve, H. J. H., 26.
Hofmann, F. R., 270 a.
Holl 292. 294. 295. 306.
Holmes, Gordon, 464.
Holste, Georg, 210 a.
Holzmann, K., 565.
Horsley, Victor, 326. 500. 530.
Hoven, Henri, 112.
Hudovernig, Carl, 542.
Hübner, Arth. Herm., 225.
Hunt, J. Ramsay, 543.

J.

Jacobsohn, L., 189. 575. 576.
Jaeger, R., 8.
Jakubski, Anton, 200.
Jamieson, E. B., 33. 504.
Johnston, J. B., 14. 15. 16. 17. 18. 529. 641. 647.
Jonescu, C. N., 208.
Jonnesco, Victor, 429.
Joris, Hermann, 171. 172. 443. 444.
Jumentié, M., 468. 469.

K.

Kappers, C. U. Ariens, 534. 535. 536. 537. 544.
Karplus, J. P., 27. 390. 391. 397.
Kató, Hisayoshi, 178.
Kattwinkel, W., 477.
Kerr, J. Graham, 122.
King, Helen Dean, 40.

King, J. L., 473. 476.
Knauer, A., 339.
Knick, Arthur, 159.
Kohlbrugge, J. H. F., 324.
Kohn, Alfred, 445. 446. 447.
Kohnstamm, Oscar, 49. 398. 484. 552.
Kollarits, Huö, 480.
Kolmer, Walter, 255.
Korolkoff, P., 465.
Kosaka, K., 555.
Kowalski, J., 203.
Kreidl, Alois, 25. 390. 391.
Kulikowska, Zofia, 185.
Kuntz, Albert, 582. 583. 584. 585.

L.

Landacre, F. L., 528. 509.
Landau 289. 297. 318.
Langelaan, J. W., 3.
Lapicque 6.
La Salle Archambault 671.
Latham, Oliver, 36.
Leboucq, Georges, 374.
Lefébure, M., 257 a.
Legendre, R., 37. 38. 57. 180. 193.
Lenhossék, M. v., 96. 520. 523.
Lennhoff, Karl, 45.
v. Leonowa-Lange, O. v., 124. 125.
Levi, Giuseppe, 296.
Levi-Valensi 363. 364.
Levinsohn, Georg, 399.
Lewandowski, W., 5.
Lewis, Warren H., 129.
Lewy, F. H., 486. 553.
Leyboff, Moses, 373.
Lhermitte, J., 79.
Liesegang, Raphael Ed., 30. 51. 52. 165.
Lippmann, Richard v., 569.
Loepp 381.
Loewenstein 369.
Loewy, Robert, 493. 497.
Lohmann, A., 526.
Lourié 496.
Loyez, Marie, 75.
Lucien, Maurice, 174. 175. 448.
Ludhun, T. D. W., 176.
Lugaro, E., 85. 94. 95.
Lugiato, L., 73.
Luna, Emerico, 406. 495. 503.

M.

Maccabruni, Francesco, 156.
Mac Curdy, H. M., 114. 207.
Magitot, A., 378.
Mac Nalty, A. Salusbury, 500.
Malesani, Amelio, 548.
Mall 315.
Malone, Eduard, 387. 387 a.
Mangeri, Vincenzo, 574.
Marchand, Felix, 371.
Marcora, Ferruccio, 162. 163. 183. 184.
Marcus, H., 586.
Marina, A., 525.
Marinesco, G., 88. 138. 145. 340. 341. 342. 343. 670.
Mattioli, L., 228.
Mau, Otto, 492.
Mawas, J., 607.
May, W. P., 220. 464. 530. 619.
Mayer, Ernst, 449.
Mayr, Emil, 150. 164. 626.
Meek, Alexander, 507. 652.
Merzbacher 77. 78.
Messner 367. 627.
Meyer, Paula, 62.
Michailow, Sergius, 44. 259. 267. 587. 588. 589. 590. 591.

Milligan, William, 508.
Mingazzini, G., 502. 571. 572.
Minéa, J., 131. 570. 670.
Minot, H., 37. 38.
Möllgard, Holgar, 559. 560.
Moglia, Angelo Giuseppe, 194.
Molhant, M., 71. 501. 558.
v. Monakow 402. 403. 404. 405.
Montesano, G., 231.
Mott, F. W., 89. 344.
Mühlmann, M., 215. 216.
Müller, L. R., 524. 562. 595.
Münzer, Arthur, 450.
Münzer, E., 620. 621.
Mullenix, R. C., 551.
Munk 355.
Murphy 316.

N.

Naecke, 328. 329.
Nageotte, J., 67. 74. 76. 211. 212. 213. 233. 234. 235. 236. 237. 238. 239. 240. 276.
Nemiloff, Anton, 244. 251.
Neumann, E., 252.
Neumayer, L., 477.
Nicholls, G. E., 393. 394. 395.
Norris, H. W., 665.
Nowik, N., 263.
Nowikoff, M., 418. 419.

O.

Obersteiner 83. 84. 491. 492.
Oeconomakis, Milt., 579.

P.

Paladino, Giovanni, 274. 275.
Panschin, B. A., 660.
Pariani, Carlo, 133.
Parker, G. H., 105. 106. 107. 108. 109. 110. 344. 649.
Paulesco, N. C., 451.
Pawlow, J. P., 20.
Perlet, Gaston, 229.
Perna, Giovanni, 396. 452. 453.
Perrero, Emilio, 153.
Perroncito, Aldo, 134. 135. 136.
Perusini, Gaetano, 80.
Peterson, E. G., 618.
Petrén, G., 622.
Pfeifer 158.
Pighini 365.
Pittan, L., 404. 405. 406. 454.
Pitzorno, Marco, 594.
Pötter, Eduard, 64.
Polimanti, O., 502.
Polvano, Fed., 247. 499.
Poscharissky 384.
Prati 327.
Prentiss, C. W., 568.

Q.

Quensel 354. 552.

R.

Rádl, Em., 103.
Rainer, J., 257 b.
Ranke, O., 345. 346.
Ranson, P. Walter, 603. 608.
Rawitz, Bernhard, 46. 300.
Reese, A. M., 420.
Regand, C., 66.
Reich 241. 242. 243.
Réthi, L., 554.
Retzius, Gustaf, 187. 246.
Reveley, Ida, 475.
Rhein, John H. W., 356.
Röthig, P., 21. 50. 370.

Rogers, C. G., 188. 189.
Roncoroni, L., 347. 348.
Rossi, Ferruccio, 600. 601.
Rossi, O., 147. 148. 149. 383.
Roy 333.
Royagi, T., 258.

S.

Sachs, Ernest, 388.
Sala, Guido, 140. 141. 142. 143. 144. 521. 522. 624.
Sánchez, D., 201.
Sand, René, 61.
Sandri, O., 455.
Sano, Torato, 401.
Sarteschi, U., 421.
Sauvage, H. E., 592.
Savagnone, Ettore, 456.
Schaefer 2.
Schaefer, E. A., 478.
Schaeppi, Th., 113.
Schaffer, Karl, 173.
Schellenberg, K., 127.
Schiemann, Lina, 157.
Schilder, Paul, 632.
Schlemmer jun., Anton, 60.
Schmidt 120. 580.
Schmidt, F. W., 59.
Schmidt, J. Wilh., 422.
Schreiber, J., 161.
Schreiber, L., 70.
Schumacher, Siegmund v., 599.
Schuster, E., 344.
Seefelder, R., 349.
Sergi, Quirino, 301.
Sergi, Sergio, 302. 303. 304. 305. 319. 320. 321.
Sheldon, Ralph Edward, 541. 637. 638. 639. 650. 661.
Sherrington, C. S., 519.
Shorey, Marian L., 118. 119.
Simpson, Sutherland, 475. 476.
Smallwood, W. M., 195. 196.
Smith, G. Elliot, 19. 311. 313. 349.
Snessarew, P., 640. 663.
Soyer, Ch., 457.
Spielmeyer, Walter, 68.
Spitzer, Alexander, 104.
Spitzer, Berthold, 532.
Staderini, R., 458. 459. 460.
Sterzi, Gius, 651.
Stieda 291.
Symington 3.
Szymonowicz, Ladislaus, 257.

T.

Tapihaut 331.
Tello, F., 657.
Terry, J. Robert, 423.
Thalbitzer, S., 578.
Thomas, André, 439. 616.
Thompson, Peter, 24.
Timofejew, D., 81.
Toyofuku, Tamaki, 514.
Tozer, Frances M., 519.
Trautmann, Alfred, 461. 462.
Trendelenburg, W., 527. 528.
Tretjakoff, D., 642. 643. 644.

U.

Ugdulena, Gregorio, 72.
Urechia, C. J., 417.

V.

Van Gehuchten 71.
Van der Schueren, Arthur, 518.
Van der Stricht, O., 190.
Van de Velde, Emil, 256.
Van Rynberk, G. A., 596.
Van Valkenburg, C. T., 538.
Vasticar, E., 549.

Verain, Marcel, 211.
Villemin, Ferdinand, 593.
Villiger, E., 2.
Voelsch 368.
Vogt, C., 386.
Vogt, H., 531.
Vogt, O., 350. 351. 352.

W.

Waledinsky, A., 566.
Waljaschko 289.
Walker, C. E., 220.
Wallenberg, Adolf, 516. 517. 658. 659.
Walter, F. K., 137.
Weigl, R., 186.
Weihs, Alice, 467.
Weinberg 325.
Wenderowitsch, E., 31.
Wengler, F., 161.
Wiener, H., 620. 621.
Wilson, J. Gordon, 47. 130. 330.
Winkler, C., 547. 596.
Wolff, Max, 86.
Wood, Wallace, 192.

Y.

Yagita, H., 540. 556. 557.
Yoshimura, K., 281. 577.

Z.

Zalla, M., 220. 221. 222.
Zander 123.
Zappert 609.
Zuckerkandl 312.
Zweig, Walter, 563.

Druck: Otto Wigand m.b.H., Leipzig.

Bei Fragen zur Produktsicherheit wenden Sie sich bitte an:
If you have any questions regarding product safety,
please contact:

Walter de Gruyter GmbH
Genthiner Straße 13
10785 Berlin
productsafety@degruyterbrill.com